心脑血管疾病诊疗与康复

谷绍乾 等 主编

吉林科学技术出版社

图书在版编目（CIP）数据

心脑血管疾病诊疗与康复 / 谷绍乾等主编 . -- 长春 : 吉林科学技术出版社 , 2024.3

ISBN 978-7-5744-1101-2

Ⅰ . ①心 … Ⅱ . ①谷 … Ⅲ . ①心脏血管疾病－诊疗②脑血管疾病－诊疗③心脏血管疾病－康复④脑血管疾病－康复 Ⅳ . ① R54 ② R743

中国国家版本馆 CIP 数据核字 (2024) 第 059759 号

心脑血管疾病诊疗与康复

主　　编　谷绍乾　等
出 版 人　宛　霞
责任编辑　张　楠
封面设计　刘　雨
制　　版　刘　雨
幅面尺寸　185mm × 260mm
开　　本　16
字　　数　311 千字
印　　张　14.375
印　　数　1~1500 册
版　　次　2024 年 3 月第 1 版
印　　次　2024 年12月第 1 次印刷

出　　版　吉林科学技术出版社
发　　行　吉林科学技术出版社
地　　址　长春市福祉大路5788 号出版大厦A 座
邮　　编　130118
发行部电话/传真　0431-81629529 81629530 81629531
81629532 81629533 81629534
储运部电话　0431-86059116
编辑部电话　0431-81629510
印　　刷　廊坊市印艺阁数字科技有限公司

书　　号　ISBN 978-7-5744-1101-2
定　　价　84.00元

前 言

近年来，随着社会经济的快速发展、生活水平的提高、生活节奏的加快、生活压力的增大，心脑血管疾病已成为威胁人们生命健康的重要疾病。

随着我国医疗制度改革的不断深入，以及社会各界对心脑血管疾病的重视，大量人力与物力的投入，再加上先进的健康与疾病管理理念、机制与模式引进，我国心脑血管疾病诊治工作有了飞速的进步。为了加强临床医务人员对学科知识的系统了解和掌握，提高医疗质量，同时为了满足考生需要，我们组织了从事临床工作多年的专家、学者，共同编写了这本《心脑血管疾病诊治与康复》的书。

本书涵盖了心脏的解剖和胚胎发育、临床主要类型冠心病、冠心病介入治疗、冠心病的其他康复、高血压的临床诊疗、高血压患者的康复、心力衰竭、心律失常、心肌病、心脏瓣膜病、脑梗死、脑血栓和短暂性脑缺血发作等内容。本书依据最近国内外心脑血管疾病循证医学和相关指南与专家共识，不仅较全面地反映心脑血管疾病领域诊断与防治的新进展和理念，而且能将作者在临床实践中的点滴经验汇编入册，理论联系实际，紧贴临床，学以致用。本书内容全面，重点突出，将常见心脑血管疾病诊断与防治力求写深写透，有利于读者理解和掌握要点。

医学在不断进步，新的研究和临床经验也将会不断拓宽我们的知识面，在治疗和用药方面今后可能会出现重大的改变甚或完全推翻目前的一些观点。因此，我们不能保证本书所提供的信息会一直是正确的知识，加之编者水平有限、编写经验不足，书中定有不足甚至谬误之处，敬请读者不吝赐教。

目录

第一章　心脏的解剖和胚胎发育

第一节　心脏的解剖

一、心包

心包是一个包裹在心脏和大血管根部的纤维浆膜囊，有润滑和保护心脏的作用，可分为外层纤维心包和内层浆膜心包。

纤维心包贴于浆膜心包壁层的外面，顶端与大血管根部外膜延续，底部与膈的中心腱延续，周围通过韧带与气管、胸骨相连，将心包固定在胸腔的中纵隔内。

浆膜心包可分为脏层和壁层。脏层覆于心肌的外面，又称为心外膜，壁层在脏层的外围。脏层与壁层在出入心脏的大血管根部相移行，两层之间的腔隙称为心包腔，内含有少量浆液，起润滑作用，可减少心脏搏动时的摩擦。

心包脏层和壁层的移行部将大血管根部分隔为两组，一组为主动脉和肺动脉，另一组为上、下腔静脉和肺静脉。两组间的心包间隙称为心包斜窦，其与左心房后壁间的间隙称为心包横窦。

二、心脏的表面结构

心脏的心房、心室在表面以沟为界，心房和心室间以冠状沟分隔，左右心房间以房间沟分隔，左右心室间以室间沟分隔。前室间沟位于心脏胸肋面的偏左侧，后室间沟在心脏膈面的偏右侧。

心脏的前面亦称为胸肋面，相当于第 3 ～ 6 肋软骨水平，心房在后上方，心室在前下方。心室部分主要为右心室的前壁，约占心脏胸肋面的 2/3，构成心室右缘；心脏胸肋面的 1/3 为左心室前壁，构成心室左缘。

心脏的后面由左、右心房后壁构成，上达肺动脉的左右分支，下界为后冠状沟，右界为右心房的右缘，左界为左心房的左缘。心房在卧位时相当于第 5 ～ 8 胸椎水平，立位时相当于第 6 ～ 9 胸椎水平。心脏后面有房间沟，室间沟与冠状沟的交会点称为房室交界区。

心脏的下面亦称膈面，由心室构成，位于膈的中心腱及其左侧部，心尖由左心室构成，指向左前下方。

心脏的上界主要由左心房构成；右界由右心房构成，几乎呈垂直方向或略向右凸；下界主要由右心室构成，几乎呈水平方向从右界的下端伸展到心尖；左界主要由左心室左缘构成，呈弧状，其最上方为左心耳。

三、心腔的结构

心脏由房、室间隔和左、右房室口分隔为左心房、右心房、左心室、右心室四个心腔。

右心房呈四方形，其后部内壁光滑，前部为右心耳，由胚胎时期的心房发育而成。两者之间有较粗的嵴，起自房间隔的上部，经前面绕过上腔静脉口，伸展到下腔静脉口的右缘并与下腔静脉瓣相接，称为界嵴。在心外膜，与界嵴相应的浅沟为界沟。

上、下腔静脉分别开口在右心房的后上方和下方，上腔静脉开口处无瓣膜，下腔静脉开口前缘有一半月形的下腔静脉瓣。冠状静脉窦开口于下腔静脉口与右房室口之间。

右心房的左后方为房间隔，房间隔的右后下部有一卵圆形凹陷即为卵圆窝。其基底由胚胎心脏的第一房间隔形成，窝的上缘和前缘较为明显，由胚胎心脏第二房间隔的游离缘形成。胎儿期第一房间隔与第二房间隔在窝的前方重叠，但不融合，如出生后仍不融合则形成卵圆孔未闭。

右心房的左下方为右房室口，周径约 11 ～ 12cm，口缘有三个近似三角形的瓣叶附着，即三尖瓣，分别为前瓣、后瓣和隔瓣。三尖瓣的瓣叶以前叶最大，位于房室口与圆锥部之间，后叶最小，位于右后侧，隔瓣前侧部附着于膜部室间隔上，后部扩展至右房室口的后部。瓣叶间的连接部称为交界区，其上有腱索附着，与瓣叶交界相对应的三个乳头肌分别为前、后及隔乳头肌。前乳头肌的基部位于游离壁前侧近室间隔处；后乳头肌位于游离壁后侧近室间隔处；隔乳头肌较小，基部附着于室上嵴，又称圆锥乳头肌。

右心室前壁稍膨隆，称为游离壁，左后侧壁由室间隔构成，左上角位于肺动脉瓣和三尖瓣口之间，呈下宽上窄的圆锥状部分，是右心室心球面残余部分，称为右心室的圆锥部或漏斗部，肺动脉干由此发出。右心室漏斗部由胚胎时期的圆锥部发育而来，下缘粗大的肌性隆起即室上嵴，由漏斗间隔、心室漏斗和隔缘肉柱组成，室上嵴的左侧支为隔右侧支为壁束，两束间沿室间隔前侧延伸到前乳头肌基部的肌束为调节束，右束支主干走行于其间。

右室漏斗部的顶端为肺动脉口，直径 2 ～ 3cm，肺动脉瓣由三个半月瓣构成，两个瓣位置在前，一个瓣在后。

左心房位于右心房的左后方，其前面被肺动脉干和主动脉根部覆盖，后面构成心底的大部和心包斜窦的前壁。左心耳自左心房的左上角凸向肺动脉干前，左心耳形态狭长、弯曲，耳缘有更深的锯齿状切迹。肺静脉于左心房后上部汇入，入口无瓣叶。

左房室口位于左心房后下方，基部为致密的纤维组织环，环上有两个瓣叶附着，前瓣较大，位于主动脉口和左房室口之间，后瓣较小，位于房室口的右后方。瓣叶的心房面光滑，仅在近瓣缘部有不同程度的嵴状隆起，称瓣叶的闭合线。闭合线与瓣叶游离缘间表面不平，其心室面是腱索的主要附着部位。前后两瓣叶间的裂口状凹陷称为交界区，正对前后乳头肌，前乳头肌附着于心室游离壁前侧缘，其腱索与二尖瓣前、后瓣的前侧相连，后乳头肌附着于左心室游离壁后侧近室间隔处，其腱索与前、后瓣的后侧相连。

房室瓣来源于心内膜垫和心室的心肌组织。在左右房室孔的连接部心内膜垫的前后结节融合，心内膜垫心室面的薄层心肌演变为瓣叶。心内膜下的心肌通过肌小梁与心壁相连，以后肌小梁发育为乳头肌及腱索。腱索原为肌性，以后才转变为纤维束。如心内膜垫发育融合障碍，即出现心内膜垫缺损或瓣叶裂。

左心室呈圆锥状，壁厚约为右心室的 3 倍 (8 ～ 12mm)。主动脉瓣下的室间隔表面光滑，其与二尖瓣前瓣之间的空间称为主动脉前庭区，参与构成左心室流出道。除此之外的室间隔余部及左心室游离壁均有肌小梁突入心腔。

室间隔斜置于左右心室之间，与前后室间沟对应。室间隔上部与主动脉前瓣和右后瓣交界部之间由纤维组织构成，即膜部室间隔。室间隔其余部分均由心肌构成。在近主动脉瓣口处，室间隔逐渐变薄，并偏向右侧过渡至主动脉瓣口的右侧，并融合为一体。

主动脉口面积约位于左房室口的右前方，左心室主动脉前庭区上方。主动脉瓣由三个半月瓣构成，两个在后，一个在前。主动脉根部对应瓣膜有三个窦状扩张，即主动脉窦，右冠状动脉起自右冠窦 (即前窦)，左冠状动脉起自左冠窦 (即左后窦)，无冠状动脉发出的窦称为无冠窦 (即右后窦)。右冠窦与无冠窦基部与室间隔膜部上缘相接，无冠窦的左半侧及左冠窦的基部与二尖瓣前瓣基部附着于同一纤维环口，两者间无肌性间隔。

四、心脏的传导系统

心脏的传导系统包括窦房结、结间束、房室结、希氏束和左右束支及浦肯野纤维等。

窦房结为心脏起搏点，其位于上腔静脉口与右心房连接外侧的心外膜脂肪间，大小约 15mm×15mm×1.5mm。

房室结位于右心房三尖瓣附着部后方的房间隔右房面，冠状静脉窦口前方的心内膜下。结的深面与心脏的中心纤维体相连。

连接窦房结和房室结的即为结间束。前结间束从窦房结前缘发出经上腔静脉前进入房间隔与房室结相接；中间束从窦房结后缘发出沿上腔静脉后缘经卵圆窝前缘到房室结的顶部。后结间束从窦房结后缘发出，沿右心房界嵴到下腔静脉口，再沿冠状静脉窦口前缘到房室结后缘的上方。

房室结前方发出希氏束，向上到右纤维三角，在三尖瓣隔瓣附着处的室间隔膜部后缘下降到室间隔肌部的上缘。希氏束达主动脉瓣前瓣和右后瓣间的下方时，连续发出左束支纤维，走行于室间隔左侧的心内膜下呈扇形分布。右束支是希氏束的直接延续，沿隔乳头肌的后缘入调节束，达右心室前乳头肌的基部。左右束支经反复分支，最后形成相互交织的网状纤维末梢，即浦肯野纤维，与心肌细胞吻合。

五、冠状血管

冠状动脉将动脉血送至心脏各处，冠状静脉将静脉血运送回右心房。

（一）冠状动脉

冠状动脉起自升主动脉根部的主动脉窦。左冠状动脉起自左窦，主干走行于肺动脉干和左心耳之间，达左冠状沟后再分为左前降支和左回旋支。

左前降支为左冠状动脉主干的直接延续，沿前室间沟下行至心尖并延至膈面，终止于后室间沟的下1/3部。左前降支沿途发出分支供应前室间沟两侧的左右心室前壁、右心室漏斗部、心尖部、心脏膈面的下1/3及室间隔的前2/3区域。

左回旋支沿左冠状沟走行，经心脏左缘转向膈面，终止于近心脏左缘的左心室后壁。左回旋支沿途发出分支供应左心房、左心室前壁的心底部分，左心室侧缘及左心室后壁近侧缘部。

有时左回旋支和左前降支的分叉处有分支发出，称为对角支，供应左心室前壁上部。

右冠状动脉起自右窦，向右前方走行于肺动脉干根部和右心耳间，后沿右冠状沟向右走行至心脏右缘转向心脏的膈面。行至房室交界区后沿后室间沟下行，终止于后室间沟下2/3部。其走行于后室间沟部分又称为后降支。右冠状动脉沿途发出分支供应右心房，左心房后部，右心室漏斗部，右心室前壁、侧壁及后壁，后室间沟两侧的左右心室后壁以及室间隔的后1/3区。

心脏膈面左右冠状动脉供应范围变异较大。据报道我国约65.7%的个体右冠状动脉达左心室后壁，后降支起自右冠状动脉，而左冠状动脉仅达左侧缘旁的左心室后壁，称为右优势型；约5.6%的个体，后降支起自左回旋支，且左回旋支到达右心室后壁，称为左优势型；其余约28.7%的个体左心室后壁由左冠状动脉供应，右心室后壁由右冠状动脉供应，称为均衡型。心脏传导系统的血液供应随冠状动脉分布而异。约60%窦房结动脉起源于右冠状动脉，40%起源于左冠状动脉，少数同时来源于左、右冠状动脉。房室结动脉起自心脏膈面的房室交界处。

（二）心脏静脉

心冠状静脉大多汇集到位于心脏膈面左心房、左心室间的冠状窦内，主要包括心大静脉、心小静脉、心中静脉、左心室后静脉和左心房斜静脉等。

心大静脉起自心尖部，沿前纵沟上行，转向左冠状沟到心脏的膈面入冠状窦。其属支来自左心房室前、外侧壁及小部分右心室前壁和室间隔的前部。

左心室后静脉引流左心室后壁及部分左缘和心尖区血液，走行于左室膈面，常汇入冠状窦，但也有汇入心中静脉或心大静脉的。

左心房斜静脉是左心房后壁的一小静脉，沿左心房后方斜行下降汇入冠状窦。

心中静脉起自心尖部，沿膈面的后纵沟汇入冠状静脉窦，引流左、右心室面及室间隔后部和心尖的血液。

心小静脉走行手右心房和右心室后面的冠状沟内，汇入冠状静脉窦末端。其属支来自右心房和右心室膈面。

右心室侧缘的右缘静脉汇入心小静脉或直接开口于右心房。

心前静脉引流右心室前壁、右心室漏斗部的血液，直接开口于右心房。

六、胸部大血管

（一）主动脉

主动脉可分为升主动脉、主动脉弓和降主动脉三个连续节段，其起自左心室主动脉口，向前向右侧上升走行，越过左支气管，在第 4 胸椎体左侧沿脊柱下降，经膈主动脉裂孔进入腹腔，至第 4 腰椎水平分为左右髂总动脉。

升主动脉长约 5cm，于右侧第 2 胸肋关节水平移行为主动脉弓。升主动脉右侧为上腔静脉，后方有右肺动脉主干、右肺静脉，左邻主肺动脉。冠状动脉为升主动脉的唯一分支。

主动脉弓全长约 5 ~ 6cm，其末端称为主动脉峡部。主动脉弓右侧有气管及其分叉，上方与头臂静脉毗邻，下缘跨过左右肺动脉和左支气管的上方。主动脉弓凸侧依次发出无名动脉、左颈总动脉及左锁骨下动脉，供应头部和上肢血液。主动脉弓凹侧发出支气管动脉。

无名动脉（头臂干）长 4 ~ 5cm，起自主动脉弓上缘的右侧，向右上方斜升，达右胸锁关节背侧分为右颈总动脉和右锁骨下动脉。左颈总动脉起自主动脉弓上缘中部，沿气管左缘的前侧上升至颈部。左锁骨下动脉起自主动脉弓上缘的左侧，呈弓状向外上侧弯曲，达颈部外侧越过第 1 肋骨移行于腋动脉。

主动脉弓向下延续即为降主动脉，以膈为界分为胸主动脉和腹主动脉。胸主动脉右侧有胸导管，左侧有半奇静脉。沿途发出分支到支气管、食管、纵隔及肋间等。腹主动脉在脊柱前方，右邻下腔静脉，于腹主动脉前壁发出的主要分支依次为腹腔动脉、肠系膜上动脉和肠系膜下动脉，侧壁发出左右肾动脉。

（二）体循环静脉系统

体循环静脉系统包括上、下腔静脉和冠状静脉系统。

上腔静脉系统收集头颈、上肢、胸壁的血液，头部的静脉大部汇集为颈内静脉，上肢、胸壁及颈部的浅静脉分别汇集成腋静脉和锁骨下静脉。颈内静脉与锁骨下静脉再汇集成左右头臂静脉（无名静脉）。左右头臂静脉在右侧第 1 肋软骨的后面汇合成上腔静脉，汇入右心房。下肢静脉汇集成左右髂静脉，再汇合成下腔静脉，下腔静脉接收腹壁、腹腔内脏器的静脉，穿过横膈后即入右心房。

（三）肺动脉

主肺动脉短而粗，起自右心室漏斗部，向左后上斜行至主动脉弓下方，分为左右肺动脉。左肺动脉较短，水平向左，经食管、胸主动脉前方至左肺门，分上下两支进入左肺上下叶。右肺动脉较长，水平向右，经升主动脉、上腔静脉后方达右肺门，分三支进入右肺上、中、下三叶。左右肺动脉在肺实质内逐渐分支，最终达肺泡壁，形成毛细血管网。

在肺动脉干稍左侧，有一结缔组织索，连于主动脉弓下缘，称动脉韧带，是胚胎时期动脉导管闭锁后的残迹。

（四）肺静脉

肺静脉连接肺与左心房的大静脉。左右各两支，分别称左上肺静脉、左下肺静脉、右上肺静脉和右下肺静脉。

肺静脉起自肺泡壁的毛细血管网，逐级汇合成肺静脉出肺门，注入左心房。

（五）支气管动脉

支气管动脉起自主动脉弓凹侧和降主动脉，沿支气管壁走行，沿途不断发出分支与肺动脉吻合进入肺组织。支气管动脉供应呼吸性细支气管，肺血管外膜，部分纵隔和脏、壁层胸膜。其大部分血液经肺静脉返回心脏，仅在肺门附近较大支气管处，由支气管静脉汇集肺门及其附近胸膜的静脉返回心脏。

第二节　心脏的胚胎发育

胚胎的心血管系统发生很早，人胚在第 2 周时原始心脏已经开始形成，约在第 3 周末开始血液循环，第 4 周即有循环作用，至第 8 周房室间隔长成，将心脏分为左、右房室。因此，第 2 ～ 8 周是心脏胚胎发育的关键时期。

一、原始管状心的形成

在人体胚胎发育的第 3 周，心脏开始发生。心脏发生的最早迹象是在神经板头侧的中胚层组织中，出现原始心内膜细胞群，继而形成原始心内膜管。同时，心内膜管背侧的中胚层组织分裂为壁层和脏层。壁层和脏层之间的间隙，称为围心腔。在胚胎的第 4 周开始，前肠逐步闭合牵拉胚板，两侧的心内膜管亦被牵移到咽的腹侧。围心腔亦转移至心内膜管的腹侧，两侧心内膜管向中线靠拢，进而融合成原始管状心和心包腔。从侧方看，这个阶段的心脏，就像由一层薄膜悬挂在心包腔内的一个双层管状结构，管壁之间有无色透明的胶冻样物质，称为心胶冻。心胶冻仅含少量胚性间质细胞，但以后将形成非常重要的心内膜垫组织及其衍生物，如心脏的纤维支架、心瓣膜及其腱索、膜部室间隔、球韧带等原始管状心向头端延伸与原始主动脉沟通，向尾端延伸与总主静脉沟通。

二、原始管状心的分节、屈曲和旋转

原始管状心逐渐呈粗细不均的分节现象。从尾端到头端，可依次分辨为静脉窦、心房、心室、心球和动脉干五个部分，管状心节与节之间有活瓣样结构，防止血液回流，原始管状心逐渐变长，心球及心室部膨大，并沿逆时针方向旋转，使管状心呈 S 形。直到第 7 周末，心脏发育基本完成。在这之前，心脏的分节、旋转和分隔及与大血管沟通过程失常，将可能导致心脏畸形。

三、静脉窦和心房的融合

在胚的第 4 周中期，左、右原始心房融合为一个宽阔的共同心房。由于管状心的屈曲和旋转，心房被牵到球室袢的头背侧，两侧的居维叶 (Cuvier) 管也被牵入心包腔，并融合为静脉窦。静脉窦通过窦房孔与心房交通。心脏继续旋转，静脉窦被牵至心房的头背侧，使窦房孔成为略与胚体长轴平行的细长裂孔，窦房孔有瓣样结构，能防止血液回流。窦房孔的左侧瓣和右侧瓣在孔的头端融合成皱襞，皱襞沿心房壁向心房的头顶方向延伸，称为心房的假隔。在发育成熟后的心房内所见的终嵴，就是假隔的残迹，它标志静脉窦和心房融合线。窦房孔的右侧瓣，吸收不全时残留为附着于下腔静脉口到终嵴之间的房壁上网状结构，称为希阿里氏 (Chiari) 网。左侧瓣的尾端演化成下腔静脉口的欧氏 (Eustachian) 瓣和冠状窦口的德氏瓣。左侧瓣的头侧部分与卵圆孔的边缘融合，一般不留残迹。

四、心房的分隔

在静脉窦与心房融合的同时，共同心房也开始呈分隔现象。最早出现的改变是在窦房孔稍左方一个帘样隔从房壁的顶背部开始，沿心房的前壁和后壁，向房室通道方向增长，形成一个拱形隔，称原发房间隔。隔的游离缘与心内膜垫之间的拱形孔，称为原发孔。至此，原发隔增长的速度变缓或暂时停止，而在隔的顶部出现吸收和成孔现象，所形成的孔叫作继发孔。继发孔形成后，原发隔又开始向房室通道方向增长，最后与房室通道的心内膜垫融合。原发孔形成后，因原发隔停止发育而形成的畸形，叫作原发孔型房间隔缺损。

在继发孔形成的同时，假隔和原发隔之间又出现一个新的隔，称为继发隔，继发隔也发生于房壁顶部，向房室通道方向增长，但在继发隔的游离缘到达继发孔的下缘水平后，隔的中心部分停止增长，而隔的前支和后支，仍沿心房壁继续增长，直达房室通道的心内膜垫，并与之融合，同时更沿心内膜垫延伸，与对侧支融合。因此，发育完整的继发隔，实际上是一个中间带孔的隔膜，因孔的形态呈椭圆状，称为卵圆孔。从功能观点看，原发隔好比竖立在地上、较高部位有窗的间壁，继发隔则是悬于其右侧的一个窗帘，在其较低部位有窗。胎儿期间，由于右心房压力高于左心房压力，血液通过卵圆孔，把原发隔推向左侧，再经继发孔流入左心房。胎儿出生后，由于左心房压力高于右心房压力，原发隔被推向右侧，贴附于继发隔的左侧面，将卵圆孔堵塞，血液既不能从右心房流入左心房，也不能从左心房流入右心房。在一般情况下，婴儿出生后 1 年，原发隔即与继发隔融合。此后，如两者只贴附而不融合，称为卵圆孔未闭。如卵圆孔和(或)继发孔过大，原发隔和继发隔即使融合，仍残留通道者，称为卵圆孔型或继发孔型房间隔缺损。

五、房室通道的分隔

房室通道的分隔开始于胚胎的第 3 周，到胚胎的第 6 周完成。首先，在房室通道的前壁和后壁的心内膜下，胚性结缔组织汇集成丘状隆起，称为心内膜垫。前、后心内膜垫增生，向中线靠拢，进而互相融合，将房室通道分隔为左、右两个房室孔。心内膜垫又和房、室间隔融合，将心脏分隔为完整的四腔心。腹侧和背侧心内膜垫融合不全，可形成二尖瓣的大瓣和三尖瓣隔瓣的缺裂。腹侧和背侧心内膜垫不融合，同时不与房、室间隔融合，则形成完全型房室通道畸形。

六、心室的形成和分隔

在胚胎的第3周，原始管状心的左、右原始心室迅速向两侧膨出，室壁厚，疏松而多孔，心腔狭小并充以海绵组织。在管状心阶段，左心室和右心室是串联关系，心脏屈曲、旋转后，左、右心室则呈并联关系。为了适应心室左右并联的新关系，心腔内的结构也做出重大的调整和改造。

首先出现的是心室和心球的融合。由于球室的退化和吸收，原来狭窄的心球变成了宽阔的球室庭。球室庭吸收不全，可导致右心室漏斗部狭窄或主动脉瓣下狭窄。宽阔的球室庭的形成，也为心室和动脉干的分隔创造了有利的条件。

室间隔是由肌部室间隔、窦部室间隔和膜部室间隔三个部分融合而成的。而这三个部分有发育不全或融合不良的情况，即导致不同类型的室间隔缺损。

肌部室间隔出现于胚胎的第 4 周开始时。最初的迹象是在球室袢的顶部，出现一个肉梁样嵴。室间隔逐渐向房室通道方向延伸，并由疏松多孔的肌性组织，变为坚实的肌性室间隔，这个过程进行得不完善，即导致肌部室间隔缺损，一般数目较多，但缺损较小，俗称为瑞士奶酪样空间隔缺损。心腔内的海绵样肌组织大部分被吸收，一部分则形成乳头肌及心室内的肉梁。对单心室畸形形成的机制，有人认为是肌部室间隔没有发育的结果，但多数人认为单心室是一侧心室没有发育的结果。

窦部室间隔由近端心球隔和远端心球隔融合而成。在肌部室间隔形成的同时，心球内膜下的胚性结缔组织汇集成左右对峙的两个心球嵴。左侧心球嵴向右向下增长。当左侧心球嵴的下极和肌部室间隔的游离缘相接触后，心球嵴即沿肌部室间隔的游离缘向房室孔心内膜垫右结节方向延伸。右侧心球嵴则向左，向心内膜垫右结节方向增长，并沿右结节至动脉干轴线的假想线，与对侧心球嵴融合，形成近端心球隔。在近端心球隔形成的同时，动脉干近端也出现左右对峙的两个心内膜垫，心内膜垫发育、增生，最终与对侧内膜垫融合，成为远端心球隔。近端心球隔和远端心球隔融合形成窦部室间隔。远端心球隔又与动脉干的螺旋隔融合，使主动脉和肺动脉的分隔完善化。

膜部室间隔由右侧心球嵴和背侧心内膜垫右结节衍生而来的纤维组织构成。它和肌部室间隔融合，将室间孔闭合。膜部室间隔形成缓慢，有时出生后到 12 岁才能完成。

七、动脉干的分隔

在胚胎的第 5 周，动脉干接受由两个心室射出的血液。在胚胎的第 6 周，动脉干迅速被螺旋隔分为与左心室交通的主动脉和与右心室交通的肺动脉。螺旋隔旋转失常，则形成肺动脉狭窄、主动脉狭窄或大动脉错位。

八、肺动脉的形成

引流肺芽的静脉汇集为一个主干，入左心房背侧。在心房发育的过程中，肺静脉干逐渐被吸收，并入左心房，到最后阶段，四个原始分支直接通入左心房。当肺静脉没有汇集为一个主干，并分别进入左心房或右心房；或汇集为一个主干，但不进入左心房，即构成肺静脉回流异常。肺静脉干并入左心房的过程正常，但入口处狭窄，则导致三房心的形成。

九、心脏传导系统的发生

在胚胎的第 3 周，原始管状心已分节为静脉窦、原始心房、原始心室、心球和动脉干五个部分。节与节之间都环绕一束有兴奋传导作用的特化组织。管状心屈曲、旋转后，特化组织的相互关系发生了变化，使窦房环、房室环和球室环结合成为一个相互联系的传导系统。

十、大血管的发生和演变

（一）动脉系统的发育

原始管状心向头端延伸与原始主动脉沟通。腹侧主动脉分支为六对主动脉弓，主动脉弓又汇合为背侧主动脉。双侧腹侧主动脉的末支形成将来的颈外动脉，而双侧背侧主动脉末支则形成将来的颈内动脉。它们的演变使第一对、第二对和第五对主动脉弓基本退化、消失；第三对主动脉弓的根部形成将来的颈总动脉；第四对主动脉弓的右侧形成将来的无名动脉，左侧形成将来的主动脉弓；第六对主动脉弓则形成将来的左右肺动脉和动脉导管。

（二）静脉系统的发育

胚胎早期，静脉系统呈左右对称排列。左右前主静脉和左右主静脉汇合为左右总主静脉，继而汇合为静脉窦。总主静脉汇合为静脉窦前，尚分别接收左右脐静脉和左右脐肠系膜静脉等分支。静脉窦被牵入心包腔，并与心房融合，原来分居左右两侧的总主静脉变成前后总主静脉。左前主静脉大部分退化、吸收，只残余心后一小段称为冠状窦。如果左前主静脉不退化、吸收，则称为左上腔静脉畸形。左、右无名静脉逐渐退化、吸收，下主静脉系统迅速发展，并通过右脐肠系膜静脉，汇入静脉窦，即下腔静脉。

第三节 胎儿的血液循环

脐静脉从胎盘经脐带至胎儿肝，脐静脉血富含氧和营养，大部分血液经静脉导管直接注入下腔静脉，小部分经肝血窦入下腔静脉。下腔静脉还收集由下肢和盆腔、腹腔器官来的静脉血，下腔静脉将混合血(主要是含氧高和营养丰富的血送入右心房)。从下腔静脉导入右心房的血液，少量与上腔静脉来的血液混合，大部分血液通过卵圆孔、第二房间孔进入左心房，与由肺静脉来的少量血液混合后进入左心室。左心室的血液大部分经主动脉弓及其三大分支分布到头、颈和上肢，以充分供应胎儿头部发育所需的营养和氧；小部分血液流入降主动脉。从头、颈部及上肢回流的静脉血经上腔静脉进入右心房，与下腔静脉来的小部分血液混合后经右心室进入肺动脉。胎儿肺无呼吸功能，故肺动脉血仅小部分 (5%～10%) 入肺，再由肺静脉回流到左心房。肺动脉大部分血液 (90%以上) 经动脉导管注入降主动脉。降主动脉血液除经分支分布到盆腔、腹腔器官和下肢外，还经脐静脉将血液运送至胎盘，在胎盘内与母体血液进行气体和物质交换后，再由脐静脉送往胎儿体内。

胎儿血液循环的主要特点为：胎儿有两条脐动脉和一条脐静脉通向胎盘；静脉导管存在，使脐静脉的血很快流入下腔静脉；卵圆孔和第二房间孔起心内分流作用，使右心房血很快进入左心房；动脉导管存在，使肺动脉血快速注入降主动脉。

第四节 出生后血液循环的改变

胎儿出生后，胎盘血液循环中断，新生儿肺开始呼吸活动，血液循环发生一系列相应变化。

(1) 脐静脉闭锁，成为由脐部至肝的肝圆韧带；脐动脉大部分闭锁成为脐外侧韧带，仅近侧段保留成为膀胱上动脉。

(2) 肝的静脉导管闭锁成为静脉韧带。

(3) 出生后脐静脉闭锁，从下腔静脉注入右心房的血液减少，右心房压力减低，同时肺开始进行气体交换，大量血液由肺静脉回流进入左心房，左心房压力增高，于是卵圆孔瓣紧贴于第二房间隔，使卵圆孔关闭。出生后约 1 年左右，卵圆孔瓣与第二房间隔完全融合，形成卵圆窝。

(4) 动脉导管逐渐退化，出生后 3 个月左右完全闭锁成为动脉韧带。

第二章　临床主要类型冠心病

第一节　稳定型心绞痛

一、概述

心绞痛是由于短暂的心肌缺血与缺氧引起的以胸痛或胸部不适为主要特征的临床综合征，可伴有心律失常、心功能不全，是冠心病最常见的临床表现。特征性表现为发作性胸痛，呈压榨性或窒息样，一般位于胸骨后或心前区，可放射至左上肢尺侧面，右臂和两臂的外侧面或颈与下颌部，休息或舌下含服硝酸甘油后数分钟可缓解。心肌缺血也可表现为胸闷、心悸、腹痛、牙痛甚至头痛等不典型症状。

心绞痛的分型目前已比较统一，以世界卫生组织 (WHO) 的心绞痛分型为基准如下。

（一）劳力性心绞痛

由运动或其他心肌需氧量增加的情况所诱发的心绞痛。包括 3 种类型。

1. 稳定型劳力性心绞痛

1 个月以上心绞痛的发作频率、持续时间、诱发胸痛的劳力程度，及含服硝酸酯类后症状缓解的时间保持稳定。

2. 初发型劳力性心绞痛

1 个月内初发的劳力性心绞痛。

3. 恶化型劳力性心绞痛

在原有稳定型心绞痛基础上，心绞痛的发作频率增加，症状持续时间延长，含服硝酸甘油后症状缓解所需时间延长或需要更多的药物，或诱发症状的活动量降低。

（二）自发性心绞痛

是由于心肌的供氧量减少所诱发的心绞痛，与劳力性心绞痛相比，疼痛持续时间一般较长，程度较重，且不易为硝酸甘油所缓解。包括 4 种类型。

1. 卧位型心绞痛

卧位型心绞痛指患者在卧位、安静状态下引发的心绞痛。

2. 变异型心绞痛

变异型心绞痛临床表现与卧位型心绞痛相似，但发作时心电图示相关导联 ST 段抬高，与之相对应的导联则 ST 段压低。

3. 中间综合征

中间综合征亦称急性冠状动脉功能不全，指心肌缺血引起的心绞痛发作历时较长，达到30分钟到1小时以上，发作常在休息时或睡眠中发生，但心电图放射性核素和血清学检查无心肌坏死的表现。其性质介于心绞痛与心肌梗死之间，常是心肌梗死的前奏。

4. 梗死后心绞痛

梗死后心绞痛指AMI发生后1个月内出现的心绞痛。除已梗死的心肌发生坏死外，一部分尚未坏死的心肌处于严重缺血状态下所致，易发生心肌梗死区扩展或在近期内再发心肌梗死。

（三）混合性心绞痛

混合型心绞痛是指劳力性和自发性心绞痛混合出现。该分型除稳定型劳力性心绞痛外，其余均为不稳定型心绞痛，此广义不稳定型心绞痛除外变异型心绞痛即为Braunwald分型的不稳定型心绞痛。

一般临床上所指的稳定型心绞痛即指稳定型劳力性心绞痛，其心脏氧供需不平衡是可逆的。常见病因有冠状动脉粥样硬化、主动脉瓣狭窄或关闭不全、肥厚型心肌病、梅毒性主动脉炎、风湿性冠状动脉炎、心肌桥、先天性冠状动脉畸形等。

二、发病机制和病理生理

心肌收缩力、心肌张力和心率决定着心肌的耗氧量，常用“心率×收缩压”来估计心肌的耗氧量。正常情况下，冠状动脉循环具有强大的储备能力，在剧烈体力活动时，冠状动脉扩张，血流量可增加到休息时的6～7倍，缺氧时能使血流量增加4～5倍；冠状动脉狭窄时，血流量减少一般尚可满足休息时的心肌供氧。一旦心脏负荷突然增加，如劳力、激动、左心衰竭等，使心肌收缩力增加和心率增快等致心肌耗氧量增加时，心肌对血液的需求增加，超过了心肌的供氧量时即可发生心绞痛。当冠状动脉发生痉挛或因暂时性血小板聚集、一过性血栓形成等，使冠状动脉血流量减少；突然发生循环血流量减少如休克、血流灌注量骤降，心肌血液供给不足，引起心绞痛。严重贫血的患者，在心肌供血量虽未减少的情况下，可因血液携氧量不足而引起心绞痛。慢性稳定型心绞痛的主要发生机制是在冠状动脉狭窄而供血固定性减少的情况下发生心肌耗氧量的增加。

在缺氧状态下，糖酵解增强，ATP明显减少，乳酸在短期内骤增，细胞内钙离子浓度降低使心肌收缩功能受损。缺氧也使心肌松弛能力受损，可能与细胞膜上钠—钙离子交换系统的功能障碍及部分肌浆网钙泵对钙离子的主动摄取减少、室壁变得比较僵硬、左室顺应性减低、充盈的阻力增加等有关。心室的收缩及舒张障碍都可导致左室舒张期终末压增高，严重可出现肺淤血症状。同时，心肌细胞在缺血性损伤时，细胞膜上的钠—钾离子泵功能受影响，钠离子在细胞内积聚而钾离子向细胞外漏出，使细胞膜在静止期处于低极化或部分除极化状态，在激动时又不能完全除极，产生所谓损伤电流。体表心电图上表现为ST段的偏移。

以上各种心肌代谢和心功能障碍常为暂时性和可逆性的，随着血液供需平衡的恢复，可以减轻或者消失。

三、临床表现

(一) 症状

心绞痛以发作性胸痛为主要临床表现，疼痛的特点如下。

1. 部位

主要位于胸骨体上段、中段后或心前区，手掌大小范围，常无明确界限，可放射至左肩、左臂内侧达无名指和小指，或至颈、咽或下颌部。

2. 性质

典型表现为压榨样或紧缩窒息感，偶伴濒死感。发作时，患者往往不自觉地停止进行中的活动，直至症状缓解。部分患者症状不典型，仅表现为轻度胸部不适、气短、上腹不适，常被漏诊，多见于老年女性或者糖尿病患者。

3. 诱因

常由体力劳动或情绪激动如愤怒、焦急、过度兴奋等所诱发，饱食、寒冷、吸烟、心动过速、休克等亦可诱发。疼痛发生于劳力或激动的当时，而非劳累后。典型的稳定型心绞痛常在相似的条件下发生，但有时同样的劳力只有在早晨而不是在下午引起心绞痛，提示与晨间疼痛阈较低有关。

4. 持续时间

疼痛出现后常逐步加重，然后在 3 ～ 5 分钟逐渐消失，很少超过半小时。

5. 缓解方式

一般在停止诱发症状的活动或舌下含用硝酸甘油几分钟内即可缓解。

值得注意的是心绞痛的症状可表现不典型如上腹痛、牙痛、上颌痛或手臂痛等，但仔细问诊可发现症状均与劳累等心肌耗氧量增加有关，提示心肌缺血。

稳定型劳力性心绞痛发作的性质在 1 ～ 3 个月无改变。根据心绞痛的严重程度及其对体力活动的影响，加拿大心血管协会 (CCS) 将稳定型心绞痛分为Ⅳ级 (表 2-1)。

表 2-1　稳定型心绞痛的加拿大心血管学会 (CCS) 分级

Ⅰ级	一般体力活动如步行或上楼不引起心绞痛，但快速或长时间用力可引起心绞痛
Ⅱ级	日常体力活动轻度受限，快速步行或上楼、餐后步行或上楼、寒冷或顶风逆行、情绪激动可发作心绞痛。平地行走两个街区 (200 ～ 400m)，或以常速上相当于 3 楼以上的高度时能诱发心绞痛
Ⅲ级	日常体力活动明显受限。平地行走 1 ～ 2 个街区，或以常速上 3 楼以下的高度时即可诱发心绞痛
Ⅳ级	轻微活动或休息时即可出现心绞痛症状

（二）体征

一般无异常体征，但详细体检能提供有用的诊断线索，可排除某些引起心绞痛的非冠状动脉疾病如瓣膜病、心肌病等。心绞痛发作时常见心率增快、血压升高、表情焦虑、皮肤湿冷等，有时出现第四或第三心音奔马律。缺血发作时，可有暂时性心尖部收缩期杂音，由乳头肌缺血、功能失调引起的二尖瓣关闭不全所致。

四、实验室和辅助检查

（一）实验室检查

血常规、尿常规、大便常规和隐血试验，血糖、血脂、肝肾功能等检查，判断是否贫血、血小板的计数和危险因素等情况；持续胸痛的患者需检测血清心肌损伤标志物如肌钙蛋白I、肌钙蛋白T、肌酸激酶(CK)及同工酶(CK-MB)，以便于与心肌梗死鉴别；必要时查甲状腺功能、BNP或NT-proBNP等。

（二）心电学

心电图(ECG)是发现心肌缺血、诊断心绞痛最常用的检查方法。

1. 静息ECG

心电图正常并不能排除冠心病，但心电图异常可作为诊断的依据，最常见的ECG异常是ST-T改变，包括ST段压低（水平型或下斜型）、T波低平或倒置。少数可伴有陈旧性心肌梗死的表现，可有多种传导障碍，最常见的是左束支传导阻滞和左前分支传导阻滞。在冠心病患者中，出现静息ECG的ST-T异常可能与基础心脏病的严重程度有关，包括病变血管的支数和左心室功能障碍。静息ECG的ST-T改变需注意鉴别诊断。根据Framingham心脏研究，在人群中，8.5%的男性和7.7%的女性有ST-T改变，并且检出率随年龄增长而增加；高血压、糖尿病、吸烟者和女性中，ST-T改变的检出率增加。左心室肥厚和扩大、电解质异常、神经因素和抗心律失常药物等也可引起ST-T异常。

2. 心绞痛发作时ECG

心绞痛发作时可表现特征性的ECG改变，主要为暂时性心肌缺血所引起的ST段移位。心内膜下心肌容易缺血，故常见为ST段压低0.1mV以上，有时出现T波倒置，症状缓解后ST-T改变可恢复正常，动态变化的ST-T改变对心绞痛诊断具有重要的参考价值。静息ECG的ST段压低（水平型或下斜型）或T波倒置的患者，发作时可变为无压低或直立，即所谓的“假性正常化”，也是心肌缺血诊断的依据。T波改变虽然对反映心肌缺血的特异性不如ST段，但如与静息ECG比较有变化，也有助于诊断。

3. ECG负荷试验

ECG负荷试验是对疑似的冠心病患者通过增加心脏负荷（运动或药物）而激发心肌缺血的ECG检查。ECG负荷试验的适应证：临床疑诊的冠心病患者、冠心病高危患者的筛选、冠状动脉搭桥及心脏介入治疗前后的评价、陈旧性心肌梗死患者对非梗死部位心肌缺血的监测。禁忌证：急性心肌梗死或心肌梗死并发室壁瘤；高危不稳定心绞痛；急性心肌炎和心包炎；严重高血压 [收缩压≥ 200mmHg 和 (或) 舒张压≥ 110mmHg]；心功能不全；严重主动脉瓣狭窄；肥厚型梗阻性心肌病；肺栓塞；静息状态下有严重心律失常；主动脉夹层等患者。静息状态下 ECG 即有明显 ST 段改变的患者如完全性左束支或右束支传导阻滞，或心肌肥厚继发 ST 段压低等也不适合行 ECG 负荷试验。有下列情况之一者需终止负荷试验：

(1) 出现明显症状如胸痛、乏力、气短、跛行，伴有心电图的 ST 段改变。

(2) ST 段显著压低 (降低≥ 0.2mV 为终止运动相对指征，≥ 0.4mV 为绝对指征)。

(3) ST 段抬高≥ 0.1mV。

(4) 出现有意义的心律失常、收缩压持续降低＞ 10mmHg 或血压明显升高 (收缩压＞ 250mmHg 或舒张压＞ 115mmHg)。

(5) 已达到目标心率者。

运动负荷试验为评价心肌缺血最常用的无创检查方法，其敏感性约 70%，特异性 70%～ 90%。有典型心绞痛并且负荷 ECG 阳性者，诊断冠心病的准确率达 95% 以上。运动方式主要为平板运动和踏车运动，其运动强度可逐步分期升级，前者较为常用。常用的负荷目标是达到按年龄预计的最大心率或 85%～ 90% 的最大心率，前者称为极量运动试验，后者称为次极量运动试验。运动中持续监测 ECG 改变，运动前和运动中每当运动负荷量增加一级均应记录 ECG，运动终止后即刻和此后每 2 分钟均应重复 ECG 记录，直至心率恢复运动前水平。记录 ECG 时应同步测量血压。最常用的阳性标准为运动中或运动后 ST 段水平型或下斜型压低 0.1mV(J 点后 60 ～ 80 毫秒)，持续超过 2 分钟。

Duke 活动平板评分是经验证的根据运动时间、ST 段压低和运动中心绞痛程度来进行危险分层的方法。Duke 评分＝运动时间 (min) － 5×ST 段下降 (mm) － 4× 心绞痛指数。心绞痛指数评分：运动中无心绞痛为 0 分；运动中有心绞痛为 1 分；因心绞痛需终止运动试验为 2 分。Duck 评分标准：大于等于 5 分低危，1 年病死率 0.25%；-10 分至 4 分中危，1 年病死率 1.25%；小于等于 -11 分高危，1 年 5.25%。75 岁以上的老人，Duke 计分可能受影响，因此，不主张 75 岁以上的患者进行 ECG 负荷试验。

4. 动态 ECG

连续记录 24 小时或以上的 ECG，可从中发现 ST-T 改变和各种心律失常，将出现 ECG 改变的时间与患者的活动和症状相对比。ECG 显示缺血性 ST-T 改变而当时并无心绞痛症状者，称为无痛性心肌缺血。

(三) 超声心动图

目前，常规超声心动图技术难以发现冠状动脉粥样硬化斑块，故对冠状动脉粥样硬化性心脏病的诊断常依赖于冠状动脉粥样硬化斑块引起的心肌缺血的检出。对于稳定型心绞痛患者，由于心绞痛常为一过性，超声心动图检查常难以捕捉到心肌缺血时的超声图像，故常采用超声心动图负荷试验，诱发心肌缺血。负荷超声心动图是一种无创性检测冠心病的诊断方法，其通过最大限度激发心肌需氧量而诱发心肌缺血，通过实时记录室壁运动情况，评估心肌缺血所致节段性室壁运动异常。负荷超声心动图常用负荷的方法有以下三种。

1. 运动负荷试验

运动负荷试验包括运动平板试验、卧位或立位踏车试验等。

2. 药物负荷试验

药物负荷试验包括正性肌力药（多巴酚丁胺）和血管扩张药（双嘧达莫、腺苷）。

3. 静态负荷试验

静态负荷试验包括冷加压试验、握力试验、心房调搏等。

（四）胸部 X 线检查

可无异常发现或见主动脉增宽、心影增大、肺淤血等。

（五）磁共振成像

可同时获得心脏解剖、心肌灌注与代谢、心室功能及冠状动脉成像的信息。

（六）CT 检查

多层螺旋 CT 冠状动脉成像作为一种非创伤性技术应用于冠脉病变的筛选和钙化程度评估。近年来硬件和软件的进步，诊断准确性得到很大的提高，已成为日益普及的冠心病诊断手段之一。

（七）核素心室造影及核素心肌灌注显像检查

稳定型心绞痛患者，在运动状态下，正常冠状动脉扩张，心肌血流灌注增加；粥样硬化的冠状动脉扩张幅度小，远端相对缺血；心肌灌注显像显示狭窄冠脉远端心肌放射性稀疏。静息状态下，心肌需要的血流灌注比运动负荷时小，狭窄的冠状动脉尚能满足远端心肌的血液供应，MPI 部显示放射性分布稀疏。负荷时放射性稀疏，静息时无放射性稀疏的征象称为放射性填充，这是冠状动脉狭窄的典型表现。

门控心肌灌注显像可检测心脏的结构和功能，部分患者左心室扩大、EF 值降低、舒张功能降低，预后相对较差。

（八）冠状动脉造影术

这是一种有创的检查方法。选择性冠状动脉造影术目前仍是诊断冠状动脉病变并指导治疗策略尤其是血运重建方案的最常用方法，常采用股动脉或桡动脉穿刺的方法，选择性地将导管送入左、右冠状动脉口，注射造影剂使冠状动脉主支及其分支显影，可以准确地反映冠状动脉狭窄的程度和部位。冠脉狭窄根据直径狭窄百分比分为四级：

(1) Ⅰ级：25%～49%。

(2) Ⅱ级：50%～74%。

(3) Ⅲ级：75%～99%（严重狭窄）。

(4) Ⅳ级：100%（完全闭塞）。为了充分显示冠状动脉的结构，常用的投照位有右冠状动脉：左前斜、正位＋头位；左冠状动脉：蜘蛛位、右前斜＋足位、右前斜＋头位和左前斜＋头位等。

根据冠状动脉的灌注范围，将冠状动脉供血类型分为右冠状动脉优势型、左冠状动脉优势型和均衡型，“优势型”的命名是以供应左室间隔后半部分和左室后壁的冠状动脉为标准。85%为右冠状动脉优势型；7%为右冠状动脉和左冠回旋支共同支配，即均衡型；8%为左冠状动脉优势型。85%的稳定型劳力性心绞痛患者至少有一支冠状动脉中度以上狭窄或左主干存在高度狭窄（＞70%）或闭塞。

五、危险分层

通过危险分层，定义出发生冠心病事件的高危患者，对采取个体化治疗，改善长期预后具有重要意义。根据以下各个方面对稳定型心绞痛患者进行危险分层。

（一）临床评估

患者病史、症状、体格检查及实验室检查可为预后提供重要信息。冠状动脉病变严重、有外周血管疾病、心力衰竭者预后不良，心电图有陈旧性心肌梗死、完全性左束支传导阻滞、左心室肥厚、二至三度房室传导阻滞、心房颤动、分支阻滞者，发生心血管事件的危险性也增高。

（二）负荷试验

Duke 活动平板评分可以用来进行危险分层。此外运动早期出现阳性 (ST 段压低＞1mm)、试验过程中 ST 段压低＞2mm、出现严重心律失常时，预示患者高危。超声心动图负荷试验有很好的阴性预测价值，年死亡或心肌梗死发生率＜0.5%。而静息时室壁运动异常、运动引发更严重的室壁运动异常者高危。

核素检查显示运动时心肌灌注正常则预后良好，年心脏性猝死、心肌梗死的发生率小于1%，与正常人群相似；运动灌注明显异常提示有严重的冠状动脉病变，预示患者高危，应动员患者行冠状动脉造影及血运重建治疗。

（三）左心室收缩功能

左心室射血分数 (LVEF)＜35%的患者年病死率＞3%。男性稳定型心绞痛伴心功能不全者5年存活率仅58%。

（四）冠状动脉造影

其显示的病变部位和范围决定患者预后。CASS 注册登记资料显示正常冠状动脉12年的存活率91%，单支病变74%，双支病变59%，三支病变50%，左主干病变预后不良，左前降支近端病变也能降低存活率，但血运重建可以降低病死率。

六、治疗

稳定型心绞痛的治疗有两个主要目的，一是改善症状，抗心肌缺血，提高生活质量；二是改善预后，减少不良心血管事件包括心力衰竭、心肌梗死、猝死等的发生，延长患者生命。

（一）一般治疗

发作时立刻休息，一般患者在停止活动后症状即可消除。平时应尽量避免各种明确的诱发因素，如过度的体力活动、情绪激动、饱餐等，冬天注意保暖。调节饮食，特别是一次进食不宜过饱，避免油腻饮食，禁烟禁酒。调整日常生活与工作量；减轻精神负担；保持适当的体力活动，以不致发生疼痛症状为度。

（二）药物治疗

1. 抗心肌缺血，改善症状的药物

(1) 硝酸酯类药物：主要通过扩张冠状动脉增加心肌供氧，从而缓解心绞痛。除扩张冠状动脉增加冠脉循环的血流量外，还通过对周围容量血管的扩张作用，减少静脉回流量，降低心室容量、心腔内压和心室壁张力；同时对动脉系统有轻度扩张作用，降低心脏后负荷和心脏耗氧量。

①硝酸甘油：用于即刻缓解心绞痛，硝酸甘油片舌下含服，1～2片(0.3～0.6mg)，1～2分钟起效，约半小时后作用消失。对约92%的患者有效，其中对76%的患者在3分钟内起效。如果延迟起效或完全无效，首先要考虑药物是否过期或未溶解，后者可嘱患者轻轻嚼碎后含化。2%硝酸甘油油膏或橡皮膏贴片(含5～10mg)涂或贴在胸前或上臂皮肤而缓慢吸收，适用于预防夜间心绞痛发作。

②硝酸异山梨酯(消心痛)：口服3次/天，每次5～20mg，半小时起效，作用持续3～5小时，舌下含服2～5分钟起效，作用持续2～3小时，每次5～10mg；缓释剂可维持12小时，20mg，2次/天使用。

以上两种药物还有供喷雾吸入用的气雾制剂。

③ 5-单硝酸异山梨酯：多为长效制剂，每次20～50mg，每天1～2次。

硝酸酯药物长期应用的主要问题是产生耐药性，其机制尚未明确，可能与巯基利用度下降、肾素—血管紧张素—醛固酮(RAS)系统激活等有关。防止发生耐药的最有效方法是每天保持足够长(8～10小时)的无药期。硝酸酯药物的不良反应有头晕、头胀痛、头部跳动感、面红、心悸等，偶有血压下降。患青光眼、颅内压增高、低血压者不宜用本类药物。

(2) β受体阻滞药：通过阻断拟交感胺类对心率和心收缩力的激动作用，减慢心率、降低血压，减低心肌收缩力和耗氧量，从而缓解心绞痛的发作。此外，还减少运动时的血流动力学改变，使同一运动量心肌耗氧量减少；使正常心肌区的小动脉(阻力血管)缩小，从而使更多的血液通过极度扩张的侧支循环(输送血管)流入缺血区。不良反应是使心室射血时间延长和心脏容积增加，这虽可能使心肌缺血加重或引起心肌收缩力降低，但其使心肌耗氧量减少的作用远超过其不良反应。

①美托洛尔：它是一种选择性的 β_1 受体阻滞药，其对心脏 β_1 受体产生作用所需剂量低于其对外周血管和支气管上的 β_2 受体产生作用所需剂量。包括缓释剂及平片两种剂型。缓释剂型的血药浓度平稳，作用超过 24 小时。用法 1 次 / 天。平片用法为口服 2 ～ 3 次 / 天。

②比索洛尔：是一种高选择性的 β_1 肾上腺受体阻滞药，无内在拟交感活性和膜稳定活性。比索洛尔对血管平滑肌的 β_1 受体有高亲和力，对支气管和调节代谢 β_2 受体仅有很低的亲和力。因此，比索洛尔通常不会影响呼吸道阻力和 β_2 受体调节的代谢效应。用法为口服 5 ～ 10mg，1 次 / 天。

③卡维地洛：为 α、β 受体阻滞药，阻断受体的同时具有舒张血管作用，推荐起始剂量为 6.25mg/ 次，每天 2 次口服；可增加到 25mg，每天 2 次。总量不超过 50mg/d。

本药经常与硝酸酯制剂联合应用，比单独应用效果好。但要注意：A. 本药与硝酸酯制剂有协同作用，因而剂量应偏小，开始剂量尤其要注意减少，以免引起直立性低血压等不良反应；B. 停用本药时应逐步减量，如突然停用有诱发心肌梗死的可能；C. 支气管哮喘以及心动过缓、高度房室传导阻滞者不宜用；D. 我国多数患者对本药比较敏感，可能难以耐受大剂量。

(3) 钙拮抗药 (CCB)：通过抑制钙离子进入细胞内，抑制心肌细胞兴奋—收缩耦联中钙离子的作用，因而抑制心肌收缩，减少心肌氧耗；同时扩张冠状动脉，解除冠状动脉痉挛，改善心肌的供血；扩张周围血管，降低动脉压，减轻心脏血小板聚集，改善心肌的微循环。常用制剂包括①二氢吡啶类：硝苯地平 10 ～ 20mg，3 次 / 天；其缓释制剂 20 ～ 40mg，1 ～ 2 次 / 天。氨氯地平、非洛地平等为新一代具有血管选择性的二氢吡啶类药物。氨氯地平口服吸收良好，半衰期长，剂量为 5 ～ 10mg，1 次 / 天。非洛地平与之相仿。同类药物还有拉西地平、尼卡地平等；②硫氮草酮类：为非二氢吡啶类钙通道阻滞药，本品还可通过减慢心率，减少心肌需氧量，缓解心绞痛。地尔硫䓬 30 ～ 90mg，3 次 / 天，其缓释制剂 45 ～ 90mg，2 次 / 天。

对于需要长期用药的患者，推荐使用控释、缓释或长效剂型。低血压、心功能减退和心力衰竭加重可以发生在长期使用该药期间。该药的不良反应包括周围性水肿和便秘，还有头痛、面色潮红、嗜睡、心动过缓或过速和房室传导阻滞等。

2. 改善预后的药物

(1) 抗血小板治疗。

①阿司匹林：通过抑制血小板环氧化酶 -1(COX-1)，抑制血小板的激活和聚集，防止血栓的形成，同时抑制 TXA_2 导致的血管痉挛。有研究表明，可使稳定型心绞痛的心血管不良事件平均降低 33%。在所有急性或慢性缺血性心脏病的患者，无论是否有症状，只要没有禁忌证，推荐每天常规应用阿司匹林 75 ～ 300mg。药物的不良反应主要是胃肠道症状，并与剂量有关，使用肠溶剂或缓冲剂、抗酸剂可以减少对胃的刺激。禁忌证包

括过敏、严重未经治疗的高血压、活动性消化性溃疡、局部出血和出血体质。

②二磷酸腺苷(ADP)受体拮抗药。常用药物有：A.氯吡格雷，属于噻吩吡啶类。氯吡格雷是前体药物，通过CYP450酶代谢，其活性代谢产物可以选择性地抑制二磷酸腺苷(ADP)与血小板P_2Y_{12}受体的结合，从而抑制血小板聚集。氯吡格雷的应用剂量为75mg，1次/天，可引起白细胞、中性粒细胞和血小板减少，因此需定期检测血常规。在稳定型心绞痛中，一般在使用阿司匹林有绝对禁忌证或不能耐受时应用；B.新型抗血小板药物，普拉格雷和替格瑞洛。替格瑞洛是一种新型的ADP受体拮抗药，替格瑞洛抗血小板作用不需要经过肝脏代谢，因此不受CYP_2C_{19}等基因多态性的影响。PLATO研究证实，与氯吡格雷相比，替格瑞洛进一步降低急性心肌梗死患者的心血管事件发生率及病死率，同时出血风险并无显著增加。普拉格雷是新一代噻吩吡啶类药物。普拉格雷及替格瑞洛与氯吡格雷相比，抗血小板聚集作用更强、更快，持续时间更长，因此在最新的冠心病指南，尤其是欧洲心脏病学会的指南中，两者的被推荐地位高于氯吡格雷。前者仅对推荐用于出血风险较小的ACS患者，国内目前还未上市，后者因为其价格较昂贵及每天2次使用，我国尚未广泛应用于临床。其他的抗血小板制剂：西洛他唑是磷酸二酯酶抑制药，50～100mg，2次/天，主要用于外周血管动脉粥样硬化的患者。

(2)他汀类药物：他汀类药物是羟甲基戊二酰辅酶A(HMG-CoA)还原酶抑制药降脂药物，其在治疗冠状动脉粥样硬化中起重要作用。除降脂作用外，他汀类药物可以进一步改善内皮细胞的功能，抑制炎症，稳定斑块，使动脉粥样硬化斑块消退，显著延缓病变进展，减少不良心血管事件。大量研究证实他汀类治疗降低胆固醇可显著降低心血管发生率事件和病死率。最新美国指南已不再设定LDL-C和非HDL-C治疗靶目标值，对于小于75岁的稳定型心绞痛的患者，采用高强度他汀药物治疗，如瑞舒伐他汀(20～40mg)或阿托伐他汀(40～80mg)，使LDL-C水平至少降低50%，除非存在禁忌证或出现他汀类相关不良事件；而大于75岁或他汀不耐受的患者，则采用中强度他汀治疗，如瑞舒伐他汀(5～10mg)、阿托伐他汀(10～20mg)、辛伐他汀(20～40mg)或普伐他汀(40～80mg)。不良反应：消化系统常见腹痛、便秘、胃肠胀气、恶心、腹泻，罕见黄疸、急性胰腺炎、血清氨基转移酶显著持续升高；精神神经系统偶见头痛，也可有眩晕、失眠、感觉异常及外周神经病；肌肉骨骼罕见肌痛、肌炎、关节炎、关节痛、横纹肌溶解。横纹肌溶解是最危险的不良反应，严重者可致命，此外尚有报道，他汀类药物可导致新发糖尿病及自杀风险增多的倾向。

(3)血管紧张素转换酶抑制药(ACEI)/血管紧张素受体拮抗药(ARB)。ACEI治疗心绞痛和心肌缺血疗效的研究仅局限于小样本和短时期的研究结果，心绞痛并不是其治疗的适应证，然而在降低缺血性事件方面有重要作用。ACEI能预防心室重构，延缓动脉粥样硬化进展，能减少斑块破裂和血栓形成，另外有利于心肌氧供/氧耗平衡和心脏血流动力学，并降低交感神经活性。可应用于已知冠心病患者的二级预防，尤其是合并有糖尿病但是没有肾脏疾病的患者。HOPE、PEACE和EUROPA试验使用的都是具有高脂溶性和酶结合能力强的“组织型 ACEI”，据推测，具有这些特性的 ACEI，其穿透粥样硬化斑块的能力强。下述情况不应使用：收缩压＜ 90mmHg、肾衰竭、妊娠、双侧肾动脉狭窄和过敏者。其不良反应包括干咳、低血压和罕见的血管性水肿。不能耐受 ACEI 的患者，可选用 ARB 类药物。

此外，ACEI 和 ARB 不仅能改善心肌缺血症状，还能有效预防心力衰竭，减少心律失常，显著降低心血管事件的发生率。

(4) 抗心律失常药物。如稳定型心绞痛患者合并心房颤动时，IC 类抗心律失常药物禁用，可选用 β 受体阻断药、洋地黄类药物或Ⅲ类抗心律失常药物 (如胺碘酮)。

(5) 其他药物。对冠心病危险因素进行治疗，积极控制血压、血糖，治疗心功能不全等。

第二节　无症状性心肌缺血

一、概述

无症状性心肌缺血或无痛性心肌缺血，又称隐匿性心肌缺血 (SMI)，是指有客观证据的心肌缺血，如心电图典型缺血性 ST 段改变，放射性核素或超声心动图检查所示心肌血流灌注缺损及 (或) 左室功能异常，但缺乏各种类型心绞痛症状。SMI 病例生前冠脉造影或尸检几乎均可证实冠状动脉主要分支有明显狭窄，但有的病例，冠脉无固定狭窄，而是一过性痉挛。SMI 存在各种类型冠心病之中，是冠心病的常见表现形式，SMI 不应与不一定产生心肌缺血的隐匿型冠心病 (无症状性冠心病) 相混淆。无症状性冠心病是指冠脉造影显示冠脉明显狭窄，或尸检有冠脉病变而生前从无心肌缺血的症状者，患者未做动态心电图、心电图负荷试验或核素心肌灌注显像检查，或做了检查而无阳性发现。

SMI 是冠心病的常见表现形式。据报道在从未发生过心绞痛或心肌梗死的无症状人群中，其检出率在 2.5%～ 10%，DCG 表明，慢性稳定型心绞痛患者 60%～ 80% 有 SMI 发作，一次心肌梗死后，常规轻量运动试验约 10% 能检出 SMI，无症状性心肌梗死也较常见，美国一研究中心 30 年的随访中，心肌梗死男性有 28%、女性有 35% 是无痛的。

二、发病机制

心肌缺血发生时，有些人发生心绞痛症状，而另一些人或同一人在其他时间则表现为无症状心肌缺血。这种现象可能与以下机制有关：

(1) 痛觉感受神经异常。

(2) 心肌缺血的范围、程度和持续时间。

(3) 疼痛介质的作用。

三、临床表现

临床表现多为中年以上男性患者，一般无症状和体征，常在查体中发现。如疑为本病，应询问是否有相关的疾病，如高脂血症、高血压病、糖尿病以及吸烟、长期室内工作而少活动及精神紧张等因素。部分患者可突然转为心绞痛、心肌梗死、严重心律失常甚或心搏骤停，也可逐渐发展为心肌硬化。因此，从这个意义上讲，无症状心肌缺血对患者具有更大危险性。体力活动、精神负荷及天气变化可以成为其发作的诱因。

四、辅助检查

(1) 休息时心电图，可有 ST 段压低，T 波低平或倒置等心肌缺血改变，或某些其他异常表现。必要时做心电图负荷试验，可示阳性发现。

(2) 血清胆固醇或三酰甘油可明显而持续升高。

(3) 放射性核素心肌显像和超声心动图等。如条件允许，应进行冠状动脉造影以明确诊断。

五、治疗

采取防治动脉粥样硬化的各种措施，防止粥样病变加重，争取粥样斑块消退，促进冠状动脉侧支循环的建立。

（一）一般治疗措施

(1) 发挥患者的主观能动性，配合治疗。

(2) 饮食。膳食总量勿过高，以维持正常体重为度，体重的计算方法：身高 (cm) －110 ＝体重 (kg)，MBI ＝体重 (kg)/ 身高 (cm)，成年人 MBI ＜ 25 为正常，25 ～ 30 为轻度肥胖，30 ～ 40 为中度肥胖，MBI ＞ 40 为重度肥胖。提倡清淡饮食，多食含有维生素和植物蛋白的食物，尽量以植物油为食用油，应避免经常食用过多的动物性脂肪和含饱和脂肪酸的植物油，避免多食含有胆固醇过多的食物，严禁暴饮暴食以诱发心绞痛或心肌梗死，合并有高血压或心力衰竭者应限制食盐和摄入量。

(3) 适当的体力活动和体育活动。

(4) 合理安排工作和生活，生活要有规律，保持乐观，愉快的情绪，避免过度劳累及情绪激动，注意劳逸结合，要有充足的睡眠。

(5) 不吸烟，不饮烈性酒或大量饮酒（少量饮低浓度酒则有提高 HDL 的作用）。

(6) 积极治疗与本病有关的疾病，如高血压、糖尿病、高脂血症、肥胖等。

（二）药物治疗

选用硝酸酯类，β 受体阻滞药，钙通道阻滞药。要定期体检。

第三节　缺血性心肌病

一、概述

缺血性心肌病 (ICM) 的病理基础是心肌纤维化 (或硬化)。为心肌长期供血不足，心肌组织发生营养障碍和萎缩，以致纤维组织增生所致。其临床特点是心脏逐渐扩大，发生心律失常和心力衰竭。因此与扩张型心肌病颇为相似，故称为“缺血性心肌病”。本型患者多有心绞痛或心肌梗死病史，亦可以心力衰竭或心律失常为首发症状。心律失常以室性期前收缩多见，亦可见心房颤动、病态窦房结综合征、房室传导阻滞和束支传导阻滞及阵发性心动过速等。

二、发病机制

缺血性心肌病常见的病因有冠状动脉粥样硬化、痉挛、冠状动脉血栓，这些因素可引起冠状动脉狭窄、闭塞，导致心肌顿抑或冬眠，影响了心肌需氧、供氧之间的平衡，导致心肌细胞减少、坏死、局限或弥散性纤维化、心肌瘢痕和心力衰竭。

严重、弥漫的冠状动脉粥样硬化是缺血性心肌病的主要病理特征，冠状动脉有多支病变、高度狭窄或完全闭塞的特点，可累及冠状动脉小分支和微血管，也可见于冠状动脉主干正常者。

三、临床表现

(一) 症状

(1) 老年男性多见。

(2) 心绞痛反复发作，持续时间较长，不易缓解；后期心绞痛发作反而减少。患者多有心肌梗死病史，甚至有多次心肌梗死病史。

(3) 主要表现为左心衰竭，出现呼吸困难，活动时和卧位情况下均可发生，需要药物治疗才能缓解。

(4) 可出现多种、复杂性心律失常，常以室性期前收缩、心房颤动及左束支阻滞最多见，也可出现房性心动过速、室性心动过速，甚至心室颤动。患者发作时表现为心悸，严重时可出现呼吸困难、心绞痛和昏厥。恶性室性心律失常是此类患者猝死的原因之一。

(5) 猝死是患者症状和死亡类型之一，其主要原因为心律失常。有过猝死 (抢救成功) 的患者预后不良，存活率低。

(6) 血栓性栓塞症状好发于有心房颤动及心腔明显扩大的患者。血栓可出现在心房或心室，一旦脱落引起不同部位的栓塞，包括脑梗死、下肢动脉栓塞、肠系膜动脉栓塞等，严重者可致死。

（二）体征

1. 一般表现

患者出现出汗、端坐呼吸、发绀、四肢发冷、烦躁、少尿、血压升高或降低、心率变化以心动过速多见。

2. 心脏表现

(1) 心脏扩大以左心室为主，心尖冲动向左下移位。心脏扩大是该病的重要体征，初期以左心室扩大为主，后期则全心扩大。

(2) 第一心音正常或低钝，心尖部可闻及第三心音和第四心音。如合并肺动脉高压，则肺动脉瓣第二心音亢进，心尖部常闻及收缩期杂音，系二尖瓣反流所致。

3. 其他体征

(1) 肺部可出现干性、湿啰音，以双下肺湿啰音明显。

(2) 颈静脉怒张，肝大，双下肢水肿。

四、辅助检查

（一）心电图检查

(1) 心绞痛发作时可出现 ST 段压低，少数可出现 ST 段抬高，伴随 T 波倒置。ST-T 改变的导联常按病变冠状动脉支配区域分布，具有定位诊断价值。如果患者有心肌梗死病史，心电图可有病理性 Q 波、T 波倒置。

(2) 左心室肥大、异常 Q 波、ST 段压低、T 波改变。

(3) 心律失常，如窦性心动过速、房性期前收缩、室性期前收缩、室性心动过速、心房颤动、房室阻滞及束支阻滞等。

（二）胸部 X 线检查

主要表现为心影增大，且多数呈主动脉型心脏（以左心室增大为主，右心室多数正常），少数心影呈普大型。并可见升主动脉增宽及主动脉结钙化等。多数患者有不同程度的肺淤血表现，但肺动脉段改变不明显。

（三）心脏超声检查

心腔正常或扩大，以左心房及左心室扩大为主；室壁呈节段性运动减弱或消失，左心室射血分数明显降低，部分患者以舒张功能不全为主，表现为左心室射血分数正常或经口反流，并可见主动脉瓣增厚及钙化。

（四）多排冠状动脉 CT

可见多支冠状动脉弥漫性严重狭窄或闭塞，心腔扩大。

（五）冠状动脉造影

常表现为多支冠状动脉弥漫性严重狭窄或闭塞。

五、诊断和鉴别诊断

中老年患者有左心室增大伴心力衰竭或心律失常，有动脉粥样硬化的证据或冠心病危险因素存在，在排除可引起心脏扩大、心力衰竭和心律失常的其他器质性心脏病后可诊断为缺血性心肌病。心电图检查除可见心律失常外，还可见缺血性 ST-T 改变。二维超声心动图可显示室壁的异常运动。若以往有心绞痛或心肌梗死病史，则有助于诊断。选择性冠状动脉造影和冠脉内超声可确立诊断。

鉴别诊断要考虑与心肌病 (特别是扩张型心肌病和克山病)、心肌炎、高血压心脏病、内分泌病性心脏病等相鉴别。

六、药物治疗

冠心病是缺血性心肌病最主要的病因。临床应积极防治冠心病的各项危险因素，早期治疗包括无症状心肌缺血在内的多种形式的心肌缺血，防止心功能的进一步恶化，延缓心力衰竭的发生。

(1) 积极控制冠心病危险因素：血糖、血压、血脂、肥胖、吸烟等。

(2) 改善心肌缺血：对于有心绞痛症状、心电图有缺血表现的患者，给予硝酸酯类、钙离子拮抗药、β 受体阻滞药等血管扩张类药物。

(3) 纠正心力衰竭：积极治疗呼吸困难、外周水肿、防治原发病，增加运动耐量、提高生活质量，酌情使用利尿药、血管扩张药、洋地黄制剂等药物。同时要重视防治心肌重塑，降低中远期病死率、住院率，血管紧张素转换酶抑制药 (ACEI)、血管紧张素Ⅱ受体阻滞药 (ARB)、β 受体阻滞药等已被大规模随机临床试验证实可防止和延缓心肌重塑、改善心力衰竭患者预后。

另外，证据表明第三代钙离子拮抗药氨氯地平、非洛地平对慢性心力衰竭患者生存率无不良影响，可用于伴有心绞痛或高血压的心力衰竭患者。β 受体激动药如多巴酚丁胺 $< 10\mu g/(kg \cdot min)$ 时能改善缺血造成的顿抑心肌、冬眠心肌的收缩功能，且较少影响血压和心率，有助于心功能的改善。

(4) 纠正心律失常治疗：缺血性心肌病患者心力衰竭的同时可伴有复杂室性心律失常，严重时可发生猝死。抗心律失常药物能有效抑制心力衰竭患者的室性心律失常，但具有负性肌力、致心律失常作用，应谨慎使用。胺碘酮无心肌负性肌力，可抑制心律失常，改善左室功能，被证明对预后潜在有益，不增加病死率。

证据表明，体内自动电复律器 (ICD) 可通过抗心动过速起搏、自动除颤起搏来终止室性心动过速、心室颤动，延长那些有明确持续性室性心动过速、心室颤动患者的生存期。

第四节　冠心病猝死

一、概述

冠心病猝死定义为由于心脏原因导致的突然死亡，以急性症状发作、1 小时之内意识突然丧失为特征，患者可能存在已知的心脏病，但死亡的时间和方式是意外的。其中缓慢性心律失常占心脏猝死的小部分，75%～80%的心脏猝死源于心室颤动，其他原因尚可见心脏穿孔、心脏破裂。冠状动脉疾病及其并发症是绝大多数心脏性猝死的病因。

二、发病机制

(1) 供给心脏血液的冠状动脉主支突发梗死（通常由血栓造成），致心肌大面积急性缺血和坏死。

(2) 急性心肌梗死后心肌缺乏营养，致心脏破裂。

(3) 在动脉粥样硬化的基础上，发生冠状动脉痉挛，致心脏电生理紊乱，引起严重心律失常（如心室颤动）。

三、临床表现

冠心病猝死者半数生前无症状。有些患者平素“健康”，往往死于夜间睡眠之中。对死亡患者发病前短时间内有无先兆症状难以了解，而且多数患者在院外死亡，若死亡时无旁人见证，尚很难确定患者死亡的准确时间，临床主要根据有无冠心病史或证据推断死因。

心搏骤停的临床识别：

(1) 心音消失。

(2) 脉搏摸不到，血压测不出。

(3) 意识突然丧失或伴有抽搐（多发生于心脏停搏后 10 秒内），有时伴眼球偏斜。

(4) 呼吸断续，呈叹息样，以后即停止。多发生于心脏停搏后 20 ～ 30 秒。

(5) 昏迷，多发生于心脏停搏 30 秒后。

(6) 瞳孔散大，多在心脏停搏后 30 ～ 60 秒出现。

心搏骤停较早，而可靠的临床征象是意识突然丧失伴以大动脉（如颈动脉和股动脉）搏动消失，有这两个征象存在，心搏骤停的诊断即可成立。

四、危险分层

危险分层指标有助于识别心肌梗死后猝死危险的患者，从而做出预防性治疗具有心律失常或猝死风险的患者。人口统计学分析显示 LVEF 减低是冠心病总病死率和猝死最重要的危险因素，严重者常出现缓慢性心律失常或电机械分离引起的猝死。TRACE 等研究结果显示 EF 绝对值增加 10%可降低 2 年病死率，能有效预测 2 年内各种病因导致的心律失常、心源性死亡。

快速性心律失常如室早、非持续性室性心动过速的发生和 LVEF 值联合应用，可提供更强的 SCD 风险预测。MADIT、MUSTT 等研究了 AMI 后 EF 降低且经电生理检查诱发室性心动过速的患者，发现联合应用上述因素和其他变量，可有效识别梗死后心律失常死亡危险较高的患者，并能从预防性植入 ICD 获益。

另有关于心肌梗死后信号平均心电图 (SAECG) 的证据支持晚电位可独立预测心肌梗死后心律失常事件的发生。

五、预防措施

(一) 药物预防

应积极控制危险因素，发生心肌梗死者限制梗死面积，预防新发缺血事件发生，抗心律失常，预防或终止快速性室性心律失常的发生。目前已有证据支持的药物有 ACEI、β 受体阻断药、胺碘酮、调脂药物、硝酸酯类、阿司匹林等。

(二) 冠状动脉血运重建治疗

通过经皮冠状动脉介入 (PCI) 或冠状动脉旁路移植术行血运重建治疗可预防急性心肌缺血、改变室性心律失常的心肌基础。

(三) 埋藏式心脏复律除颤器

目前认为，ICD 可用来预防威胁生命的猝死和持续性室性心律失常发作 (Ⅱ a 适应证)，可明显降低高危人群 (如左室功能减退、非持续性室性心动过速、电生理检查诱发的持续性室性心动过速患者) 的全因病死率。对于有发作心搏骤停或昏厥 / 低血压性室性心动过速患者的预防性治疗评价方面，AVID 研究证实较胺碘酮相比，ICD 降低病死率高达 31%，但最终的结果仍待进一步评估。

第三章 心力衰竭

第一节 慢性心力衰竭

慢性心力衰竭 (Chronic Heart Failure，CHF) 是多种原因心血管病的共同转归。

一、病理改变

尽管慢性心力衰竭最后的结局都表现为由于持续不断的心室重塑从而造成心腔的扩大，但是不同的病因具有不同的基础病理改变，如心肌肥大、心肌的质量增加及室壁增厚是高血压性心脏病的主要病理改变，而冠状动脉粥样硬化导致的冠脉狭窄或阻塞从而产生心肌坏死、心肌冬眠是冠心病的主要病理改变。但随着心力衰竭的发生，其心室重构不仅包括了由于基因组表达改变引起的分子、细胞和间质的改变，进而也包括了心脏的形态学的原发和继发改变，细胞改变为心肌肥大、心肌凋亡、成纤维细胞增生，间质的改变为细胞外基质的产生、胶原的聚集和纤维化。心肌重构的形态学改变主要表现为心腔形态的改变和心包的扩大等。

二、病理生理改变

慢性心力衰竭的发生与心肌细胞基因变异导致蛋白表型的改变而引起的细胞凋亡及重塑相关。心肌重塑是导致心力衰竭不断加重的病理生理基础，慢性心力衰竭可以引发神经体液的改变，神经体液的异常改变反而又加重心肌重塑使心功能进一步恶化。

(一) 自主神经及其受体异常

心率变异性代表交感神经和副交感神经活性的相互作用。慢性心力衰竭患者自主神经功能活动与心功能损害的严重程度、左心室肥厚以及左心室收缩与舒张功能减退程度密切相关，心率变异性降低能较好地反映心力衰竭时心室重塑及心脏收缩与舒张功能损害的情况。慢性心力衰竭患者交感神经活性反射性增加，心率变异性各测值均显著低于正常人，交感神经和副交感神经均受损，但副交感神经损害更严重，且随着心功能受损程度的加重，副交感神经的损害也越趋严重。慢性心力衰竭患者由于 Na^+–K^+–ATP 酶活性增高出现继发性压力感受器功能迟钝、去甲肾上腺素初期分泌增加和随后的再摄取减少使得血液去甲肾上腺素分泌浓度增高。慢性心力衰竭时，β- 肾上腺素受体减少使 β- 肾上腺素受体密度降低、β- 肾上腺素受体失偶联、β- 肾上腺素受体激酶活性上调而腺苷酸环化酶活性降低等均可导致 β- 肾上腺素受体反应性降低。高浓度的去甲肾上腺素不仅可刺

激转化生长因子 β 的表达，使成纤维细胞合成增加，而且产生心肌细胞的毒性作用，造成持续性心肌细胞死亡，而持续地损失有活力的心肌细胞是进行性心力衰竭的原因之一。

(二)激素及血管活性物质

在慢性心力衰竭的疾病进程中激素及血管活性物质起到了重要的作用，非肾上腺素机制在慢性心力衰竭的病理生理变化也得到了广泛深入的研究。

肾素 - 血管紧张素系统 (RAS) 是由一系列肽类激素及相应酶组成的重要的体液调节系统，交感神经活性的增强又可激活肾素 - 血管紧张素 - 醛固酮系统。低钠血症可作为血浆肾素活性的标志物。醛固酮除具有水钠潴留的病理生理作用外，还能直接诱导胶原蛋白生成，作用于血管紧张素Ⅱ (Ang Ⅱ) 受体使 Ang Ⅱ效应增强，激活三磷酸肌醇 (IP3) 途径，使 c-Fos，c-Jun 原癌基因表达，胶原生成增多，导致心肌纤维化。在 CHF 的发病过程中，RAS 对纤溶功能具有重要调节作用，CHF 患者 RAS 过度激活，而体内纤溶功能降低，并且随心力衰竭恶化而愈加明显。

1. 内皮素及内皮功能

血管内皮细胞通过分泌内皮源性舒张因子 (EDRF) 和内皮源性收缩因子 (EDCF) 来调节内皮功能，而内皮素 (ET) 是最重要和最强大的 EDCF。内皮素家族主要由 ET-1、ET-2、ET-3 组成。内皮素作为一种血管活性物质，与 CHF 密切相关。研究发现，血 ET 水平在 CHF 患者中升高，并与症状及血流动力学的严重程度相关，血 ET 水平与 CHF 的严重程度呈正相关。血 ET 其前体“大内皮素”水平是 CHF 患者病死率强烈的独立预后因素。在心力衰竭时，儿茶酚胺，肾素 - 血管紧张素及细胞毒素均参与了心力衰竭的病理过程，这些因素同时可增加诱导型 NO 合成酶的转录，诱导型 NO 合成酶的增加可使血浆 NO 水平增加。另外，通过 α- 肾上腺素受体可以激活原生型 NO 合酶活性，应激情况下 NO 的释放也可能增加。另外，神经因素通过释放去甲肾上腺素也可增加 NO 的释放。

2. 利钠肽家族

利钠肽家族属于神经 - 内分泌系统，它的成员包括 A 型利钠肽 / 心房利钠肽 (ANP)、脑钠肽 (BNP)、C 型利钠肽 (CNP)。在 CHF 的神经内分泌变化中，利钠肽拮抗肾素 - 血管紧张素 - 醛固酮系统的缩血管和体液潴留的作用，为 CHF 最初的保护性因素。正常情况下，ANP 由心房肌分泌。慢性心力衰竭时，ANP 由心室肌补充性分泌增加，可升高到正常人的 5 ～ 10 倍。ANP 通过激活血管系统及其他组织膜上的鸟苷酸环化酶，从而使血管平滑肌的细胞松弛因子增加。而 BNP 只极微量地储存在心肌细胞中，只有在相对较长时间的刺激下，才导致心肌细胞 BNP 的合成及分泌的增加。因此，BNP 比 ANP 更少受外界因素的影响。BNP 具有利钠、利尿、血管舒张和平滑肌松弛等作用。并且与心功能的级别呈正相关，在临床上现已逐渐重视 BNP 对心力衰竭的诊断和鉴别诊断价值。

3. 甲状腺素

慢性心力衰竭尤其是老年慢性心力衰竭患者由于机体处于应激状态，皮质醇分泌增高，抑制 5' 脱碘酶，使外周组织 T4 转化 T3 减少。外周组织包括甲状腺组织灌注不足，阻碍甲状腺素的合成和释放等，常伴有 T3 水平降低，T3 的生物活性远比 T4 生物活性高，T3 水平减低会使许多心肌酶活性受到抑制，心肌内儿茶酚胺受体减少，心肌对儿茶酚胺敏感性减低，对心肌的收缩功能和舒张功能产生负性肌力效应，增加外周阻力，从而使心排血量减少，心力衰竭加重。

（三）细胞因子的分泌异常

细胞因子是指细胞受到不同诱导刺激而分泌的 5 ～ 30ku 的一组小分子蛋白，细胞因子既可由免疫细胞分泌，也可由非免疫细胞如心肌细胞分泌，在慢性心力衰竭的进程中它们充当衰竭心脏的递质。细胞因子是具有生物学活性的可溶性多肽，通过细胞表面受体介导细胞 - 细胞之间相互作用，调节细胞活动、分化、增生、死亡或者使免疫细胞获得效应器的功能，大多数细胞因子通过自分泌或旁分泌的作用方式在局部发挥生物学效应。临床研究资料显示，CHF 患者血浆细胞因子水平增高，不仅能反映 CHF 程度，而且可成为 CHF 患者的预后指标。慢性心力衰竭时神经内分泌因子的激活可能直接影响着细胞因子的表达，如肿瘤坏死因子 -α(TNF-α)、白介素 -1(IL-1)、IL-6 及细胞间黏附分子 (ICAM-1) 等，这些细胞因子可通过诱导心肌细胞凋亡及肥大，心肌 β- 肾上腺素受体失偶联等使衰竭心肌进一步恶化。另外，CHF 患者致炎症细胞因子 (TNF-α，IL-1，IL-6，IL-18) 增多，抗炎症细胞因子 (TGF-β、IL-4、IL-10 和 IL-13) 相对减少，不足以对抗致炎症细胞因子对心脏的损伤作用，可能也是使心力衰竭进展和恶化的原因，持久的炎性细胞因子表达，可使心肌产生负性变力效应。由于细胞因子的多源性、多效性、双向性及网络平衡的特性，其在心力衰竭的不同阶段具体发挥的作用还需要根据局部细胞因子的浓度及细胞因子之间相互的作用而定。

TNF-α 在 CHF 的发生及发展中起着重要的作用。TNF-α 主要来源于激活的单核巨噬细胞。正常心肌细胞不能产生 TNF-α，CHF 时在多种因素，如肾上腺素系统及肾素 - 血管紧张素系统的激活刺激，心肌细胞大量表达 TNF-α，使循环 TNF-α 水平升高，TNF-α 表达的增加是心力衰竭时循环 TNF-α 水平增高的主要原因。

（四）能量代谢异常

心肌能量的 60% ～ 80% 来自脂肪代谢。慢性心力衰竭时心肌能量代谢紊乱，心肌细胞内肉碱缺乏，脂肪酸氧化障碍，能量产生障碍，使 ATP 生成减少，心肌收缩功能受损。CHF 时，常出现非代偿性代谢性酸中毒。酸中毒不仅影响高能磷酸盐代谢，还抑制糖酵解中的主要限速酶，减慢糖酵解的速率，使 ATP 生成减少。衰竭心肌中肌酸激酶的活性大幅降低是衰竭心肌的特性，而能量储备的下降必然限制心脏的收缩贮备。在 CHF 过程中伴随的能量改变主要有心肌能量产生、储备减少而自由基代谢加强，从而影响心肌功能。瘦素是近年发现的肥胖基因的表达产物，由脂肪细胞分泌，具有促进产热及抑制食欲的作用，参与人体的能量调节，CHF 患者的血清瘦素水平较正常升高。慢性心力衰竭患者也存在分解、合成代谢失衡，从而产生心脏恶病质。

（五）其他

心肌胶原蛋白是构成心脏胶原网络的主要成分，其中Ⅰ型约占心肌胶原总量的80%，Ⅱ型约占10%。Ⅰ型前胶原羧基端肽和Ⅱ型前胶原氨基端肽在胶原合成过程中释放入血，被认为是体内Ⅰ及Ⅱ型胶原合成的间接标志。CHF患者血清Ⅰ型前胶原羧基端肽和Ⅱ型前胶原氨基端肽水平显著升高可以反映其左室重塑过程中细胞外基质的代谢变化。慢性心力衰竭时基质金属蛋白酶及其抑制系统失衡可导致心肌纤维化。CHF患者存在骨骼肌重塑现象，结构及生化特性异常必然影响其功能，使CHF患者运动耐量下降。

三、临床特征和心脏功能评价

（一）临床特征

1. 症状

左心衰竭的主要特点如下。

(1) 呼吸困难，可表现为劳力性呼吸困难、端坐呼吸、夜间阵发性呼吸困难、休息时呼吸困难，重症可以表现为失代偿性急性肺水肿、陈－施呼吸。

(2) 体力下降，表现为疲倦、乏力。

(3) 早期夜尿增多，晚期少尿。右心衰竭的主要特点为呼吸困难、水肿以及因胃肠道淤血而引起的消化道症状。

2. 体征

原有基础心脏疾病特征、左心室扩大、胸膜腔积液、晚期可出现心脏恶病质 (6个月内非水肿患者体重下降超过75%)。

（二）心功能评价

常用的是NYHA的分级方法和6分钟步行试验。

6分钟步行试验 (6-MWT) 作为评价CHF患者运动耐力的方法，具有较强的实用性、客观性，重复性好，近年来颇受重视。6分钟内走的最大距离即为步行距离。终止标准：①明显的心绞痛；②呼吸困难；③昏厥；④严重乏力；⑤严重的骨骼肌疼痛；⑥严重室性心律失常；⑦收缩压下降超过2.7kPa(20mmHg)，伴心率加快；⑧收缩压超过32kPa(240mHg) 或舒张压超过17.3kPa(130mmHg)；⑨共济失调步态等。治疗后较治疗前步行距离增加不足20%是患者预后不良的有力指标。

（三）辅助检查

X线检查显示心脏扩大和肺淤血。超声心动图不仅能提供心脏功能的指标，还能帮助鉴别心力衰竭的病因，当左室射血分数不足40%时，即为收缩功能不良。通过观测二尖瓣口血流频谱及二尖瓣环的组织速度频谱能对舒张性心力衰竭做出诊断。

实验室检查中，通过循环脑钠肽 (BNP) 判断是否有心力衰竭左室充盈压增高有着较高的价值。血浆 BNP 浓度超过 600Pg/mL 的患者 CHF 的可能性大。

四、治疗

《美国成人慢性心力衰竭诊断和治疗指南》根据心力衰竭的分期制订了治疗原则。这有利于早期干预和预防心力衰竭，全面控制心力衰竭的发展，值得推荐。这种按照心力衰竭分期选择治疗的方法仍旧被《2013 年美国心力衰竭管理指南》强调推荐。

简而言之，对于 A 期的患者重点是控制心力衰竭的危险因素，预防这些患者发生心力衰竭。对于 B 期的患者重点减轻心肌重构，延缓心力衰竭的发生。对于 C、D 期的患者重点是缓解症状，提高生活质量，延缓心力衰竭恶化，降低病死率。在整个过程中强调综合治疗，包括生活方式的改变、有效药物的及时使用，尤其是 ACE 抑制剂 (ACEI) 和 β 受体阻滞剂以及其他一些被大规模临床试验证实的方法。

(一) 一般治疗

首先应为心力衰竭的患者建立档案，将患者、患者家属、负责医生、护士及社区卫生人员组织起来，组成一个心力衰竭治疗小组，制订一个详细的诊疗计划，包括饮食计划、运动计划、治疗计划、治疗方案和达标计划、监督与随访等，形成一个全方位干预和治疗的环境，提高有效治疗方法实施率和治疗目标达到率，从而减少心力衰竭再次发作的发生率和降低病死率。美国及欧洲的一些研究表明，采用这种有组织的全方位管理手段可以明显提高治疗率和达标率，再次心脏事件的发生率明显降低，同时患者心力衰竭的危险因素也得到很好的控制。一般治疗的过程中应注意以下问题。

(1) 氧疗：对于慢性心力衰竭失代偿且安静状态下呼吸困难的患者，吸氧常常可以改善症状；症状严重者，可面罩吸氧，有肺水肿者还可通过面罩持续呼气末正压通气 (CPAP)。没有呼吸困难的轻症患者不必给氧。间歇性长期吸氧是否可以改善预后尚无证据。CPAP 是否可用于慢性心力衰竭也未见相关研究。

(2) 饮食：慢性心力衰竭患者的营养不良临床上较常见，据报道，严重的心力衰竭 (NYHA Ⅰ～Ⅳ级) 中有 35%～53% 的患者存在营养不良，而营养不良又常与贫血、低甲状腺激素、低生长激素等合并存在，加重心力衰竭的进展，形成恶性循环。故对心力衰竭患者，尤其是重症者应进行饮食方面的指导，但目前缺乏专门为心力衰竭患者所设计的饮食指导方法，一般还是沿用按健康人营养状态所需热量，计算经体重、身高、年龄校正的总热量，再折算成营养素所需的比例，即蛋白质 20%～30%，糖类 60%～70%，脂肪 15%～20%。有研究表明，心力衰竭患者支链氨基酸更易缺乏，故一些富含支链氨基酸的鱼、禽类、牛乳、黄豆、玉米、小米、糯米、菜花、小红枣等可适当多用。此外心力衰竭患者需要适当控制盐摄入，一般轻度心力衰竭摄盐量小于 5g/d，中度心力衰竭小于 3g/d，重度心力衰竭小于 2g/d。若使用药尿药尿量明显增多时，摄盐不必限制过严。

(3) 运动：尽管大多数患者不能参加重体力劳动或剧烈运动，但应当鼓励患者参加体育锻炼，除非在急性失代偿期或怀疑伴有心肌炎的患者。因为限制活动导致心力衰竭患者临床状况的加重以及对运动耐受力的下降。研究发现运动通过改善骨骼肌内源性异常，改善血流分布和调节神经内分泌异常，可减少心力衰竭患者的症状、增加患者的运动耐力并改善生活质量，而且降低再住院率和病死率。这种改善可与药物治疗获得的改善相媲美，并独立于 ACEI 和 β 受体阻滞剂的益处之外。

运动应该在医生的指导下进行，以有氧运动，即耐力运动为主，如行走、做操、游泳等，采用循序渐进增加运动量的方法，一般在开始锻炼的初期选择轻度运动量，如每周进行 3 次 3km/h 的行走，1 ～ 2 个月后，再进行中度运动量的锻炼，如每周 3 次 6km/h 的行走。此后再过 6 ～ 8 周，可鼓励患者恢复工作，参加正常社交活动，并进行自己喜爱的运动，包括进行阻力运动，如踏车、爬坡、臂力锻炼等，但运动量一般不要超过最大氧耗量的 60%。最大氧耗量可通过心肺联合运动试验计算出来，活动平板、6-MWT 也可粗略评估最大氧耗量的大致范围。

(4) 体重：检测心力衰竭患者的体重很重要，因为在体内出现水钠潴留时体重的增加先于水肿的发生，每日测量体重可早期发现体内水分过多的表现。在心力衰竭的症状及体征稳定之后，可确定患者的干体重，即在大小便后测量空腹的体重，若连续 3 日体重没有明显变化 (增量＜ 0.25kg) 时即为干体重。若体重连续 3 日大于干体重，则考虑液体增加，可加强利尿。这样可以减少利尿药的不良反应，同时对心力衰竭的进展有延缓作用。

(5) 合并用药：有些药物会加重心力衰竭的症状，大多数心力衰竭患者应避免使用。绝大多数抗心律失常药物具有明显心脏抑制和促心律失常作用，长期使用没有益处，除非有致命性心律失常，才可考虑短期使用。目前只有胺碘酮和多非利特对存活率没有不良影响。钙拮抗剂尤其是非二氢吡啶类会使心力衰竭恶化，增加心血管事件的危险。只有血管选择性的长效药物，如氨氯地平，对存活率没有不良影响。非甾体抗炎药可以导致钠潴留和外周血管收缩，降低利尿药和 ACEI 的疗效，增加其毒性，应避免使用。对于阿司匹林在心力衰竭中应用存有争议。反对方认为阿司匹林可以抑制激肽介导的前列腺素合成，影响 ACEI 对心力衰竭患者的疗效，降低 ACEI 对心力衰竭患者血流动力学的作用，故认为应该使用其他不影响 ACEI 疗效的抗血小板药 (如氯吡格雷)。然而，氯吡格雷没有作为缺血事件一级预防的指征。支持方认为，目前已有荟萃分析显示 ACEI 与阿司匹林合用对长期生存率并无影响，因此，有阿司匹林适应证时可以与 ACEI 合用。

(6) 预防感染：感染是心力衰竭发生或加重的最常见的诱发因素，尤其是肺部感染，占据了 50% 以上的原因。因此，预防感染在心力衰竭的防治上显得非常重要。已有证据表明使用流感疫苗和肺炎球菌疫苗可以减少呼吸道感染，故对有条件的患者，可在易感季节或对易患肺部感染的患者给予上述预防性治疗。此外，合理的体育锻炼和营养、注意季节更迭时的自我保护等措施也有利于提高抗感染能力，减少感染机会。

(7) 电解质平衡：心力衰竭患者应当密切监测血钾的变化，应当努力避免发生低钾血症和高钾血症，因这两种情况都可以降低心脏的兴奋性和传导能力，导致猝死。没有很好控制的心力衰竭，使用 ACEI、保钾利尿药等，会引起血钾升高，应定期测定血钾浓度，使血钾保持在 4.0 ～ 5.0mmol/L 的范围。低钾患者应予以补钾，并同时补镁。但 ACEI 单独使用或与醛甾酮抑制药联合使用的患者，常规补充钾、镁可能有害。

(8) 预防栓塞：由于心力衰竭患者血液淤滞及可能的促凝因子活性增强，慢性心力衰竭患者发生血栓栓塞事件的危险性增高。然而，在大型研究中，临床状况稳定的患者血栓栓塞危险性低 (每年 1% ～ 3%)，即使是射血分数非常低和心脏超声提示心内血栓的患者也是如此。如此低的栓塞发生率使抗凝治疗的益处不易被观察到。目前有关抗凝治疗的研究结果存在矛盾，故对于心力衰竭是否应该抗凝没有结论。一般建议只对曾有血栓事件或患有阵发或持续性心房颤动的心力衰竭患者、患有可能增加血栓栓塞危险的基础疾病 (如淀粉样变性病或左心室致密化不全) 的患者和患有家族性扩张性心肌病及一级亲属有血栓栓塞史的患者进行抗凝治疗。抗凝血药选择华法林，按照 INR 的测定值进行调整。

(二) 利尿药

利尿药通过减少钠或氯的重吸收而减轻心力衰竭时的水钠潴留。有两大类作用机制不同的利尿药可用于心力衰竭，一类是袢利尿药，主要有布美他尼、呋塞米和托拉塞米，另一类是作用于远端肾小管的利尿药，主要有噻嗪类、保钾利尿药、美托拉宗。袢利尿药可以使滤过钠的分泌增加 20% ～ 25%，增加自由水清除率，维持利尿功能，除非肾功能严重受损。噻嗪类利尿药仅使滤过钠增加 5% ～ 10%，减少自由水清除率，肾功能受损 (肌酐清除率小于 40mL/min) 将丧失疗效。因此，袢利尿药适用于大多数心力衰竭患者，而噻嗪类更适用于合并高血压、轻度水潴留的心力衰竭的患者。

目前尚无对利尿药治疗心力衰竭的长期研究，其对发病率和病死率的影响尚不清楚，但一项注册研究显示，利尿药可能增大心力衰竭患者的病死率，这种影响与血肌酐水平有关，肌酐水平越高，使用利尿药病死率越高。利尿药对于症状明显的患者可以降低静脉压力、减轻肺充血、减少外周水肿和降低体重，改善心脏功能、症状和心力衰竭患者的运动耐力，被认为是心力衰竭的一线治疗药物，目前没有药物可以替代。如果没有利尿药，将难以使用 β 受体阻滞剂。鉴于医学伦理等问题，目前已不可能再进行有关利尿药是否改善心力衰竭生存率的研究。但有些问题还值得研究，如已接受足量 β 受体阻滞剂、ACEI 等标准治疗，临床稳定是否还需要利尿药小剂量长期维持？停用是否有好处或有坏处？

使用利尿药的要点及注意事项如下。

(1) 虽然在治疗心力衰竭的药物中，利尿药是唯一可以控制体液潴留的药物，但是利尿药不应单独应用，尤其是不能单独用于心力衰竭阶段的治疗。单独使用利尿药不可能保持心力衰竭患者的长期稳定。故利尿药应当与 ACEI 和 β 受体阻滞剂联合应用，同时要控制食盐摄入 (3 ～ 4g/d)。

利尿药可以在数小时或数日内缓解肺部和周围水肿，而洋地黄、ACEI 或 β 受体阻滞剂的临床作用可能需要数周或数月才能变得明显。利尿药剂量太小可能引起体液潴留，这将削弱对 ACEI 的治疗反应并增加使用 β 受体阻滞剂的危险。相反，过量使用利尿药将使血容量减少，增加使用 ACEI 和血管扩张药时发生低血压的危险以及使用 ACEI 和 ARB 时发生肾功能不全的危险。合理使用利尿药是治疗心力衰竭的基础。

(2) 轻症的门诊心力衰竭患者，利尿药起始剂量不必过大，通常每日 1 ～ 2 次给药即可，逐渐增加剂量直到尿量增加，体重减轻 (通常为每日减轻 0.5 ～ 1.0kg)。症状较重的患者，需要增加剂量或使用次数，更重的患者还可短期使用静脉制剂。利尿药以袢利尿药为好，噻嗪类药物剂量依赖性利尿的范围窄 (氢氯噻嗪超过 100mg/d 就没有明显的利尿效果)，并且在肾功能轻度损害时效力就可能丧失。故常用呋塞米，但有些患者对托拉塞米反应更好，因其吸收更好，持续时间长。有时两药交替使用可提高利尿效果。利尿药治疗的最终目标是消除体液潴留的体征。病情稳定后，可根据每日体重变化调整利尿药用量。

(3) 在利尿药治疗过程中若出现电解质失衡，或在达到治疗目标前出现低血压或肾功能异常，暂不要停药。而应同时纠正电解质失衡或暂时减缓利尿速度。过分担心低血压和肾功能异常可能导致利尿药应用不足，水肿难以控制，并影响其他治疗心力衰竭药物的疗效和安全性。

(4) 病情稳定后，利尿药可减量，使用维持剂量预防容量超负荷的复发。多数患者可根据每日体重变化调整利尿药用量。

(5) 治疗过程中患者应控制摄盐量，避免使用肾毒性药物 (如非甾体抗炎药，包括环氧化酶 -2 抑制剂)。否则，即使加大剂量利尿效果也不好。

(6) 患者出现利尿药抵抗后可以使用静脉注射利尿药 (包括连续静脉滴注)，或联合使用两种或两种以上利尿药 (如呋塞米和美托拉宗)，或同时使用利尿药和增加肾血流量的药物 (如小剂量的多巴胺)。

(7) 在利尿药治疗的过程中应注意水、电解质紊乱，低血压和氮质血症。患者出现低钠血症时，利尿药的作用将减弱，补充高渗盐水 (2% ～ 3%) 及合用小剂量的多巴胺对部分患者可能恢复利尿作用。利尿药也可引起皮疹和听力障碍，但是，通常发生在特异质的患者或使用剂量非常大时。长期使用利尿药还可能影响血糖、尿酸和血脂的代谢。

(8) 利尿药可引起钾和镁离子的丢失，引起患者严重的心律失常，特别是在应用洋地黄治疗时。两种利尿药合用时可以增加电解质丢失的危险。短时间的补充钾制剂可以纠正低血钾，血钾降低明显者应补充镁离子。同时使用 ACEI 或联合使用保钾制剂 (如螺内酯) 可防止大多数使用袢利尿药时钾离子的丢失。当使用这些药物时，应注意可能引起高钾血症，但同时长期口服补钾剂可能有害。

(9) 过量使用利尿药可降低血压并损害肾功能和运动耐量下降，但低血压和氮质血症也可能是心力衰竭恶化的结果，此时若减少利尿药的使用则可能加速心力衰竭的恶化。如果没有体液潴留的体征，低血压和氮质血症可能与容量不足有关，减少利尿药可能缓解。如果有体液潴留的体征，低血压和氮质血症则可能与心力衰竭恶化和周围有效灌注压低有关，常提示发生了心肾综合征，这提示预后不良。

（三）肾素－血管紧张素－醛固酮系统抑制剂

肾素－血管紧张素－醛固酮系统 (RAAS) 激活是心力衰竭发生、发展的中心环节之一。血管紧张素转化酶抑制剂、血管紧张素受体阻滞剂和醛甾酮受体抑制药可以从多个部位对 RAAS 进行抑制，已有多项大规模临床研究证实这些 RAAS 阻断剂可以延缓心室重构形成，降低病死率。其中血管紧张素转化酶抑制剂不仅对心力衰竭治疗有益，而且冠心病和其他动脉粥样硬化性血管疾病以及糖尿病肾病均可从血管紧张素转化酶抑制剂的治疗中获益。血管紧张素Ⅱ受体阻滞剂除可用于治疗心力衰竭外，对高血压心室肥厚及糖尿病肾病也有益处。下面将分别讨论这三类药物在心力衰竭方面的应用。

1. 血管紧张素转换酶抑制剂

血管紧张素转换酶抑制剂 (Angiotensin Converting Enzyme Inhibitor，ACEI) 主要通过以下机制在心力衰竭的治疗过程中发挥效应：①抑制 RAAS，其作用主要针对组织中的 RAAS，组织中的 RAAS 激活在心力衰竭的发病机制中更为重要；②抑制缓激肽降解 ACEI 可使组织内缓激肽降解减少，局部缓激肽浓度升高，前列腺素生成增加，产生扩张血管效应；③抑制交感神经递质释放，ACEI 通过抑制 Ang Ⅰ转化为 Ang Ⅱ，可阻止去甲肾上腺素释放，降低交感神经对心血管系统的作用，有助于降压、减轻心脏负荷和改善心功能；④抗氧化作用，Ang Ⅱ可通过活化酶系统，如 NADPH 酶、黄嘌呤氧化酶及 NOS 系统等，增加活性氧代谢物 (ROS) 的释放，ACEI 抑制这个过程，减轻氧化应激的作用。

已有很多大规模的随机双盲对照临床研究证实对于各种原因和程度的左心室功能不全 ACEI 可以缓解症状、改善临床状态和患者的一般状况，并降低死亡危险以及死亡或再住院的联合危险。有轻度、中度或重度心力衰竭症状的患者，不论有无冠状动脉疾病，均可从 ACEI 治疗中获益。

研究认为 Ang Ⅱ对心脏的毒性主要是通过局部作用，理论上组织作用强的 ACEI，如雷米普利、群多普利、福辛普利等可能作用更好，但这一点并没有在临床上得到证实，因此 ACEI 的心脏保护作用可以认为是类效应所致。

所有左心室收缩功能障碍所致的心力衰竭患者都应当尽早并持续使用 ACEI，除非有禁忌证或不能耐受治疗。使用 ACEI 时应注意当前或近期是否有体液潴留的体征，对有体液潴留者，应当先使用利尿药后再使用 ACEI，因为利尿药可以维持钠的平衡，预防周围组织和肺水肿的发生。ACEI 应先于 ARB 或直接血管扩张药使用，因已有临床研究证明 ACEI 要优于这些药物。ACEI 应与 β 受体阻滞剂合用，这样既可以增强作用，也可以降低不良反应，两种药物使用的先后次序并没有重要的临床意义。

ACEI 的禁忌证主要包括以往使用 ACEI 曾发生过威胁生命的不良反应（血管性水肿或无尿肾衰竭）及妊娠的患者；相对禁忌证包括有症状的低血压（收缩压＜ 80mmHg)、血清肌酐升高（大于 265.2mmol/L)、双侧肾动脉狭窄或血钾升高（大于 5.5mmol/L)。另外，处于休克边缘的患者不能使用ACEI。这种患者应首先纠正心力衰竭，待病情稳定后再重新评价ACEI的使用。

ACEI应当从小剂量开始，如果可以耐受则逐渐增加剂量。一般每1～2周调整一次剂量，逐渐增加至目标剂量或患者可耐受的剂量。开始治疗的1～2周内应检测肾功能和血钾，以后应每3个月检查一次，特别是那些以往有低血压、低钠血症、糖尿病、氮质血症或服用补钾药物的患者。在长期使用ACEI治疗的过程中应调整好利尿药的剂量，应尽量避免水钠潴留或血容量不足。体液潴留可以削弱ACEI对症状的缓解，而血容量不足则可增加低血压和氮质血症的危险。此外，使用ACEI还应避免长期使用补钾剂。血流动力学或临床状态不稳定的患者使用ACEI易引起低血压，这会减弱患者对利尿药和升压药的作用。因此，对这些患者(特别是对利尿药反应差的患者)，谨慎的做法是暂时停止ACEI治疗，直到患者临床状态稳定。

心力衰竭患者应当使用多大剂量的ACEI没有定论。临床研究中使用ACEI的剂量通常较大，但剂量的选择并非根据患者对治疗的反应确定，而是达到靶剂量。然而，临床实际使用的剂量常仅相当于推荐的起始剂量而远小于靶剂量。有关使用大剂量是否可改善治疗效果的研究不多，且结果矛盾，同时没有显示可以降低病死率，故在临床中重要的是要使用ACEL而非争论使用多大的剂量。当然最好是使用有循证医学证据可以降低心血管事件的剂量，但若患者不能使用或耐受大剂量，应当使用中等剂量治疗，两者疗效只有很小的差别。更重要的是，不能因为ACEI没有达到靶剂量而延迟使用 β受体阻滞剂。一旦药物剂量递增到一定程度，通常可以维持ACEI的长期治疗。尽管某些患者在使用ACEI后48小时内症状可以改善，但其临床疗效的发挥通常需要数周、数月或更长时间。即使症状没有改善，长期使用ACEI也可以降低死亡和住院的危险。突然停用ACEI可导致病情恶化，除非有威胁生命的并发症，如血管性水肿。

尽管不同的ACEI在化学结构的差异、吸收、生物利用度、半衰期、血浆蛋白结合率、代谢与排泄等药代动力学等特征方面都有差别，但目前资料显示，各种ACEI在控制症状和提高生存率方面并没有明显的差别。所以在选择ACEI时，应当先考虑使用经过临床试验证实可以降低心力衰竭或心肌梗死后患者病残率和病死率的ACEI，包括卡托普利、依那普利、赖诺普利、培哚普利、雷米普利。

大多数ACEI的不良反应是由于该类药物的两种主要药理学作用所致：对血管紧张素的抑制和对激肽的增强作用，也可能发生其他不良反应(如皮疹和味觉障碍)。

2. 血管紧张素受体拮抗剂

由于ACEI有不能抑制旁路生成的Ang Ⅱ、易发生醛固酮逃逸现象及咳嗽等缺点，促使血管紧张素受体阻滞剂(Angiotensin Receptor Blockers，ARB)诞生。理论上ARB能竞争性与Ang Ⅱ受体AT1结合，使Ang Ⅱ无法与其结合，能够在受体水平完全阻断各种来源的Ang Ⅱ的作用，故它对Ang Ⅱ的抑制会更完全，并减少醛固酮逃逸现象的发生，同时因它不影响缓激肽的代谢，故还减少咳嗽等不良反应。目前临床有多种ARB可供使用，包括坎地沙坦、依普沙坦、厄贝沙坦、氯沙坦、替米沙坦、奥美沙坦和缬沙坦等。但对这些药物治疗心力衰竭患者的研究和经验不及ACEI丰富。

在慢性心力衰竭治疗中，ACEI仍然是第一选择，但ARB可作为ACEI不能使用或严重不良反应或不能耐受时的替代药物使用。《2012年欧洲心脏病学会急慢性心力衰竭诊断与治疗指南》建议：ARB作为不能耐受ACEI的替代治疗（Ⅰ类A级)。ARB不再作为已接受ACEI和β受体阻滞剂仍有心力衰竭症状的患者的一线药物，此类患者应首先考虑加用醛甾酮抑制药。

与ACEI一样，血管紧张素受体阻滞剂也可产生低血压、肾功能恶化和高血钾，但ARB很少发生血管性水肿。虽然ARB与ACEI和醛甾酮抑制药联用的资料很少，但联合应用将进一步增加肾功能异常和高钾血症的发生率。目前不推荐ACEI+ARB+醛甾酮抑制药三者联用。

ARB的临床应用与ACEI类似，应从小剂量开始。在应用ARB 1～2周后，可以通过倍增剂量进行调整剂量，但应及时对血压、肾功能和血钾进行监测和评价。使用ARB需注意的问题有许多，与前面介绍的ACEI一样，开始用药后1～2周要复查血压(包括体位性血压变化)、肾功能和血钾，特别是在调整剂量时更应密切观察。这在收缩压低于80mmHg、低血钠、糖尿病和肾功能受损的患者中更为重要。对于病情稳定的患者，在ACEI或ARB达到靶剂量前可以加用β受体阻滞剂。使用ARB的危险与血管紧张素的抑制有关，当与ACEI或醛甾酮抑制药联合应用时发生低血压、肾功能异常和高血钾的危险明显增加。

3. 盐皮质激素/醛甾酮抑制药

心力衰竭时由于RAAS的激活，使醛甾酮的合成增加。醛甾酮的这种代偿性增加，短期内可起到增加心排血量的作用，但是长期的醛甾酮增高会引起血容量增加、电解质紊乱、心律失常、心肌及血管间质胶原沉积和纤维化，使心力衰竭进行性恶化。醛甾酮抑制药可以竞争性地与醛甾酮受体复合物结合，阻断醛甾酮的生物学作用。实验资料显示，醛甾酮对心脏结构和功能的不良影响独立于AngⅡ。因此，长期抑制醛甾酮的作用可与ACEI和(或)ARB产生协同作用，在心力衰竭的治疗中有重要意义。

螺内酯和依普利酮是美国食品与药品管理局(FDA)批准用于心力衰竭治疗的两种醛甾酮抑制药，而前者应用最广泛，后者较少发生男子乳房发育或抗雄激素效应。在心力衰竭的治疗中醛甾酮抑制药的利尿作用是次要的，不应把它像利尿药那样使用。螺内酯和依普利酮分别都进行过大量的临床试验，结果都显示了降低病死率的益处，但高血钾和肾功能异常的发生率可增加。

醛甾酮抑制药最早被推荐用于有中、重度心力衰竭症状以及近期失代偿的患者或心肌梗死早期左心室功能异常的患者。近年来，新的临床试验结果显示，对于NYHA Ⅱ级的左心室收缩功能不全的患者，依普利酮治疗可显著降低病死率和心力衰竭再住院率。因此，《2012年欧洲心脏病学会急慢性心力衰竭诊断与治疗指南》将醛甾酮抑制药的适应证推广至所有的收缩性心力衰竭的患者。

使用醛甾酮抑制药要同时考虑其降低病死率及因心力衰竭再住院的益处和发生威胁生命的高钾血症的危险。螺内酯的起始剂量一般为 12.5 ～ 25mg/d，偶尔可隔日给予。依普利酮的起始剂量为 25mg/d，逐渐加量至 50mg/d。开始治疗后一般停止使用补钾制剂，治疗后 3 日和 1 周需测定血钾和肾功能。

使用醛甾酮抑制药的主要危险是高钾血症和肾功能恶化。最近的两项研究显示，醛甾酮抑制药有滥用的现象，结果使高钾的发生率和病死率显著增加。因此，对醛甾酮抑制药的使用须谨慎选择患者，并密切监测。虽然醛甾酮抑制药的利尿作用较弱，一些患者加用醛甾酮抑制药可显著增强其他利尿药的作用，导致低血容量，进一步增加肾功能异常和高钾血症的发生率。在慢性稳定治疗阶段，如胃肠炎等引起血容量减少的情况下均可引起高钾血症。

在有关心肌梗死患者的试验中，依普利酮的益处只见于那些平均血肌酐水平低于 97μmol/L 的那些患者，超过此水平的患者，生存率无明显改善。血肌酐水平常低估肾功能异常的程度，尤其是老年患者，估计肌酐清除率小于 50mL/min 时应将螺内酯起始剂量调至 12.5mg/d 或依普利酮 25mg/d，当肌酐清除率小于 30mL/min 时应停止使用醛甾酮抑制药。

（四）β 受体阻滞剂

β 受体阻滞剂主要通过以下机制改善心脏功能。①降低心率，延长舒张期充盈时间及增加冠状动脉灌注；②降低心肌耗氧；③抑制儿茶酚胺介导的游离脂肪酸释放，从而改善心肌动力；④上调 β- 肾上腺素受体并减少心肌氧化反应负荷；⑤心脏电生理机制，包括心率减慢、异位起搏点自行放电的减少、传导延缓及房室结的不应期延长。其他的机制包括抑制 β- 肾上腺素途径介导的心肌细胞凋亡、抑制血小板聚集、减少斑块的机械压力、预防斑块破裂；某些 β 受体阻滞剂具有的抗氧化及抑制血管平滑肌细胞增生的特性可能还有额外的益处。

超过 20 项安慰剂对照的临床研究（心力衰竭患者总数超过 20 000 例）证实有 3 种 β 受体阻滞剂可有效降低慢性心力衰竭患者死亡危险，即比索洛尔、琥珀酸美托洛尔（选择性抑制 β_1 受体）、卡维地洛。这 3 种药物治疗心力衰竭的阳性结果并不能代表所有 β 受体阻滞剂的有效性，临床试验已发现布新洛尔无效而短效美托洛尔效果较差。阶段 C 的心力衰竭患者如无禁忌证都应使用上述 3 种药物中的 1 种。

当前国内外所有的心力衰竭指南推荐所有左心室收缩功能不全且病情稳定的患者均应使用 β 受体阻滞剂，除非有禁忌证或不能耐受。由于 β 受体阻滞剂对生存率和疾病进展的有益作用，一旦诊断左心室功能不全应尽早开始 β 受体阻滞剂治疗。即使症状较轻或对其他治疗反应良好，β 受体阻滞剂的治疗也是非常重要的，不应因其他药物治疗而延迟 β 受体阻滞剂的使用。因此，即使治疗不能改善症状，也应当使用 β 受体阻滞剂治疗，以降低疾病进展、临床恶化和猝死的危险。

β 受体阻滞剂合用 ACEI 时，后者的剂量不需很大，其疗效优于单纯增加 ACEI 剂量，即使后者达到靶剂量。目前认为这两种药物在使用次序上并没有明显的限定。当前或近期有体液潴留的患者，应先使用利尿药，病情稳定达到干体重后再使用 β 受体阻滞剂，因为利尿药可以维持体液平衡并防止使用 β 受体阻滞剂引起的症状加重。病情稳定的患者，无论心功能如何，应该尽早使用 β 受体阻滞剂。此时患者应该没有或仅有很少的体液潴留或容量不足的证据，同时近期不需要静脉使用正性肌力药物，此时可以开始使用 β 受体阻滞剂。重症患者应首先使用其他治疗心力衰竭的药物（如利尿药），待病情稳定后再重新评价是否可以使用 β 受体阻滞剂。患有气道反应性疾病或无症状心动过缓的患者使用 β 受体阻滞剂时要高度谨慎，而有持续症状的患者则不应使用。

β 受体阻滞剂的起始剂量要非常小，如果能够耐受，可逐渐增加剂量，一般采用每两周剂量加倍的方法增加剂量。在剂量递增期间应当严密观察病情。部分患者在开始使用 β 受体阻滞剂后，反而会出现体液潴留导致症状加重。若每日称量体重，连续 3 日体重增加均大于 0.25kg，表示体液增加，应及时增加利尿药剂量使体重恢复到治疗前水平。剂量增加时如果出现不良反应，应当暂停剂量的递增。若能达到靶剂量，患者一般都能够维持长期治疗。β 受体阻滞剂的起效时间较长，可能需要 2 ～ 3 个月才能看到临床疗效。即使症状没有改善，长期治疗也可以降低主要临床事件的危险性。应当避免中断 β 受体阻滞剂的治疗，否则将导致临床症状的恶化。部分长期使用 β 受体阻滞剂的患者仍然可出现临床症状恶化，此时应综合分析是否减量或停药，随意停药将增加临床失代偿的危险。如果患者出现体液潴留而症状很轻或没有症状，可以增加利尿药剂量而继续使用 β 受体阻滞剂。但是如果出现低灌注，或者需要静脉使用正性肌力药物，最好暂时停止使用 β 受体阻滞剂直到患者临床状况稳定。

使用 β 受体阻滞剂时可能出现 4 种不良反应，应当引起注意。

(1) 体液潴留和心力衰竭恶化：使用 β 受体阻滞剂可以引起体液潴留，通常没有症状而仅表现为体重增加，最后可致心力衰竭症状的明显恶化。治疗前有体液潴留的患者在治疗期间更易发生体液潴留。因此，一般不须停止 β 受体阻滞剂的治疗，强化利尿等常规治疗就可以取得较好效果。经过治疗，这些患者可以继续长期使用 β 受体阻滞剂。

(2) 乏力：使用 β 受体阻滞剂治疗可以引起乏力和虚弱的感觉，多数情况下不需要治疗，数周后这种乏力的症状可自行消失。症状严重者，如出现低灌注，可考虑减量（或调整利尿药的剂量）或停药，过一段时间后还可再次尝试或换其他 β 受体阻滞剂。

(3) 心动过缓和传导阻滞：β 受体阻滞剂造成的心率和心脏传导减慢通常没有症状，因此一般不需要处理。然而，如果当心动过缓伴随头晕及出现二度或三度传导阻滞时，应该减少 β 受体阻滞剂的剂量或停药。同时应该考虑到药物间相互作用的可能性。同时植入起搏器或进行心脏同步化治疗是否能保留 β 受体阻滞剂的好处，目前还不是十分清楚。

(4) 低血压：β 受体阻滞剂会造成低血压，通常无症状，但也会引起头晕、视物模糊。对于同时阻断 α 受体的 β 受体阻滞剂如卡维地洛，扩张血管的不良反应通常在应用初始剂量或剂量开始增加的 24 ～ 48 小时内出现，一般再次应用时会消失而不需要改变剂量。在一日不同时间服用 β 受体阻滞剂和 ACEI 可以减少低血压的危险。如这样无效，则需要暂时减少 ACEI 剂量。在容量不足的患者中，减少利尿药的剂量也会缓解低血压的症状，但减轻利尿药会增加继发液体潴留的危险。若低血压伴随临床低灌注时，β 受体阻滞剂应减量或停用。

（五）伊伐布雷定

伊伐布雷定是窦房结通道的抑制剂，减慢窦性心律患者的心率，不降低心房颤动患者的心室率。研究表明，对于 EF 小于 35% 的窦性心律患者，在 ACEI 或 ARB 和 β 受体阻滞剂达到靶剂量或最大耐受剂量治疗后心率仍大于 70 次 / 分的患者，给予伊伐布雷定可显著降低心血管死亡和心力衰竭再住院的联合终点。故《2012 年欧洲心脏病急慢性心力衰竭诊断与治疗指南》将其列为Ⅱ a 类药推荐。推荐起始剂量为 2.5mg，每日 2 次，逐渐滴定至靶剂量 7.5mg，每日 2 次。

（六）洋地黄

洋地黄糖苷通过抑制 Na^+–K^+–ATP 酶，减少心肌细胞的 Na^+ 外流和 K^+ 内流，细胞内 Na^+ 增高促使肌浆网释放钙离子与 Na^+ 交换，从而增强心脏的收缩力。这种正性肌力作用使心肌耗氧量增加，但同时使心排血量增加，心室容积减少，室壁张力降低，而心率减慢又可降低心肌氧耗。两种作用综合的结果是心肌总的氧耗降低，提高心肌的做功效率。数十年以来，洋地黄在心力衰竭中的益处一直归功于这种正性肌力作用。然而，近期的证据表明，洋地黄的益处可能部分与非心肌组织中 Na^+–K^+–ATP 酶的抑制有关。迷走神经传入纤维 Na^+–K^+–ATP 酶的抑制可增加心脏压力感受器的敏感性，继而降低中枢神经系统的交感传出，减少了交感神经的兴奋性。另外，抑制肾脏的 Na^+–K^+–ATP 酶，可使肾小管对钠的重吸收减少，从而使转运至远端肾小管的钠增多而抑制肾脏的肾素分泌，间接减弱了 RAAS 的作用。如此看来，洋地黄还有减轻神经体液系统激活的作用，可能比其正性肌力作用更重要。

临床研究显示，轻、中度心力衰竭患者使用地高辛治疗 1 ～ 3 个月能改善症状，提高生活质量和运动耐量。《2012 年欧洲心脏病急慢性的心力衰竭诊断与治疗指南》推荐地高辛用于 LVEF 低于 40% 且伴有心房颤动的有症状的患者的心率控制。而对于窦性心律的患者，与 ACEI 合用，可改善症状，但不降低病死率。由于地高辛并不能改善心力衰竭患者的病死率，且治疗窗窄其应用价值较前有所下降。《2012 年欧洲心脏病急慢性的心力衰竭诊断与治疗指南》仅将地高辛推荐为Ⅱ b 类指征。

心力衰竭合并慢性心房颤动是洋地黄的最佳适应证，在使用地高辛的基础上加用 β 受体阻滞剂更有效，特别是控制运动过程中的心率增快。为控制心力衰竭患者增快的心房颤动心率，地高辛应作为辅助用药，β受体阻滞剂既能改善生存率又能有效控制心率。对于窦性心律的心力衰竭患者，应首先使用利尿药、ACEI(或ARB)和β受体阻滞剂，若治疗没有反应或心力衰竭的症状不能很好地控制可考虑加用地高辛。另一种策略是对这种有症状的患者开始使用醛甾酮抑制药，推迟加用地高辛，除非患者对治疗无反应或不能耐受醛甾酮抑制药。如果患者先期已服用地高辛但未服用ACEI或β受体阻滞剂，不必停用地高辛治疗，应及时开始使用神经激素拮抗剂。对于体液潴留或低血压等症状急性恶化的患者，并不推荐地高辛作为稳定心力衰竭症状的初始治疗，以往需要先洋地黄化的治疗方法已被摒弃。这样的患者应该首先接受心力衰竭的适宜治疗，如短期使用非洋地黄类正性肌力药物、血管活性药、利尿药或其他有利于改善症状的药物。在症状稳定后，可开始使用地高辛，并作为长期治疗方案的一部分。

如果患者有显著的窦房结或房室结阻滞，不应给予地高辛治疗，除非已安装了永久起搏器治疗。在服用其他抑制窦房结或房室结功能以及影响地高辛水平，例如胺碘酮或β受体阻滞剂等药物的患者，应谨慎使用洋地黄。心肌梗死后患者应慎用或不用地高辛，尤其是仍存在缺血症状时。

尽管有多种强心苷应用于心力衰竭的治疗，但地高辛是最常用也是唯一在安慰剂对照试验中评价过的。地高辛常以每日0.125～0.25mg的剂量起始和维持。如果患者超过70岁、肾功能受损或体重低应以低剂量(每日或隔日0.125mg)起始。心力衰竭治疗中很少使用或需要大剂量(如每日0.375～0.50mg)地高辛。不需要在起始治疗时使用负荷剂量。

尽管目前使用的地高辛的剂量比以往明显减少，但仍应注意它的不良反应，监测地高辛的血液浓度有助于降低不良反应。地高辛浓度大于2ng/mL要警惕洋地黄中毒的发生，但血药浓度有时与临床情况不一致，应结合临床考虑。地高辛的血药浓度在0.5～1.0ng/mL范围既有治疗作用，也很少发生不良反应。但也有研究显示，较低的地高辛血浆浓度(0.5～0.9ng/mL)能起到与较高地高辛浓度一样的预防心力衰竭恶化的作用。但总的表明地高辛水平高于1.0ng/mL预后较差。以往认为地高辛浓度小于2ng/mL是安全的，但目前认为即使在这个浓度以下仍可能产生不良心血管影响。有研究表明，长期服用地高辛过程中出现的再住院多数并非由于心力衰竭加重所致，而是发生了其他心血管事件，即使血清地高辛浓度在治疗范围内(0.5～2.0ng/mL)。同时地高辛治疗还增加发生心律失常或心肌梗死死亡的风险，这些作用抵消了地高辛对心力衰竭患者生存的益处。

大多数心力衰竭的患者都能很好地耐受地高辛治疗。但在实际应用中，尤其是在国内它的不良反应仍然很常见，这主要发生于大剂量应用地高辛或存在影响地高辛清除的因素，如药物的相互作用、肾功能不全、电解质紊乱等。故在低血钾、低血镁或甲状腺功能减退时；在同时应用大环内酯类抗生素、依曲康唑、环孢霉素A、维拉帕米、奎尼丁时；在低体重和肾功能受损时，地高辛用量应适当降低，以减少中毒的可能。地高辛的主要不良反应包括：①心律失常，各种心律失常都可发生，最常见的是多形性室性期前收缩，尤其是发生在心房颤动的基础上，其他还有房室传导阻滞、各种交界性心律等；②胃肠道症状，如食欲缺乏、恶心、呕吐等；③神经系统症状，如头痛、失眠、抑郁、眩晕、视觉障碍、定向障碍和意识错乱等。

发生洋地黄中毒时首先应停药，并积极寻找中毒的原因和及时纠正，如过度利尿产生的低钾血症需调整利尿药的用量。地高辛中毒症状一般多在 24 小时内消失。对洋地黄产生的快速室性心律失常，可使用苯妥英钠，先 125 ～ 250mg 注射用水稀释后 2 ～ 3 分钟内静脉注射，无效时每 5 ～ 10 分钟可再注射 100mg，共 2 ～ 3 次，以后改口服，50 ～ 100mg，每 6 小时 1 次，用 2 ～ 3 日。该药偶有抑制呼吸、嗜睡和引起短暂低血压的不良反应，应予以注意。还可使用钾盐，口服或静脉滴注。一般静脉使用 1g 的钾盐，多数患者的心律失常可以消失。利多卡因也有一定疗效，在没有苯妥英时可以使用。室上性心律失常可用维拉帕米、地尔硫䓬及 β 受体阻滞剂，但应注意其负性肌力作用使心力衰竭加重。洋地黄引起的缓慢心律失常可用阿托品或临时心脏起搏治疗。异丙肾上腺素可引起室性心律失常不提倡使用。

（七）血管扩张药

有两种传统血管扩张药用于心力衰竭的治疗：一种是硝酸异山梨酯，另一种是肼屈嗪。

(1) 硝酸异山梨酯：是首先报道的对慢性心力衰竭治疗有益的药物之一。研究表明硝酸盐可抑制异常的心肌和血管的生长，并因此改善心室重构过程和心力衰竭的症状。对已采用充分的治疗后仍有劳力性气短症状的患者，使用硝酸异山梨酯有帮助。目前虽然缺乏单独应用硝酸盐改善生存率的研究，但临床上还是经常使用，尤其是在其他治疗方法都已使用，患者还有症状时。长期使用硝酸盐很容易产生耐药性，故使用时应给予至少 10 小时的“无硝酸盐的间歇期”和联合应用 ACEI 或肼屈嗪。硝酸盐一个共同的不良反应是头痛和低血压，在使用的过程中应注意。

(2) 肼屈嗪：对静脉张力和心脏充盈压影响很小。与硝酸盐合用是为扩张静脉和动脉。除对血管的直接作用外，肼屈嗪理论上还可影响与心力衰竭进展相关的生化和分子机制以及减少硝酸盐耐药的发生。但肼屈嗪单独用于心力衰竭治疗的资料尚少，也很少有人将它单独用于心力衰竭的治疗中。肼屈嗪联合硝酸盐用于黑种人心力衰竭的临床研究表明，对已使用地高辛和利尿药但未使用 ACEI 或 β 受体阻滞剂治疗的心力衰竭患者，肼屈嗪和硝酸异山梨酯可减少病死率，但并不降低住院率。但在其他人群中能否产生该种益处仍需研究。

现有心力衰竭指南推荐在 LVEF 低于 40% 且症状明显的患者，联合肼屈嗪和硝酸异山梨酯可作为不耐受 ACEI 和 ARB 类药物的替代治疗。在联合 ACEI、β 受体阻滞剂和 ARB 或醛甾酮抑制药仍不能控制心力衰竭症状的患者可考虑加用肼屈嗪和硝酸异山梨酯，尤其适用于非美洲裔的患者。然而这种治疗的顺应性常较差，很多患者不能耐受其靶剂量。原因是药片数量多且不良反应发生率高（主要是头痛和胃肠道不适）。

（八）非药物治疗

1. 心脏再同步治疗 (Cardiac resynchronization therapy，CRT)

心力衰竭患者往往合并传导异常，致房室、室间和(或)室内运动不同步，大约 1/3 低射血分数 (Ejection fraction，EF) 和 NYHAH Ⅰ —Ⅳ级的心力衰竭患者 QRS 增宽大于 120 毫秒，表现为典型的心室收缩不同步。判定是否存在心脏不同步目前还没有统一的、理想的方法，若以 QRS 时限延长超过 120 毫秒进行的 CRT 治疗，仍有 20% ～ 35% 的患者疗效不佳，说明术前可能不存在心脏不同步。仅以 QRS 时限为判断标准不能敏感和特异地反映机械运动不同步。超声心动图是目前使用最多的一种判断心脏不同步的有效方法，但尚需统一标准和规范检测技术。

中华医学会心电生理和起搏分会组织了 CRT 专家工作组，根据美国心脏学会 / 美国心脏病协会 (ACC/AHA) 和欧洲心脏病学会 (ESC) 的指南，结合我国的情况，提出我国 CRT 治疗的适应证。

既往指南仅将 NYHA Ⅲ～Ⅳ级的 QRS 波增宽的患者列入 CRT 的适应证。最新的研究表明，CRT 治疗显著降低 NYHA Ⅱ级、QRS 超过 150 毫秒、EF 超过 30% 的窦性心律心力衰竭患者的病死率。因此，《2012 年欧洲心脏病学会急慢性心力衰竭诊断与治疗指南》已将这类患者列为Ⅱ a 类的推荐。

2. 植入型心脏转复除颤器的治疗

植入型心脏转复除颤器 (ICD) 的主要作用是预防心力衰竭患者的猝死。研究表明心功能在Ⅱ～Ⅲ级的心力衰竭患者中，猝死是主要的死亡方式，占 50% 以上，在更严重的心力衰竭患者中，也有 1/3 左右的死亡为猝死引起的。引起猝死的主要原因是室性心律失常。因此，预防和治疗室性心律失常对防止心力衰竭患者猝死意义重大。

β 受体阻滞剂、ACEI、醛甾酮抑制药都被证实能减少猝死的发生，但抗心律失常药却没有益处，胺碘酮虽然也是一个抗心律失常药，但对心力衰竭患者的生存作用是中性的。决奈达隆和Ⅰ类抗心律失常药不推荐用于心力衰竭合并心律失常患者的治疗，因为在临床研究中发现这些药物可增加心力衰竭患者的再住院及猝死的风险。

曾经有过心搏骤停或持续性室性心律失常的患者植入 ICD 可降低病死率，若这类患者临床稳定，应用 ICD 作为二级预防可以延长生存期。有过不明原因昏厥的低 EF 慢性心力衰竭患者猝死的发生率高，也建议应用 ICD，但是对于进展性的、心力衰竭状态不可逆持续恶化的患者，不建议植入 ICD 来预防猝死的发生，因为这些患者可能短期内由于不同方式死亡，但少数准备行心脏移植等特殊治疗的患者除外。

作为一级预防，《2012 欧洲心脏病学会急慢性心力衰竭诊断与治疗指南》推荐将 ICD 应用于经过优化药物治疗(包括 β 受体阻滞剂、ACEI 或 ARB 醛甾酮抑制药)后 EF 大于 35%、轻至中度心力衰竭症状、预期生存超过 1 年的心肌梗死后超过 40 日的缺血性心肌病或非缺血性心肌病患者。而美国和中国心力衰竭指南推荐更谨慎，建议用于 EF 小于 30% 的患者。对于 EF 在 30% ～ 35% 的患者尚存争议，电生理检查能诱发室性心动过速者可以考虑。

ICD手术具有一定的风险(安置成功率为92%左右，2%～3%的电极脱位，手术并发症)，心房颤动时常误放电致使不少患者难以忍受，同时右心室起搏还有加重心力衰竭的潜在危险。因此，在植入ICD之前，应告知患者心脏预后，包括猝死与非猝死危险，ICD的有效性、安全性与危险性以及ICD放电相关事件的发生。患者及其亲属应充分理解ICD并不改善临床状态，也不能延缓心力衰竭进展，更为重要的是，应告知日后可能由于生活质量下降或预期的存活期短缩，需要取消除颤装置功能。

3. 体外反搏

将体外反搏用于治疗EF降低的心力衰竭的早期研究结果令人满意。但在获得更多的数据之前，不推荐在有症状的左心室EF降低患者中常规应用这一方法。

4. 呼吸支持技术

心力衰竭患者中睡眠呼吸障碍的发生率可达60%以上，有研究表明夜间吸氧和持续正压通气装置可以改善症状，但是否可以改善预后，还有待于进一步研究。

5. 正在研究的外科方法

目前正在进行临床评估的一种包裹心脏的网罩装置，用双向聚酯织物制成，使心肌能够收缩但将其向周围扩张限制在网内，从而抑制了心室的重塑。欧洲和美国正在进行临床研究评价这种装置在患者中应用的安全性和有效性。

6. 细胞再生治疗

心力衰竭的基本原因是心肌细胞的丧失，任何治疗手段都无法使已死亡的心肌细胞再生，也无法逆转心力衰竭患者心肌细胞死亡的过程。近年来，对干细胞的研究为心力衰竭的治疗带来了希望。利用干细胞可以定向分化的特点，将干细胞注射到心肌内，使干细胞成活并分化成心肌细胞来达到治疗心力衰竭的目的。实验研究表明这是一个很有前景的治疗方法，接收干细胞移植的心力衰竭实验动物，心功能都有不同程度的改善。临床上也有很多研究报道了干细胞治疗的有效性，LVEF可以明显提高。这些研究大都是在AMI后患者中实施的，也有部分是一般的心力衰竭患者。然而，这些研究观察的病例数都很少，最多的200人，而且绝大多数都没有对照组。仅有的4项随机对照研究样本量也不大，而且结果很不统一。因此，目前还不能认定干细胞疗法是一个有效的治疗心力衰竭方法。最后，对慢性症状性收缩性心力衰竭(NYHA心功能Ⅱ～Ⅳ级)。

第二节　急性心力衰竭

急性心力衰竭(Acute heart failure，AHF)是指急性发作或加重的左心功能异常所致的心肌收缩力降低、心脏负荷加重，造成急性心排血量骤降、肺循环压力升高、周围循环阻力增加，引起肺循环充血而出现急性肺淤血、肺水肿并可伴组织、器官灌注不足和心源性休克的临床综合征，以左心衰竭最为常见。急性心力衰竭可以在原有慢性心力衰竭基础上急性加重或突然起病，发病前患者多数合并有器质性心血管疾病，可表现为收缩性心力衰竭，也可以表现为舒张性心力衰竭。急性心力衰竭常危及生命，必须紧急抢救。

急性心力衰竭常危及生命，是心内科常见的急危重症，需要紧急治疗。其定义为心功能不全的症状和体征急骤发作。临床上，无论既往有无心脏病病史均可发生急性心力衰竭。心功能不全的原因可以是收缩功能不全或是舒张功能不全，也可以是心律失常、心脏前负荷或后负荷过重。

临床所见的急性心力衰竭大多数是慢性心力衰竭急性失代偿引起的，仅少部分为新发生的急性心力衰竭。冠心病是急性心力衰竭的主要病因，占 60% ～ 70%，尤其是在老年人当中。年轻患者中，急性心力衰竭的常见病因为扩张性心肌病、心律失常、先天性瓣膜病和心肌炎。

急性心力衰竭常伴有其他脏器的终末性疾病，尤其是代谢性疾病，如严重冠心病、高血压、糖尿病、心肌肥厚、肾脏疾病、呼吸道疾病等。一旦发生过急性心力衰竭，预后很差。在住院的急性失代偿性心力衰竭患者中，60 日的病死率为 9.6%，若合并再住院率统计则达 35.2%。AMI 患者出现严重心力衰竭则病死率更高，一年的病死率达 30%。发生急性肺水肿者，院内病死率高达 12%。

一、临床表现

（一）病史和表现

有心脏病病史，冠心病、高血压和老年性退行性心瓣膜病为大多数老年人的主要病因。风湿性心瓣膜病、扩张型心肌病、急性重症心肌炎等常为年轻人的主要病因。

（二）诱发因素

常见的诱因有慢性心力衰竭治疗缺乏依从性、心脏容量超负荷、严重感染、严重颅脑损害或剧烈的精神心理紧张与波动、大手术后、肾功能减退，急性心律失常、支气管哮喘发作、肺栓塞、高心排血量综合征、应用负性肌力药物、应用非甾体抗炎药、心肌缺血、老年急性舒张功能减退、吸毒、酗酒、嗜铬细胞瘤等。

（三）呼吸困难

呼吸困难是左心衰竭较早出现的主要症状。

1. 劳力性呼吸困难

呼吸困难最先仅发生在重体力活动时，休息时可自行缓解。正常人和心力衰竭患者劳力性呼吸困难之间主要差别在于后者在正常人活动量时也会出现呼吸困难的加重。随左室功能不全加重，引起呼吸困难的劳力强度逐步下降。

2. 夜间阵发性呼吸困难

阵发性呼吸困难常在夜间发作。患者突然醒来，产生严重的窒息感和恐怖感，并迅速坐起，需 30 分钟或更长时间后方能缓解。通常伴有两肺哮鸣音，称为心源性哮喘。其发生的可能机制与卧床后间质液体重吸收和回心血量增加、睡眠时迷走神经张力增高，使小支气管痉挛及卧位时膈肌抬高，肺活量减少等因素有关。它是急性左心衰竭肺淤血或慢性肺淤血急性加剧的临床表现。阵发性呼吸困难分为两类。①急性左心衰竭引起的，以左心衰竭为主，较多见。左心衰竭常见的体征有以下几种。A. 交替脉，节律正常而交替出现 - 强 - 弱的脉搏。随着心力衰竭加重，交替脉可在触诊周围动脉时被检出。其发生机制为：a. 参与心室每搏收缩的心肌纤维多少不同。弱脉时乃因部分心肌处于相对不应期，参与心室收缩的心肌纤维少，心肌收缩力较弱，而下次收缩时，全部心肌均处于反应期，参与心室收缩的心肌纤维多，搏出量多，故脉搏强；b. 由于各次心肌舒张程度不等所致。B. 室性奔马律，是左心衰竭的常见体征，于左侧卧位时心尖部或心尖内侧最易听到，呼气时增强。C. 肺部啰音，开始时肺部可无啰音或仅有哮鸣音，但很快于两肺底部出现湿啰音，且由下而上迅速布满整个肺部，严重时全肺均有粗大的啰音，有如沸水的水泡音。②二尖瓣狭窄所引起的，以左心房衰竭为主。但临床表现两者相同。典型者均发生在夜间平卧后或熟睡数小时后突然憋醒，被迫坐起，呼吸急促或伴有咳嗽。轻者，坐起后数分钟可缓解；重者伴咳嗽、咳泡沫样痰和哮喘，称为心源性哮喘。阵发性呼吸困难发生的机制是睡眠 1 ～ 2 小时后，身体水肿液被逐渐吸收，静脉回流增加，使患者心脏容量加重，夜间睡眠时呼吸中枢不敏感，待肺部淤血和缺血达到一定程度时才出现急促的呼吸。心源性哮喘发作时，动脉压升高，肺动脉压和毛细血管压也升高，如果升高的动脉压突然下降则是恶兆。

3. 端坐呼吸

卧位时很快出现呼吸困难，常在卧位 1 ～ 2 分钟出现，需用枕头抬高头部。卧位时回心血量增加，左心衰竭使左室舒张末期压力增高，从而肺静脉和肺毛细血管压进一步升高，引起间质性肺水肿，降低肺顺应性，增加呼吸阻力而加重呼吸困难。

端坐呼吸是急性左心衰竭的特有体征。表现为平卧时呼吸急促，斜卧位时症状可明显缓解。严重时，患者被迫采取半坐位或坐位，故称端坐呼吸。最严重的病例，常坐在床边或靠背椅上，两腿下垂，上身向前弯曲，借以增强呼吸肌的作用。这是一种减轻肺淤血的代偿机制。正常人平卧时，肺活量平均下降 5%，而端坐呼吸的患者，平卧时肺活量平均下降 25%，说明肺淤血和肺僵硬度更为加重。

引起呼吸困难的机制是：①肺毛细血管压的增高刺激位于血管床旁的迷走神经纤维，反射性地兴奋呼吸中枢产生丘 - 柯反射，使呼吸增快；②肺血增多，肺毛细血管床体积增大，使肺泡的体积相应的减小，肺的顺应性降低，也即吸气时需要更大的负压才能使肺泡膨胀，呼气时需求较大的正压才能使肺泡萎陷，因而呼吸肌需要额外地加强工作；③肺毛细血管床的增大，压迫小支气管，使通气阻力增加。患者被迫坐起后，由于血液的重新分布，肺循环血量减少，症状随之缓解。

4. 急性肺水肿

急性肺水肿是心源性哮喘的进一步发展。

(1) 咳嗽、咳痰和咯血：咳嗽是较早发生的症状，常发生在夜间，坐位或立位时咳嗽可减轻或停止。痰通常为浆液性，呈白色泡沫状，有时痰内带血丝，如肺毛细血管压很高，或有肺水肿时，血浆外渗进入肺泡，可有粉红色泡沫样痰。

(2) 体力下降、乏力和虚弱：这是急性肺水肿患者几乎都有的症状，最常见原因是肺淤血后发生呼吸困难，以及运动后心排血量不能正常增加，心排血量降低导致组织器官灌注不足有关。老年人可出现意识模糊、记忆减退、焦虑、失眠、幻觉等精神症状。动脉压一般正常，但脉压减小。

(3) 泌尿系统症状：左心衰竭血流再分配时，早期可以出现夜尿增多。严重左心衰竭时心排血量重度下降，肾血流减少而出现少尿，或血尿素氮、肌酐升高并有肾功能不全的相应表现。

急性肺水肿是肺毛细血管压急剧而且持续增高的结果，毛细血管内液体大量外渗而不能被淋巴组织所吸收。液体首先外渗到肺间质，使肺泡受挤压，缩小了气体交换的有效面积，同时使肺的顺应性降低，导致重度呼吸困难。肺间质的液体还可以压迫细支气管，进一步使呼吸困难加重，发出有如哮喘的哮鸣音，称为“心源性哮喘”。凡是左室舒张期末压、左房压和肺毛细血管压力升高超过 30mmHg 者即可发生肺水肿。

5. 间质性肺水肿期

有呼吸困难，但无泡沫样痰。端坐呼吸、皮肤苍白，常有发绀。部分患者可见颈静脉怒张，肺部可闻及哮鸣音，有时伴有细湿啰音。

6. 肺泡内肺水肿期

有频繁咳嗽、极度呼吸困难、咳粉红色泡沫样痰等症状。双肺满布大中水泡音伴哮鸣音。

7. 休克期

血压下降、脉搏细速、皮肤苍白、发绀加重、冷汗淋漓、意识模糊。

8. 临终期

呼吸与心律严重紊乱，濒于死亡。根据心脏排血功能减退的程度、速度和持续时间的不同，以及代偿功能的差别还可有下列不同表现。

(1) 心源性昏厥：由于心脏本身排血功能减退，心排血量减少引起脑部缺血、发生短暂的意识丧失，称为心源性昏厥。昏厥发作持续数秒时可有四肢抽搐、呼吸暂停、发绀等表现，称为阿 - 斯综合征。发作大多短暂，发作后意识常立即恢复。主要见于急性心排血受阻或严重心律失常。

(2) 心源性休克：由于心排血功能低下导致心排血量不足而引起的休克，称为心源性休克。心排血量减少突然且显著时，机体来不及通过增加循环血量进行代偿，但通过神经反射可使周围及内脏血管显著收缩，以维持血压并保证心和脑的血供。临床上除一般休克的表现外，多伴有心功能不全，肺楔嵌压升高，颈静脉怒张等表现。

二、辅助检查

（一）心电图

心电图常可提示原发疾病。

（二）X 线检查

X 线检查可显示肺淤血和肺水肿。

（三）超声心动图

通过超声心动图可了解心脏的结构和功能、心瓣膜状况、是否存在心包病变、急性心肌梗死的机械并发症、室壁运动失调、左室射血分数 (LVEF)。

（四）动脉血气分析

动脉血气分析可监测动脉氧分压 (PaO_2)、二氧化碳分压 ($PaCO_2$)。

（五）实验室检查

实验室检查包括血常规和血生化检查，如电解质、肾功能、血糖、白蛋白及高敏 C 反应蛋白。

（六）心力衰竭标志物

诊断心力衰竭的公认的客观指标为 B 型利钠肽 (BNP) 和 N 末端 B 型利钠肽原 (NT-proBNP) 的浓度增高。

（七）心肌坏死标志物

检测心肌受损的特异性和敏感性均较高的标志物是心肌肌钙蛋白 T 或 I(CTnT 或 CTnI)。

三、治疗

急性心力衰竭或慢性心力衰竭急性失代偿是临床急症，起病急、进展快、变化多、并发症多、病死率高，需争分夺秒积极抢救。近几年来，随着新概念、新药物、新器械、新技术的引入，急性心力衰竭的救治水平大大提高，临床预后也有明显改善。但迄今为止，尚无任何一种药物研究结果显示可显著降低急性心力衰竭患者的病死率。《2005 年欧洲心脏病学会急性心力衰竭诊断和治疗指南》，确定了急性心力衰竭的短期、中期和长期治疗目标，为临床实践提供了参考依据。

（一）一般治疗

1. 监护

所有患者应严密监护呼吸、血压、心电图和血氧饱和度及肝肾功能和电解质。对血流动力学不稳定或合并严重肺疾病者可考虑血流动力学监测，这有利于鉴别心源性心力衰竭或非心源性心力衰竭并指导治疗和观察疗效，包括肺毛细血管楔嵌压、心排血量、心排血指数的测定。不加选择地应用有创导管技术，不仅没有帮助反而增加病死率。肺毛细血管楔嵌压、心排血量、心排血指数数值的解释应该谨慎，需要紧密结合临床综合考虑。在很多情况下它们并不准确，不能准确反映左心室舒张末压。如存在瓣膜疾病、慢性阻塞性肺疾病、机械通气及左心室僵硬(如左心室肥厚、糖尿病、使用正性肌力药物、肥胖和心肌缺血等)等。严重三尖瓣反流常高估心排血量。中心静脉压测定相对肺动脉导管术简单、安全，可优先考虑用于观察血流动力。

对已经在服用利尿药的患者，推荐用现有口服剂量的2.5倍，需要时可重复。脉冲式光电血氧计氧饱和度(PaO_2)低于90%或低于60mmHg(＜8.0kPa)，通常以40%～60%的氧浓度开始，逐步使SpO_2大于90%，对存在CO_2潴留的患者需要谨慎。例如，4～8mg吗啡加10mg甲氧氯普胺，观察呼吸抑制，需要时可重复。皮肤冷、脉搏弱、尿量少、意识障碍、心肌缺血。例如，开始静脉输入多巴酚丁胺2.5mg/(kg·min)，根据反应或耐受情况(加量通常受到心率过快、心律失常或心肌缺血的限制)，每15min剂量加倍。罕见需要大于20mg/(kg·min)的剂量。多巴酚丁胺甚至可有轻度血管扩张活性，因其肾上腺能受体兴奋作用所致。应定期观察患者的症状、心率、节律、SpO_2、收缩压和尿量，直到病情稳定恢复。例如，开始以10μg/min静脉输入，根据反应和耐受情况(加量通常受低血压限制)每10分钟剂量可加倍。但罕见需要大于100μg/min的剂量充分反应包括呼吸困难减轻和尿量足够(在前2小时尿量＞100mL/h)，伴有氧饱和度增加(如有低氧血症)且通常心率和呼吸频率降低(应见于1～2小时)。外周血流也可增多，表现为皮肤血管收缩减少、皮温增高，皮肤颜色改善，肺部啰音也减少。患者感觉舒适并已建立稳定的利尿，可考虑撤除静脉治疗(以口服利尿治疗)。评估与心力衰竭相关(呼吸困难、端坐呼吸、阵发性夜间呼吸困难)和与合并症相关(如由于心肌缺血所致胸痛)及与治疗相关的不良反应(如症状性低血压)的症状。评估外周和肺充血、肺水肿、心率和节律、血压、外周灌注、呼吸频率和呼吸用力。还应检查心电图和血液生化、血液学(贫血、电解质紊乱、肾衰竭)。应检查脉冲式血氧定量(或动脉血气测定)并做超声心动图(如果还没有做的话)。

2. 氧疗和通气支持

应保证组织获得最大供氧，使SaO_2维持在95%以上，以防止组织器官的损害。单纯鼻导管吸氧效果不确切。近年来，提倡无创通气支持，因通气支持能使肺复张，减少肺残气量、改善肺顺应性、降低跨膈压差和膈肌活动而使呼吸做功减少，同时可以减少肺血管的渗出从而提高氧供、减轻肺水肿使患者的症状改善，同时减少了气管插管的需要。但对患者的长期预后目前还没有看到益处。目前有两种无创方法进行通气支持，一种是持续气道正压(Continuous Positive Airway Pressure，CPAP)，另一种是无创性正压机械通气(Non invasive positive pressure mechanical ventilation，NIPPY)。两者都是通过密封良好的面罩和辅助的机械通气完成的，前者为持续性呼气末正压通气，后者为在前者的基础上，吸气末也给予一定的压力，也称为双向或双水平正压通气 (BiPAP)，目前已有小型的 BiPAP 供临床使用，该项技术简单而易于操作。这两种方法都能够提高患者的氧供，迅速缓解症状和体征，减少气管插管的使用，但 BiPAP 可进一步增加胸腔内平均压力、减少呼吸做功和全身代谢的需求而获益更大。但近期有一项随机对照研究显示，无论是何种类型的无创通气均不能降低病死率和气管插管率，因此无创通气治疗被推荐用于改善药物治疗无效的肺水肿和重度呼吸窘迫患者的症状。若患者在充分的药物及无创通气支持的治疗下仍然效果差，导致严重低氧血症、酸中毒、呼吸肌疲劳、意识障碍时，应考虑气管插管机械通气。但 AMI 伴急性肺水肿可直接行气管插管机械通气。

3. 相关疾病的处理

(1) 感染：合并感染是诱发急性心力衰竭或加重心力衰竭的重要原因，应给予充分重视。对没有感染迹象者应注意预防感染，如保持进入体内的导管、插管的清洁，适当的体位变化利于排痰，定期的体液或分泌物培养及血常规检查等。一旦怀疑存在感染，应给予积极有效的抗生素治疗。

(2) 糖尿病：糖代谢紊乱也很常见，此时应采用短效胰岛素积极有效地控制血糖，血糖正常能提高糖尿病患者的生存率。

(3) 肾衰竭：肾衰竭与急性心力衰竭两者可互为因果，形成恶性循环。应严密监测肾功能变化，避免使用肾损害药物。

(4) 分解代谢状态：急性心力衰竭常有热量不足和负氮平衡，这将影响患者对治疗的反应和恢复。治疗过程中应注意维持热量和氮平衡。

(5) 心律失常：有研究显示急性心力衰竭中 42% 有心房颤动，2% 有致命性室性心律失常，AMI 时还常见缓慢心律失常。对有心房颤动的患者应控制心率，可以考虑使用洋地黄、胺碘酮，必要时还应电复律。室性心律失常不主张使用 I 类抗心律失常药，但可使用胺碘酮。持续性室性心动过速应电复律，同时应积极寻找引起心律失常的病因并给予纠正。

(6) 血栓栓塞：一项调查显示，急性心力衰竭静脉血栓栓塞的发生率并不高。ESC 指南没有明确是否所有急性心力衰竭患者都应该接受抗凝治疗。但对 ACS 或超过 48 小时的心房颤动应该抗凝治疗。

（二）药物治疗

1. 吗啡

吗啡具有扩张静脉、中度扩张动脉，减慢心率和镇静的作用，用于严重急性心力衰竭的早期特别是伴烦躁和呼吸困难时。一般先给 3 ～ 5mg，稀释后缓慢静脉注射，无效时可重复给药，但应注意吗啡对呼吸和血压的抑制作用。血压已经降低的患者应慎用。

2. 血管扩张药

使用血管扩张药可以降低血压，降低外周阻力、降低前负荷和增加心排血量。但并无证据表明这类药物可显著地缓解呼吸困难或改善预后。因此，这类药物最适用合并高血压的急性心力衰竭患者，而应避免应用于收缩压小于 110mmHg 的患者。血压的过度降低会增加急性心力衰竭患者的病死率。血管扩张药还应慎用于重度二尖瓣或主动脉瓣狭窄的患者。

(1) 硝酸盐。急性左心衰竭时，硝酸盐在不降低每搏量、不增加心肌氧耗的前提下，减轻肺淤血，特别适用于急性冠脉综合征的患者。临床使用的硝酸盐有 3 种：①硝酸甘油，它也扩张静脉；② 5- 单硝酸盐，它是硝酸甘油体内代谢的活性产物，与硝酸甘油的作用相似，但不良反应可能减少；③二硝胺异山梨醇酯，它除可扩张静脉外，还有一定的扩张动脉作用。这 3 种药物都可以使用，一般静脉滴注使用，起始剂量为 0.5mg/(kg·min)，根据血压及病情可逐渐增加剂量直至满意。硝酸盐降低血压作用明显，部分患者还可出现严重的头痛，应予以注意。此外长时间地使用硝酸盐还可产生耐药性，使治疗效果下降。出现耐药时，可考虑间断性给药或暂时换用其他药物，突然停药会引起反跳，故应逐渐减少剂量后停用。

(2) 硝普钠。适合于严重心力衰竭患者和原有后负荷增加的患者 (如高血压心力衰竭或二尖瓣反流)。硝普钠降压作用强大，迅速使用时应严密监测，血压过度下降可造成病情恶化。应先从小剂量开始，即 0.25mg/(kg·min)，然后逐渐增加剂量，最大可达 10mg/(kg·min)。静脉使用时应注意避光，日光可使硝普钠变质。硝普钠内含氰化物，长时间使用可致氰化物蓄积中毒，一般不要超过 72 小时。

(3) 脑利钠肽。脑利钠肽作为一种肽类血管扩张药也被推荐用于急性心力衰竭。它能够扩张静脉、动脉、冠状动脉，由此降低前负荷和后负荷，在无直接正性肌力的情况下增加心排血量。研究显示其改善血流动力学的作用优于硝酸甘油和正性肌力药物。ESC 推荐的用法为先静脉注射 2mg/kg 的负荷剂量，然后以 0.015 ～ 0.03mg/(kg·min) 的浓度静脉滴注 24 ～ 72 小时。国内使用的剂量略小，先静脉注射 1.5μg/kg 的负荷剂量，然后以 0.0075μg/(kg·min) 的浓度静脉滴注。

(4) 乌拉地尔。乌拉地尔是一种 α 受体抑制剂，具有较强的扩张血管作用而对心率影响不大，近年来国内使用得比较普遍。该药紧急情况下可静脉注射，紧急时可先缓慢注射 25 ～ 50mg，之后以 1 ～ 3μg/(kg·min) 的速度静脉滴注，也可不用负荷剂量直接静脉滴注。

3. 利尿药

利尿药缓解症状的益处在临床上已被广泛认可，在急性心力衰竭时是一线治疗药物。临床首选袢利尿药：如呋塞米、布美他尼、托拉塞米等。如呋塞米可先给予负荷剂量，20 ～ 40mg，静脉注射，之后可视病情反复给药。利尿药与血管扩张药及正性肌力药物合用效果更好，并可减少不良反应及利尿药抵抗。后者指在尚未达到治疗目标 (水肿缓解) 时，利尿药的作用减弱或消失。与血容量不足、神经激素作用、钠离子吸收反弹、肾血流灌注低下、肾功能损害及药物或食物 (如摄盐过多) 等因素有关。出现利尿药抵抗者预后差。

出现利尿药抵抗时可增加剂量和使用频度，或大剂量静脉用药，或联合多种作用机制不同的利尿药，或与多巴胺或多巴酚丁胺联合应用，并减少 ACEI 剂量、限制钠盐摄入量、纠正电解质紊乱和血容量不足，若仍无效可考虑血液滤过治疗。

4. 正性肌力药物

心排血量严重降低导致外周低灌注 (低血压、肾功能下降) 伴或不伴有淤血或肺水肿，或者使用最佳剂量的利尿药和血管扩张药无效时，可考虑使用正性肌力药物。但使用正性肌力药有潜在的危害性，因为它增加耗氧量、钙负荷，有潜在诱发心肌缺血和心律失常的风险，所以应谨慎短时间使用。严重的不伴有外周低灌注时使用正性肌力药争议很大。有证据表明，此时使用这类药物，尽管血流动力学改善，但病死率增加。

(1) 多巴胺：小剂量的多巴胺 [小于 3μg/(kg·min)] 仅作用于外周多巴胺受体，直接或间接降低外周阻力。大剂量 [大于 3μg/(kg·min)] 则直接或间接刺激 β 受体，增加心肌的收缩力和心排血量。当剂量超过 5μg/(kg·min) 时，它作用于 α 受体，增加外周血管阻力。急性心力衰竭血压降低或偏低伴尿少的患者，使用小剂量的多巴胺可增加肾血流量，有利尿作用，大剂量则以升高血压为主。虽然多巴胺对低血压患者效果明显，但增加左心室后负荷、升高肺动脉压力和肺阻力，反而有害。

(2) 多巴酚丁胺：多巴酚丁胺主要通过刺激 β 受体产生剂量依赖性的正性变时、变力作用，并反射性地降低交感张力和血管阻力。多巴酚丁胺用于外周低灌注 (低血压，肾功能下降) 伴或不伴有淤血或肺水肿及使用最佳剂量的利尿药和血管扩张药无效时。它的起始静脉滴注速度为 2 ～ 3μg/(kg·min)，然后根据症状、尿量反应或血流动力学监测结果来调整静脉滴注速度，滴速最大可以增加到 20μg/(kg·min)。其作用和剂量成正比。在静脉滴注停止后，其作用很快消失，使用也很方便。

(3) 磷酸二酯酶抑制药 (PDEI)：用于治疗心力衰竭的 PDEI 主要抑制 β 型磷酸二酯酶，从而降低了 cAMP 的降解，使心肌及血管平滑肌细胞内 cAMP 浓度增加，因此使由 cAMP 介导的细胞内钙离了浓度增加，继而产生明显的正性肌力、松弛性以及扩张外周血管效应，由此增加心排血量和搏出量，同时伴随有肺动脉压、PCWP 的下降和全身及肺血管阻力下降。临床上使用的 PDEI 有氨力农、米力农和依诺西蒙，在对急性心力衰竭患者使用时，它们在血流动力学方面的作用介于纯粹的血管扩张药 (如硝普钠) 和多巴酚丁胺之间。因为它们的作用与 β 受体激动无关，所以在使用 β 受体阻滞剂的同时，PDEI 仍能够保留其效应。米力农是氨力农的后续产品，其作用更强大，而不良反应可能小些。临床使用方法：氨力农常规剂量为 0.25mg/(kg·min) 静脉滴注；米力农先缓慢静脉推注 25mg/kg 的负荷剂量，然后再以 0.375 ～ 0.75μg/(kg·min) 的速度静脉滴注。依诺西蒙开始静脉推注 0.5 ～ 1mg/kg，然后再继续以 5 ～ 20mg/(kg·min) 的速度静脉滴注。PDEI 在一定的范围内药效与剂量成正比，超过范围后，剂量增加并不能增强药效，反而使心律失常发生率增加。

(4) 左西孟旦：使用时通常先给一负荷量，6 ～ 12μg/kg，缓慢静脉注射，然后再以

0.05 ～ 0.10μg/(kg·min) 的速度静脉滴注。它的血流动力学效应呈剂量依赖性，静脉滴注速度最大可以提高到 0.2μg/(kg·min)。

5. 托伐普坦

托伐普坦是一种血管加压素 V_2 受体拮抗剂，用于合并低钠血症的心力衰竭患者。多项托伐普坦治疗急性心力衰竭的临床研究表明，托伐普坦单用或与呋塞米合用可显著增加心力衰竭患者的尿量，减轻体重，改善血流动力学。现在市场上的托伐普坦，商品名为苏麦卡，推荐剂量为 15mg，每日 1 次口服，主要不良反应为口干和脱水。

6. 松弛素

重组人松弛素 -2(serelaxin) 是一种具有多种生物学和血流动力学作用的血管活性肽激素。RELAX-AHF 是一项国际性、双盲、安慰剂对照临床试验研究，纳入急性心力衰竭院内患者，在发病 16 小时内随机给予 48 小时静脉输注 Serelaxin(每日 30μg/kg) 或安慰剂。该研究共纳入 1161 例患者，Serelaxin 较安慰剂显著改善了呼吸困难主要终点，但对于另一项主要终点没有显著作用。药物对心血管死亡、心力衰竭再入院、肾衰竭以及院外生存时间的次要终点无显著影响。不过，Serelaxin 可显著降低其他预设的终点，包括第 180 日死亡例数更少。

7. 洋地黄

不推荐在急性心肌梗死伴急性心力衰竭时使用洋地黄。对心动过速如心房颤动诱发的心力衰竭，若其他药如 β 受体阻滞剂不能有效地控制心率，是使用洋地黄的一个指征。国内常使用毛花苷 C，一般首剂 0.2 ～ 0.4mg 稀释后缓慢静脉注射，20 ～ 30 分钟后可重复使用，最大剂量不要超过 1.2mg。

8. 钙拮抗剂

《2021 ESC 急慢性心力衰竭诊断和治疗指南》强调在急性心力衰竭治疗中不推荐使用钙拮抗剂。地尔硫䓬、维拉帕米和二氢吡啶类应视为禁忌。但日本厚生省批准尼卡地平可以用于急性心力衰竭，用法为 0.5 ～ 1μm/(kg·min) 持续静脉滴注。

9. 血管紧张素转化酶抑制剂 (ACEI)

ACEI 对早期不稳定的急性心力衰竭无明确的使用指征，但对冠心病高危患者发生的急性心力衰竭早期使用有一定作用。但是选择什么样的患者及何时开始用药仍有争论。在心排血量处于边缘状况时，应谨慎使用 ACEI，因为它可以明显降低肾小球滤过率，使肾功能恶化。使用 ACEI 应从小剂量开始，48 小时后再谨慎地逐渐增加剂量。

10. β 受体阻滞剂

目前尚无应用 β 受体阻滞剂治疗急性心力衰竭的研究。相反，急性心力衰竭患者应禁止使用 β 受体阻滞剂。若患者为慢性心力衰竭正在使用 β 受体阻滞剂，此次因心力衰竭恶化求治，可不必停用 β 受体阻滞剂，但症状明显者应使用正性肌力药物，其中 PDEI 因与 β 受体无关，两药一起使用不会互相干扰。若出现严重心动过缓、低血压则要减量，甚至停药。病情稳定后，应尽早开始使用，并逐步滴定至最大耐受剂量或靶剂量。

11. 氨茶碱及受体激动剂

现有的急性心力衰竭指南当中没有推荐氨茶碱作为治疗心力衰竭的用药，但在急性心力衰竭合并支气管痉挛，如哮喘、支气管炎时可以同时使用β受体激动剂一类的气管扩张药，通常使用吸入剂。对于氨茶碱在国内使用比较普遍。

12. 呋塞米

呋塞米持续静脉泵入联合静脉滴注高渗盐水治疗心力衰竭伴低钠血症呋塞米疗效明显。

(1) 治疗方法：对照组采取常规抗心力衰竭治疗，包含扩张血管、给予多巴胺或者洋地黄、其间给予呋塞米静脉推注或口服，纠正酸碱失衡与低钾血症，氧疗法，卧床休息。治疗组在对照组基础上给予呋塞米持续静脉泵入加 3.0% 高渗盐水静脉滴注，滴速 3.0mL/min，维持速度为 1.5mL/min。根据患者心功能情况及一般情况隔天或每天一次补充，先补 1/3 ～ 1/2 量，然后根据电解质复查结果继续按上方案补充高渗盐水，血钠水平 ＞ 126mmol/L 者，给予 120 ～ 360mg 呋塞米与质量浓度 9g/L 的盐水配成 50mL 混合液持续静脉泵入，根据尿量情况，5 ～ 15mg/h，持续 7 日治疗。

(2) 疗效评价：血钠水平恢复正常，心功能恢复正常或者是心功能改善，心功能低于Ⅱ级，即为显效；血钠水平升高但并未恢复正常水平，心功能明显改善，但心功能高于Ⅱ级，即为有效；血钠水平无任何改变，心功能未改善，甚至加重，即为无效。

心力衰竭伴低钠血症是在采取利尿药治疗期间常见的电解质失衡症状，患者由于神经内分泌变化，在病情进展后，药物治疗易造成电解质紊乱。电解质紊乱会增加病死率，低钠血症多处于病情较为严重阶段。引发低钠血症因素主要包括伴有蛋白质负平衡，降低细胞内渗透压，使得细胞内水外移，进而发生细胞外钠内移；受到肾脏滤过不足影响，肾对水、钠调节功能下降，且肾小管对钠重吸收功能下降，引起水钠潴留；抗利尿激素分泌增加，引起水钠排泄减少，并且以水增多为主；伴有交感神经系统激活，高儿茶酚胺血症，引起水钠潴留。肾素 - 血管紧张素 - 醛固酮系统 (RAAS) 被激活，促进醛固酮分泌，使水、钠潴留，增加总体液量及心脏前负荷。这些均会增加总体水盐成分，降低血清钠水平，使得水肿与心力衰竭加重。其治疗原则是对患者钠盐和水进行限制，使用利尿药可补充高渗盐水，但是补钠会使心脏负荷加重，所以在发生低钠血症时补钠违背心脏负荷。呋塞米是一种利尿药，可以通过减少肾血管阻力与扩张肾血管起到利尿作用，是心力衰竭治疗首选药物。但随着心力衰竭患者病情进展，呋塞米难以改善体液潴留症状，引发利尿药抵抗。滴入高渗盐水后，患者细胞外液钠浓度明显上升，提高血浆晶体渗透压，使得血管外液转移到血液循环，血容量、细胞外液以及肾血流量增加，增强利尿药效果，同时渗透性利尿药能显著改善水钠潴留。

低钠血症主要表现为精神症状与神经症状，在患者出现心力衰竭后，易发生低钠血症，但其发生原因较为复杂，低钠会降低患者心肌应激性，减少收缩力，使得患者心力衰竭症状加重，同时患者心力衰竭症状越严重，低钠血症发生率也就越高。如果未妥善处理并发症或者是未持续应用利尿药，会使患者病情加重。本文研究结果显示，对照组血钠水平为 (128.33±6.23)mmol/L，治疗组为 (139.67±5.72)mmol/L，治疗组明显高于对照组 ($P < 0.05$)。治疗组心功能分级明显优于对照组 ($P < 0.05$)。治疗组总有效率为 90.00%，对照组为 67.50%，治疗组明显高于对照组 ($P < 0.05$)。这说明对于心力衰竭伴低钠血症患者采取持续静脉泵入呋塞米联合静脉滴注高渗盐水治疗，能明显改善患者血钠水平与心功能，疗效明显，具有临床应用价值。

（三）非药物治疗

1. 外科手术及血运重建

主要是 AMI 并发了需手术纠正的问题，包括心脏破裂、室间隔穿孔、急性二尖瓣反流及严重冠状动脉病变等。后者需先冠状动脉造影，然后决定介入治疗或搭桥手术。此外有些疾病本身可引起急性心力衰竭，如主动脉窦瘤破入心腔、非缺血性急性二尖瓣反流、夹层动脉瘤。

2. 主动脉内球囊反搏 (IABP)

IABP 已成为严重左心衰竭或心源性休克标准治疗的一部分，适应证为：①对补液、扩血管、强心治疗等强化治疗短期反应不佳；②并发严重二尖瓣反流或室间隔破裂，获得血流动力学稳定以利进一步确定诊断或治疗；③严重心肌缺血，准备行冠状动脉造影术和血运重违术。

近年来，IABP 还被用于作为心室辅助装置植入前或心脏移植前的过度治疗。IABP 对于血压很低，收缩功能很差者效果明显差，此时左心辅助装置更为合适。

3. 左心辅助装置 (LVAD)

LVAD 指用人工制造的机械装置，又称为左心室辅助设施，可部分或完全替代心脏的泵血功能，保证全身组织、器官的血液供应。根据工作原理不同，可分为滚压泵、搏动泵、旋转泵、全人工心脏。LVAD 可解除左心室负荷，通过正常化心室压力－容积，使肥大的心室逐渐缩小，逆转左心室重构，从而可改善心力衰竭患者症状，降低病死率。一项 129 例不适合心脏移植的终末期心脏病患者的 LVAD 多中心研究显示，与药物治疗组相比，LVAD 死亡的危险下降了 48%，两者差异有统计学意义。LVAD 目前在国内仅有个别报道，但效果尚不明了。

以往安置 LVAD 多需在体外循环下进行，现在已有经皮法的 LVAD 问世，目前有两种此类装置在临床上使用。一种是经静脉穿刺房间隔，将一根导管放置在左心房内获取含氧血，通过体外的血泵抽出后经另一根导管注入体静脉内（通常是股静脉），从而减轻左心负荷；另一种是在一根导管上制作两个管腔，一个管腔开口在导管的顶端，另一个管腔开口在距顶端开口之后超过 20cm，这样当导管进入左心室时，远端开口位于主动脉瓣以上，通过轴流泵将血液经导管顶端开口从左心室抽出，注入主动脉内，从而达到减轻左心室负荷的目的。这两种装置可以提供大约 2L/min 血流量，足以缓解或减轻衰竭心脏的做功，同时能满足周围组织器官的血供。与外科手术相比，经皮装置具有创伤小、快捷、易于掌握等优点，同时疗效不差，符合抢救急危重症时间就是生命的原则。另外，外科安置的 LAVD 可使用更长时间，有的产品甚至可以永久使用，这是经皮装置无法达到的。

LVAD 适合于那些对常规治疗无反应，且心肌功能有可能恢复的急性心力衰竭或心源性休克的患者，或作为心脏移植前一种过渡措施。近年来，LVAD 也被用于一些患者的永久支持治疗。《2012 年欧洲心脏病学会急慢性心力衰竭诊断与治疗指南》推荐的 LVAD 入选标准为患者经过优化的药物治疗和器械治疗仍然有严重症状超过 2 个月，并且有以下情况之一：① EF 峰值低于 12mL/(kg·min)；②过去 12 个月内没有明显诱因的心力衰竭住院超过 3 次；③依赖静脉正性肌力药物；④灌注不足导致的进行性器官功能不全 (肝肾功能恶化) 和心室充盈压增高，肺毛细血管楔压超过 20mmHg 和收缩压低于 90mmHg 或心脏指数低于 2.0L/(min·m^2)；⑤右心室功能恶化。

如果患者不可能从急性心力衰竭中恢复或不能行心脏移植，则不必使用心室辅助装置。LAVD 永久支持治疗仅限于可逆的心力衰竭终末期、不适合心脏移植的患者。

4. 静脉－静脉血液滤过 (CWH)

CWH 为去除体内多余水分的等效方法，它通过同一根静脉上的两条导管，将血液从一条导管中抽至体外的过滤装置中，利用血液与滤过装置内的跨膜压力差，将血液内的水分滤出，而血液再经另一根导管回输至体内。CWH 可连续工作，每日可超滤 5 ～ 10L 血浆。其优点为操作方便简单，适合急救使用，对血压影响小，即使低血压也可缓慢超滤，适用于对伴严重肾衰竭和顽固性体液潴留者，能使尿量增加、心腔充盈压下降、交感神经兴奋性降低，从而很快改善症状。对肾衰竭经 CWH 治疗无效者要考虑长期透析，但 AMI 患者对透析治疗耐受性差。

5. 心脏移植

严重的急性心力衰竭在已知其预后不良时可以考虑心脏移植。然而，除非患者的病情在辅助装置或人工泵帮助下得以稳定，否则心脏移植是不可能进行的。

第三节　射血分数保留的心力衰竭的运动康复

心力衰竭病人经常会有严重的呼吸困难、疲乏无力、运动耐力差及下肢水肿等症状，会导致身体虚弱，从而影响病人的日常生活质量，因此，心力衰竭病人抑郁症状较为常见。有指南建议将运动训练作为慢性心力衰竭病人的一种辅助治疗。与 HFrEF 患者心脏运动康复主要以提高心排血量，改善左室射血分数为目的有所不同，HFpEF 患者的心脏康复是以减缓或逆转心脏重塑、恢复患者运动耐力、提高生活质量为目标的综合干预，是在多学科共同参与下，涉及药物、运动、心理、生活的综合处方。其中，运动康复使 HFpEF 患者获益的论点已受到国内外诸多研究结论的支持，甚至研究认为 HFpEF 患者的获益要多于其他类型心力衰竭。相关指南也支持将具备适应证的 HFpEF 患者进行危险分层后纳入运动康复干预计划。

一、适应证与禁忌证

根据国内外的指南与共识，NYHA 心功能分级为Ⅰ～Ⅲ级且生命体征平稳的慢性心力衰竭患者，均建议运动康复。对于急性失代偿期的心力衰竭患者，以及慢性心力衰竭急性发作者，亦建议在生命体征平稳的前提下进行Ⅰ期康复和早期活动。

HFpEF 患者进行运动康复的禁忌证与其他类型心力衰竭患者类似，包括：①血流动力学不稳定的急性心力衰竭；②急性冠脉综合征早期；③恶性心律失常；④急性心肌炎、心包炎或心内膜炎；⑤高度房室传导阻滞；⑥控制不佳的高血压，静息血压高于 200/110mmHg，5 天内有静息状态下进行性呼吸困难或明显的运动耐力减退；无法耐受低于代谢当量的低功率运动负荷；糖尿病血糖控制不佳；存在急性心脑血管栓塞；全身性急性疾病；血栓性静脉炎；新发心房扑动或心房颤动。

此外，相对禁忌证还应包括：①过去 1～3d 内体重增加超过 1.8kg；②运动时收缩压明显降低；③处于多巴酚丁胺治疗期间；④ NYHA 心功能分级Ⅳ级；⑤静息状态或活动时出现复杂性室性心律失常；⑥仰卧位时静息心率≥ 100 次 /min；⑦合并其他运动受限疾病。

二、运动强度

对运动强度的评价指标包括但不限于 peakVO_2、心率储备、最大心率百分比、无氧阈值。一项纳入 2180 例 HFpEF 患者的分析结果显示，运动强度是唯一与 peakVO_2 改善程度成正相关的因素，10% 的运动强度提升能够使 peakVO_2 水平增加 1mL/(kg·min)。年龄每增加 10 岁，peakVO_2 水平会减少 1.8mL/(kg·min)。美国心肺康复协会认为心力衰竭的运动训练方案应包括耐力运动、抗阻运动、柔韧性和平衡运动三类，以耐力运动为基础，将抗阻运动、柔韧性和平衡运动作为补充。其中耐力运动又包括中等强度持续训练 (moderate-intensityaero-biccontinuoustraining，MIACT) 和 HIIT。在实施过程中，由于患者往往无法维持功率增加以达到极限运动状态，即读取最大氧耗量 (maximaloxygencon-sumption，VO_2max) 和最大心率 (maximalheartrate，HRmax) 的状态，常以患者所能承受的最大运动状态下的 peakVO_2 或峰值心率 (peakheartrate，peakHR) 代替 VO_2max 和 HRmax。建议耐力运动强度应使 peakVO_2 维持在 40%～80% 的 VO_2max，peakHR 亦维持在 40%～80% 的 HRmax，另外可进行 2 次 / 周的抗阻运动以及柔韧性和平衡运动。欧洲心脏康复协会则建议在进行耐力运动时，将 peakVO_2 维持在 50%～80% 的 VO_2max，或将心率变化维持在 HRR 的 40%～60%。而在我国的指南中，认为达到最大运动强度 70%～80% 最能使心力衰竭患者受益，建议从 40%～50%peakVO_2 开始训练，并逐步递增。一项纳入 1990—2021 年文献，比较 MIACT 和 HIIT 干预对心力衰竭患者运动耐量影响的荟萃分析结果显示，HIIT 干预后患者的 peakVO_2 提升明显，左心室舒张功能障碍分级亦有显著改善，而 MIACT 组患者则无明显变化，提示 HIIT 对心力衰竭患者运动训练适应性的刺激强度高于 MIACT。最新由 ACC 发布的 HFpEF 管理路径指南，则更加重视不同强度运动消耗热量和降低体重的效果。

三、运动方式

如前所述，常规运动方式分为耐力运动、抗阻运动、柔韧性和平衡训练。不同运动方式对 HFpEF 患者的影响和机制亦有差异。例如，抗阻运动可以通过三种途径产生生理刺激，前两种是机械性刺激，分别由血液流动和组织拉伸产生剪切应力引起，第三种则是代谢性刺激，与运动者能量消耗有关。而柔韧性和平衡训练所产生的代谢性刺激则相对较少。因此，在针对 HFpEF 患者制定心脏康复运动处方时，需要遵循运动强度、频率、形式、时间等基本原则。目前国内临床上推荐以耐力运动为主导的运动处方，包括走路、骑车、游泳等。但国内定量分析运动形式对心力衰竭患者影响的研究不多。牟轩汶的研究将符合国情的太极拳、广场舞等运动方式纳入，认为中等水平以上的运动对心血管疾病患者更有利。耐力运动可分为连续耐力运动和间歇耐力运动，两种方式均可增加 peakVO_2 水平，但后者还可提升最大无氧能力。故对于 HFpEF 患者而言，间歇耐力运动要优于连续耐力运动，具体实施中可采取热身运动 - 运动 - 整理运动的步骤，运动阶段呈运动 - 间歇交替进行。根据中国的专家共识，建议每次运动前热身 10 ～ 15min，之后开始 20 ～ 30min 的正式运动，频率保持在 3 ～ 5 次 / 周。而美国指南则推荐每次有效运动的时间要持续 20 ～ 60min，每周 3 ～ 5 次，每周总运动时间大于 150min。

四、运动量

运动量也是 HFpEF 患者从运动康复中获益的关键变量，是运动类型、强度、频率和时间的综合体现，一般用热量单位 kcal 表示，也有文献使用代谢当量 (又称静息代谢率) 量化运动量。美国指南推荐的每周运动量为 1000 ～ 2000kca，而中国指南则建议一般人群的每周运动量至少达到 1000kcal，心脏康复患者则应达到 1500kca。研究显示，对 HFpEF 患者至少随访 1 年后，每周运动量在 1000 ～ 1500kcal 者疾病进展缓慢，每周运动量在 1500 ～ 2000kcal 者疾病几乎无进展，而每周运动量在 2000kcal 以上者左心室舒张功能障碍有所逆转，故推荐 HFpEF 患者的理想运动量为 1500 ～ 2200kcal/ 周，该水平略高于 HFrEF 患者的理想运动量 (1500 ～ 2000kcal/ 周)。Mueller 等的研究证实，过高强度的运动量并不会比指南推荐的运动量获益更大。

第四章 心律失常

第一节 室上性心动过速

广义的室上性心动过速(室上速)是指传导系统中心室以上任何部分发生的心动过速，狭义的特指房室折返性心动过速(AVRT)、房室结折返性心动过速(AVNKT)和房性心动过速(房速)。根据ACC/AHA/ESC和中华医学会心电生理和起搏分会制订的指南，根据心内电生理检查结果将室上速分为以下几种。①窦性快速心律失常：生理性窦性心动过速(窦速)、不适当窦速、窦房结折返性心动过速、直立位心动过速综合征；② AVNRT：慢快型、快慢型、慢慢型、左侧变异慢快型；③局灶性和非阵发性交界性心动过速；④ AVRT；⑤局灶性房速及多源性房速；⑥大折返性房速(房扑)：非峡部依赖房扑和峡部依赖房扑。

一、病因与机制

AVRT和AVNRT多发生在无器质性心脏病的患者，而房扑和房速则多见于器质性心肺疾病的患者，室上速的发病率很难精确统计，约2.5‰。室上速的发病机制目前主要认为有：

(1) 冲动起源异常，如不恰当的窦速及某些类型的房速。

(2) 触发活动异常，如多源性房速。

(3) 折返机制，这是绝大多数室上速产生的基础，常见的折返性室上速有AVRT、AVNRT以及房扑等。

二、临床表现

室上速的症状包括心悸、乏力、头晕、胸部不适、呼吸困难、黑蒙，昏厥等非常罕见症状的轻重主要与心室率的快慢、心动过速的持续时间、是否有基础心脏疾病以及患者的耐受性和敏感性有关。昏厥是最严重的症状，主要因室上速时心室率过快或者因心脏自律性受到抑制，室上速终止时出现长间歇所致预激伴心房颤动以及主动脉瓣狭窄，肥厚梗阻性心肌病伴有室上速发作时也可以导致昏厥。

心悸是室上速的主要症状，首先需要区分心悸是否为规则的，规则的多为室上性，不规则的则可能是期前收缩、心房颤动或多源性房速。规则的心动过速并且为反复发作的突发突止，常为阵发性心动过速，最常见的是AVRT和AVNRT，刺激迷走神经可以终止心动过速，也常见于AVRT和AVNRT。如果为缓慢地加速和终止，为非阵发性心动过速：窦速时应当注意患者是否有应激因素，如发热、贫血等。室上速持续发作也可以导致心动过速相关性心肌病。询问病史时应当包括发作频率、方式、持续时间、诱发因素、发作时的症状、有无其他心脏疾患。

三、诊断、鉴别诊断及急症处理

室上速最重要的诊断方法是在心动过速发作时进行心电图检查，最好是 12 导联同步记录的心电图，这对诊断帮助很大。患者到医院以后，在没有血流动力学障碍的情况下应首先进行心电图的描记。如果有昏厥或者心搏骤停在接除颤仪时也应当先记录一小段，很多患者到医院时并没有心动过速，这时心电图多数是正常的，如果心电图为预激综合征，则强烈支持 AVRT。动态心电图对于诊断可能有帮助，但只在记录时有心动过速发作才有意义。事件记录仪对于有严重症状的患者可以提高确诊率，昏厥患者也可以通过植入事件记录仪帮助诊断。运动试验大多数情况下并不能帮助诊断，只有在明确由运动触发的心动过速时才能协助诊断。经食管的电生理检查对于诊断也有帮助，但是如果要进行心内的电生理检查则不用先做食管电生理检查。

对于正在发作心动过速的患者，首先应看患者的症状以及有无基础心脏病、有无昏厥、有无血流动力学障碍。对于大多数患者来说，我们都有充分的时间进行心电图检查如果是窄 QRS 波心动过速，并且频率规整，看不到明显的逆行 P 波，AVNRT 的可能性最大；如果在 V1 导联出现假 R 波或者肢体导联出现假 S 波，基本可以肯定是 AVNRT 如果 P 波出现在 ST 段上，则需要看 RP 间期，小于等于 70ms 可能是 AVNRT，大于 70ms 则 AVRT 可能性大。如果 RP 间期＞ PR 间期，则首先诊断为房速，当然也应考虑持续交界性反复性心动过速 (PJRT) 和少见的快慢型及慢慢型 AVNRT。但实际上心电图鉴别诊断多是根据概率进行的。

窄 QRS 心动过速的处理可以首先刺激迷走神经，如 Valsalva 动作，刺激咽部产生呕吐反射，将脸浸入冷水，也可以进行颈动脉按摩，老年人应尽量避免，以防发生脑卒中，如果不能终止，则静脉用药，国际上对于窄 QRS 心动过速建议首先选用腺苷 (或二磷酸腺苷)，而国内多数医生通常首先选用普罗帕酮。腺苷作用快，静脉推注后很快起效，并且其代谢快，头晕、胸闷的副作用会很快消失，不会出现长时间的窦性停搏。并且腺苷也可以协助诊断，静脉快速推注后可以终止心动过速，多数是折返性的 (AVNRT 或者 AVRT)，如果可以见到房室传导阻滞，则为房速或心房颤动，如果先慢后快则为窦速、局灶房速或者非阵发性交界区的心动过速，其禁忌证是严重支气管哮喘。另外需要注意的是腺苷可以引起心房颤动 (发生率 1% ～ 15%)，多数是一过性的，对于有明确预激的患者则需要慎用，防止出现预激伴快速心室率的心房颤动。此外维拉帕米和地尔硫也可以作为一线药物治疗，其对于窄 QRS 心动过速的转复率同腺苷相当，为 75% 左右。晚近有报道，腺苷对于心率较快的心律失常转复效果好于维拉帕米，而对于较慢的心率则相反。心功能不全患者使用时应当注意对血压和心功能的影响。当血流动力学不稳定时则首选电复律治疗。

心动过速时体表心电图 QRS 波时限≥120ms 为宽 QRS 心动过速诊断宽 QRS 心动过速首先考虑室速，但也不能除外某些特殊类型的室上速。需要特别注意的是，症状并不是区别室上速和室速的关键。处理时如果血流动力学不稳定，首选电复律治疗如血流动力学稳定且诊断为室上速，则可按窄 QRS 心动过速处理。

四、治疗

（一）窦速

窦速的共同特点是发作时的心电图 P 波同窦性心律相同或者非常近似。

1. 生理性窦速

治疗时注意寻找引起心动过速的原因，如运动和情绪激动引起的交感神经兴奋，以及贫血、发热、血容量不足、乙醇（酒精）、尼古丁、咖啡因、阿托品、氨茶碱、沙丁胺醇、抗肿瘤药物多柔比星和柔红霉素也可以引起窦速，特别需要注意的是甲状腺功能亢进。在去除原发疾病的基础上可以服用 β 受体阻滞剂。

2. 不适当的窦速

是指持续性的窦性心律增快，与运动情绪和药物无关或者不成比例。诊断标准有以下几种：

(1) 日间心率持续＞100 次 / 分，并且随活动心率异常增加，而夜间心率正常。

(2) 心动过速是持续性，而非阵发性。

(3) P 波形态和心内激动顺序同窦性心律一致。

(4) 排除了继发性的原因。此病女性多见，症状包括心悸、胸痛、气短等。

β 受体阻滞剂是一线治疗方法，如果效果不好，可以改用维拉帕米和地尔硫䓬。对于症状严重并且药物疗效欠佳的患者，可以采用导管消融的方法改良窦房结，但成功率只有 70% 左右，并且可能出现膈神经损伤和窦房结功能障碍，后者严重时需要植入永久起搏器。

目前为窦房结折返性心动过速是折返机制，但究竟是窦房结内的折返还是窦房结同周围心房组织间的折返还有争论。诊断标准有以下几种：①心动过速和相关的症状是阵发性的；② P 波形态与窦性心律相同或近似；③心内激动顺序同窦性相同；④可以由房早诱发或者终止；⑤可以用腺苷或者刺激迷走神经的方法终止；⑥心律失常同心房或者房室结传导时间无关。治疗可以采用刺激迷走神经的方法终止发作，也可以服用 β 受体阻滞剂、胺碘酮、维拉帕米和地尔硫䓬。对于此病射频消融报道较少，除了症状严重且药物疗效欠佳的患者并不主张采用。

（二）房室结折返性心动过速 (AVNRT)

欧美国家报道 AVNRT 是最常见的一种阵发性室上速。AVNRT 的折返环路尚未完全阐明，但多数学者认为位于房室交界区，由房室结自身和结周心房肌构成的功能相互独立的快径路和慢径路组成。多发生于没有器质性心脏病的患者，女性多于男性，频率常为 140 ～ 250 次 / 分。阵发性心悸、头晕和四肢乏力是常见的临床表现。由于射频消融的成功率可以达到 96% ～ 98%，并发症发生率仅 1% 左右，故对于发作频繁或者发作时症状严重的患者可以作为首选治疗。长期药物防治室上速发作仅适用于 AVNRT 反复发作而不愿接受或不能接受消融治疗的患者。非二氢吡啶类钙阻滞剂、β 受体阻滞剂和地高辛是 AVNRT 预防性治疗的常用药物。已有的研究提示，维拉帕米 (480mg/d)、普萘洛尔 (240mg/d) 和地高辛 (0.375mg/d) 减少 AVNRT 发作的次数和缩短发作时间的疗效相似，增加用药剂量虽可提高疗效，但副作用也增加。地高辛更适合有心脏结构和功能异常的患者。Ⅰ类抗心律失常药物 (氟卡尼和普罗帕酮) 可作为无器质性心脏病的 AVNRT 预防复发的二线药物。Ⅲ类抗心律失常药物 (胺碘酮、索他洛尔、多非利特) 虽能有效预防 AVNRT 复发，但因胺碘酮的心外副作用和其他Ⅲ类药物的促心律失常不良反应 (如扭转型室速) 而不宜常规应用对于器质性心脏病、左心室肥大、左心室功能不全、慢性心力衰竭患者，预防 AVNRT 发作只能选择胺碘酮。对于发作不频繁的患者，由于抗心律失常药物的副作用，不主张预防用药，可以采用发作时单剂量药物口服的方法。口服的药物包括普罗帕酮、β 受体阻滞剂、维拉帕米和地尔硫䓬。对于伴有器质性心脏病的患者，不应当自己用药，而应去医院处理。

(三) 局灶性交界性心动过速

局灶性交界性心动过速起源于房室结或希氏束，心房及心室均不参与。心电图特征：心率 110 ～ 250 次 / 分，窄 QRS 或典型的束支传导阻滞图形；常存在房室分离，但也可看到 1 ∶ 1 逆传的现象。电生理检查显示每次心室除极前均有希氏束波 (H 波)。根据其对 β 受体阻滞剂和钙拮抗剂的反应，这类心律失常的电生理机制可能是异常自律性或触发活动。局灶性交界性心动过速是一种非常少见的心律失常，有原发或先天的性质，如发生于成年人的局灶性交界性心动过速可能是儿童时期“先天性交界性异位心动过速”延伸到成年后的表现。这种心律失常多与运动或应激有关。患者心脏结构多正常，也可以有先天性心脏结构异常，如房间隔缺损 (房缺) 或室间隔缺损。这类患者常症状明显，如果不治疗，尤其是心动过速发作无休止时可以引起心力衰竭。抗心律失常药物治疗快速局灶性交界性心动过速相关资料较少。β 受体阻滞剂有一定的效果。静脉注射氟卡尼可以减慢或终止心动过速，长期口服治疗也有一定的疗效。导管射频消融可以根治。但是，消融房室结附近的局灶起源点有导致房室传导阻滞的危险 (5% ～ 10%)，也有一定的复发率。

非阵发性交界性心动过速是一种良性心律失常，发作时 QRS 波窄，心率 70 ～ 120 次 / 分。其发生机制可以是高位交界区自律性增高或者触发机制，有典型的“温醒”及“降温”现象 (心动过速发作时逐步加快，终止时逐步减慢)，不能被起搏终止。这种心动过速最重要的特征是其可能提示存在严重的病理状态，如洋地黄中毒、低钾血症、心肌缺血或出现于心脏手术之后，还可能在慢性阻塞性肺疾病伴低氧血症及心肌炎时出现：与频率较快的交界性心动过速不同，非阵发性交界性心动过速常有 1 ∶ 1 的房室关系。在某些情况下，尤其是洋地黄中毒时，可能见到房室结前传的文氏现象。治疗非阵发性交界性心动过速主要是纠正基础病因。洋地黄中毒引起非阵发性交界性心动过速时应及时停药。非阵发性交界区心动过速持续发作可以使用β受体阻滞剂或钙拮抗剂治疗。

（四）房室折返性心动过速(AVRT)

AVRT 的典型旁路是房室结外连接心房和心室肌的通道。心电图显示 delta 波的人占总人群的 0.15% ～ 0.25%，一部分患者的旁路传导是间歇的。旁路有一定的遗传性，患者的第一代亲属有高达 0.55% 的发病趋势。PJRT 是少见的临床综合征，通常是由位于右后间隔区域的、具有缓慢和递减传导特性的旁路参与的，其特点是无休止的室上速，通常在Ⅱ、Ⅲ、aVF 导联 P 波倒置，RP 间期延长 (RP 间期＞ PR 间期)。

旁路如只具有逆向传导功能，称为“隐匿性”；而具有前向传导功能的旁路，则称为“显性”显性旁路在心电图上表现为有预激图形预激程度取决于经由房室结、希氏束和旁路传导的程度 AVRT 以房室结的传导方向分为前向和逆向 AVRT 在前向 AVRT，折返激动的传导是经房室结前传心室，然后经旁路逆传心房。在逆向 AVRT，折返激动传导的方向与前者相反，前传经旁路到心室，而逆向是经房室结或第二条旁路到心房。逆向 AVRT 发生于 5% ～ 10% 的预激患者，预激综合征伴心房颤动是一种有潜在生命危险的心律失常。如果旁路的前向不应期短，心室率可以极快，从而导致室颤已经明确，约 1/3 的预激综合征患者并发心房颤动，患者多数年龄较轻和无器质性心脏病，外科或射频消融治疗后部分患者的心房颤动发作亦消失。

在 3 ～ 10 年的随诊中，预激综合征患者的心脏性猝死发生率为 0.15% ～ 0.39%。心搏骤停作为预激综合征的首发症状不多见；相反，预激综合征心搏骤停的患者中一半是以预激综合征为首发表现。预激综合征伴心房颤动的患者发生心搏性猝死多是由于过快的心室率，虽然预激综合征患者猝死的年发生率不高，但应积极建议其接受射频消融治疗。对已猝死的预激综合征患者的回顾性研究已证实有以下情况者属于高危状态。

(1) 在自发或诱发的心房颤动中心室率过快，RR 间期＜ 250ms。

(2) 有心动过速病史。

(3) 存在多条旁路。

(4) 合并 Ebstein 畸形间歇性预激综合征的特点是 delta 波可以突然消失，QRS 波正常化，说明旁路具较长的不应期，不易发生心室颤动在应用普鲁卡因胺后预激综合征消失，也可能属低危险患者。

对于窄 QRS 波的心动过速，急性期处理同前但是对于宽外 S 波心动过速，处理原则不同，并且急性期处理同长期预防也不同对于显性预激综合征患者的处理。抑制房室结传导的药物应当慎重，腺苷的应用也需慎重，因为它能诱发心房颤动伴快速心室率。依布利特、普鲁卡因胺或氟卡尼能够减慢旁路传导，是推荐的药物，但国内使用很少，普罗帕酮是最常用的药物。预激综合征患者发生房速或房扑，可 1 ∶ 1 经旁路传导，更不能使用房室结抑制性药物，因此应该应用具有抑制旁路传导作用的药物，即使这些药物不能转复房性心律失常，也能减慢心室率。预激伴心房颤动宜静脉注射伊布利特、氟卡尼或普鲁卡因胺。

长期预防可以应用改变房室结传导的药物如地高辛、维拉帕米、β 受体阻滞剂、腺苷和地尔硫䓬；用于抑制旁路传导的抗心律失常药物如Ⅰ类 (普鲁卡因胺、丙吡胺、普罗帕酮和氟卡尼) 和Ⅲ类抗心律失常药物 (伊布利特、索他洛尔和胺碘酮)；普罗帕酮对儿童和成年人都有效，可阻断旁路双向传导，也可单向阻断旁路逆传，应用后不能诱发出 AVRT，但它的有效性有限，多数患者在服药期间仍有复发普罗帕酮加用 β 受体阻滞剂可减少 AVRT 的复发。氟卡尼口服和静脉治疗 AVRT 都有效，口服剂量 200 ～ 300mg/d，但在长期 [(15±7) 个月] 应用中有 AVRT 复发，加用 β 受体阻滞剂可进一步降低复发率。氟卡尼的电生理作用部分可被异内肾上腺素对抗。索他洛尔口服预防 AVRT 只有少数报道；预激综合征患者静脉注射索他洛尔后，电生理刺激仍可诱发 AVRT；但长期门服治疗，似能减少 AVRT 发作胺碘酮防治旁路参与的心动过速疗效已有多项报道，这些研究未能证实胺碘酮优于Ⅰ c 类抗心律失常药物或索他洛尔。另外胺碘酮还有较多的心外副作用，因此并不推荐作为远期防治 AVRT 的药物，除非伴有器质性心脏病不适宜导管消融治疗的情况。维拉帕米用于远期预防 AVRT 也有少数报道，口服维拉帕米并不能防止电生理刺激诱发的 AVRT；心房颤动发作时，静脉注射维拉帕米可使血流动力学恶化。因此维拉帕米和地尔硫䓬不能单独用于旁路患者，地高辛也不宜选用。对于心动过速发作不频繁的患者，可以采用单剂口服药物治疗的方法，在心动过速发作时服用。这种方法适用于心电图上无 delta 波的患者，心动过速发作不频繁、血流动力学稳定的患者，可口服地尔硫䓬 (120mg) 加普萘洛尔 (80mg)，约 80% 的患者在 2 小时内心动过速可以终止。

抗心律失常药物可用于治疗旁路参与的心律失常，但是效果欠佳，并且由于药物的副作用和依从性差，近年已逐渐被导管射频消融所替代预激综合征患者特别是在心律失常发作时血流动力学不稳定者，应该把导管消融作为一线治疗发作频繁或者药物治疗有副作用的病例，或是药物治疗后心律失常复发者，都宜接受消融治疗室上速发作不频繁、症状轻微、又没有证实有预激波者，患者的选择是决定治疗的重要参考因素导管消融旁路的成功率大多在 95% 左右导管消融左游离壁旁路的成功率略高于其他位置的旁路复发率约有 5%。旁路复发通常能成功地通过第二次消融解决导管消融旁路的并发症主要与血管穿刺 (如血肿、深静脉血栓形成、动脉穿孔、动静脉瘘、气胸)、导管操作 (如瓣膜损伤、微栓塞、冠状窦或心肌壁穿孔、冠状动脉撕裂、血栓形成) 或射频损伤 (如房室传导阻滞、心肌穿孔、冠状动脉痉挛或堵塞、一过性脑缺血发作或脑血管意外) 等原因有关旁路导管消融中与操作有关的死亡率在 0 ～ 0.2%。术中难以避免的三度房室传导阻滞发生率为 0.2% ～ 1.0%，多数发生于靠近房室结的间隔旁路消融。心脏压塞的发生率是 0.1% ～ 1.1%。在有经验的中心成功率可能更高，复发率更低。对于无症状但心电图有预激图形的患者，电生理检查和导管消融对这类患者的意义尚存在争议，晚近的报道建议进行电生理检查并进行危险分层，根据危险分层来决定进一步治疗对于高风险职业的患者则必须予以消融治疗，如公共汽车司机、飞行员、水下作业人员，这项推荐不应受电生理检查结果而改变。

(五)局灶性房速及多源性房速

局灶性房速是指起源于心房的某一局灶部位规律性的心动过速，心房激动由该起源部位向心房其他部位呈离心性传导，心房率通常在 100 ～ 250 次 / 分，很少达到 300 次 / 分窦房结和房室结在房速的发生和维持中不起作用其发病率不高，在有症状的患者中为 0.46%，在射频消融室上速患者中的比例为 10% ～ 15%。但儿童的发病率高，占儿童室上速患者中的 10% ～ 23% 局灶性房速可以呈短阵性、非持续性、阵发持续性或无休止性。短阵性和阵发持续性房速多见，房速可以由短阵的数个心房波组成，持续数分钟、数小时或数天自行终止，呈短阵性发作或持续时间短的房速，由于患者很少有症状，因此多需通过 Holler 记录提示诊断，持续性房速少见局灶性房速患者的临床一般为良性过程，但如呈无休止性房速可以导致心动过速性心肌病。在成年人，局灶性房速多见于基础心脏疾病患者，也可见于正常心脏者。房速时心房和心室通常为 1 ∶ 1 关系 (1 ∶ 1 房室传导)，如伴有房室传导阻滞，多见于洋地黄过量、低钾血症等。局灶性房速时，心电图常表现为长 RP' 心动过速，即 P' 波一般位于心动过速周长的后半段，但 P' 波常由于落在前一个 QRS 波的 T 波上而变得不易识别。PK 间期的变化一般与房速的频率有关。如出现房速伴房室传导阻滞，则可以排除 AVRT，此外也不支持 AVNRT 在房速发作中，P' 波之间多有等电位线，以此可以与典型和不典型房扑鉴别 (即房扑时的心房波为无等电位线的锯齿样或正弦波样形态)。然而，如果心房率太快或伴有房内传导障碍，P' 波宽大和等电位线消失，则与房扑难以鉴别应该强调，即使房速时心电图有清晰 P' 波和等电位线也不能完全排除大折返性房速，尤其当存在复杂的器质性心脏病和 (或) 有先天性心脏病外科手术史时 _ 虽然要明确房速的确切起源部位需要进行心内标测，但是由于房速时 P' 波形态多与窦性 P 波不同，因此根据局灶性房速时体表 12 导联心电图的 P' 波形态，可以初步判定其起源部位。P' 波在 aVL 导联呈正相或者双向，V_1 导联呈负相或者双向，提示右心房起源；P' 波在 aVL 和 I 导联呈负相，V_1 导联呈正相，提示左心房起源。此外，下壁导联 F 波负相，提示激动由足向头部方向传导；反之下壁导联 F 波呈正相，提示激动由头部向足方向传导起源于高位终末嵴或右上肺静脉房速的 F 波形态可以与窦性心律的 P 波形态相似。然而后者的 P 波在 V_1 导联多呈正相。心内标测表明，局灶性房速的起源点并非为无规律或随机分布，而是多集中在某些特定的解剖区域，如右心房的起源点多沿终末嵴分布，而左心房的起源点常位于肺静脉、房间隔或二尖瓣环上房速开始发作时常有频率的逐渐增加和 (或) 房速终止前有频率的逐渐降低，上述现象提示自律性异常可能是局灶性房速的主要机制一些药物也可引起局灶性房速，最常见的药物是洋地黄，这种房速的特点是房速发作时常伴有房室传导阻滞，因此心室率并不太快测定血清地高辛水平有助于诊断。

局灶性房速的治疗有多种选择，但Fh于临床定义和诊断常不够严格，因此很难评价抗心律失常药物对于局灶性房速的确切疗效，目前也缺乏大规模的临床研究资料。但已有报道认为，不管是阵发性房速还是无休止性房速，药物治疗的效果均不理想。

1. 急性期治疗

(1) 兴奋迷走神经的物理方法偶尔有效。

(2) 静脉注射腺苷类药物可以终止大多数局灶性房速，腺苷敏感性房速通常是局灶性的部分病例用后房速不终止，但会出现房室传导阻滞。

(3) 静脉给予β受体阻滞剂或钙拮抗剂可以使小部分病例的房速终止。

(4) 静脉给予Ⅰa、Ⅰc或Ⅲ类药物(索他洛尔和胺碘酮)可以通过直接抑制异位灶的自律性或延长动作电位时程而终止房速发作对于没有心力衰竭表现的患者，可以考虑静脉给予Ⅰa或Ⅰc类药物，对于心功能不良的患者最好静脉应用胺碘酮。

(5) 心房起搏和电复律：对于自律性房速，心房起搏可以使起搏后的心动过速频率出现一过性下降，但不能终止心动过速同样，直流电复律对其也无效。而直流电复律对于其机制为微折返或触发复律性的房速有效，因此对于药物无效的患者可以试用电复律治疗。

2. 长期药物治疗

局灶性房速的长期药物治疗已有了一些研究，然而问题是如何在开始药物治疗前准确地将这种房速与其他机制的心律失常 (AVRT 或 AVNRT) 或其他类型的房速作鉴别有研究建议，首先使用钙拮抗剂或β受体阻滞剂，因为已证明这些药物有效的副作用较小—如果这些药物无效，尝试Ⅰa、Ⅰc类药物(氟长尼或普罗帕酮)与房室结阻滞剂合用，或合用Ⅲ类药物(索他洛尔和胺碘酮)可能有效，但是要考虑到可能的促心律失常危险和药物的副作用。由于房速多发生于有器质性心脏病的老年人，因而在应用Ⅰc类药物之前要慎之又慎。

3. 导管消融治疗

不管局灶性房速的机制是异常自律性、触发活动还是微折返，都可以通过导管消融其局灶起源点而得到根治，而且目前已经成为持续性房速尤其是无休止房速的首选治疗方法，其成功率为 80% ～ 90%，复发率＜ 10%。目前，在三维标测系统指导下进行导管消融的成功率可能更高一些。在国内外有经验的医疗中心，其严重并发症发生率很低 (1% ～ 2%)，主要有心脏穿孔、右侧和左侧膈神经的损伤和窦房结功能障碍等，在房间隔或 Korh 三角消融房速时要注意避免损伤房室结对于药物无效或无休止性房速，尤其当出现心动过速性心肌病时，导管消融其局灶起源点是最佳治疗。

多源性房速为一种不规律的房速，其特点是 P 波形态多变 (3 种或 3 种以上)、频率不一、节律不整，有时不易与心房颤动鉴别。这种心律失常的最常见原因是肺部疾病，其次是代谢或电解质紊乱和由洋地黄过量所致。抗心律失常药物效果欠佳，由于多存在严重的肺部疾病，因此通常禁忌使用 β 受体阻滞剂，部分病例钙拮抗剂有效。而治疗一般针对原发肺部疾病和(或)纠正电解质紊乱慢性期治疗可以应用非二氢吡啶类钙拮抗剂，而电复律、抗心律失常药物或导管消融治疗等均无效或者效果差。

(六)房扑(大折返性房速)

房扑是心电图诊断，指快速而有规则的心房节律，其频率为 250 ～ 350 次 / 分，房扑患者常有心悸、呼吸困难、乏力或胸痛等症状，有些房扑患者症状则较为隐匿，仅表现为活动时乏力。房扑可诱发或加重心功能不全，25% ～ 35% 的心房颤动患者可发生房扑，由于其快速的心室率反应，症状往往很明显。很多时候房扑可表现为 2 ：1 房室传导，如房扑的频率为 300 次 / 分，则心室率为 150 次 / 分，这时需要同狭义的室上速相鉴别，有时房扑的扑动波也可以不规则下传。在极少数情况下发生 1 ：1 房室传导，从而导致严重症状未得到控制且心室率极快的房扑，长期发展会导致心动过速性心肌病。先天性心脏病矫正术后，尤其是行 Senning 或 Fnntan 术后发生的房扑，常是血流动力学恶化的主要原因。在这些患者中出现房扑，提示预后不良。

心脏电生理研究已表明，房扑系折返所致。下腔静脉至三尖瓣环间的峡部(峡部)常为典型房扑折返环的关键部位，故将这类房扑称为峡部依赖性房扑。围绕三尖瓣环呈逆钟向(左前斜位)折返的房扑最为常见，称典型房扑。围绕三尖瓣环呈顺钟向折返的房扑较少见，称非典型房扑。逆钟向折返性房扑的心电图特征为，在Ⅱ、Ⅲ、aVF 导联上的扑动波呈负向，V_1 导联上的扑动波呈正向，移行至 V_6 导联时则扑动波演变成负向波。顺钟向峡部依赖性房扑的心电图特征则相反，表现为Ⅱ、Ⅲ、aVF 导联的正向扑动波和 V_1 导联的负向扑动波，移行至 V_6 导联时则演变成正向扑动波。除上述心电图表现外，有时可能还有其他少见类型的心电图变化，因此只有在心脏电生理检查时，起搏拖带峡部后才能确定是否有峡部参与了房扑折返的形成。

房扑患者是否需要急诊处理取决于其临床表现如若房扑患者有严重的血流动力学障碍或出现心力衰竭，则应立即行直流电复律。大多数房扑仅需 50J 的单相波或更小能量的双相波电击即能成功地转复为窦性心律临床上多数患者房扑呈 2 ：1 或高度房室传导阻滞，其血流动力学多较稳定，因此对于难以复律的房扑患者可选择某些抑制房室结传导的药物控制心室率房扑复律也可选择经食管或心房电极快速起搏。房扑持续时间超过 48 小时的患者，在采用任何方式的复律之前均应抗凝治疗。Ⅰc 类抗心律失常药物可减慢房扑时的心房率，但亦可引起 1 ：1 房室传导，故应该与抑制房室结的药物联合应用。

房扑的急诊处理选择包括以下几方面。

1. 房室结抑制剂

房扑的心室率控制往往特别困难。静脉应用地尔硫䓬能控制心房颤动或房扑的心室率，但其效果在房扑组比心房颤动组差主要不良反应为低血压，发生率约 10%。静脉应用维拉帕米也能有效地控制心室率，其安全性和有效性与地尔硫䓬相似，但接受静注维拉帕米的患者出现症状性低血压的发生率则明显高于静脉应用地尔硫䓬的患者。钙阻滞剂减慢心室率的效果与静脉应用 β 受体阻滞剂的效果相当。静脉应用地高辛和静注胺碘酮在迅速控制心室率方面，后者优于前者。但是，静脉应用胺碘酮的效果不如静脉滴注钙拮抗剂或β受体阻滞剂，静脉滴注钙拮抗剂或β受体阻滞剂很难将房扑转复为窦性心律。

2. 急性静脉给药复律

对房扑复律有效的药物有以下几类。

(1) 静脉应用伊布利特转复房扑的成功率为 38% ～ 76%，转复时间平均 30 分钟。研究证实，其复律成功与否与房扑持续时间无关。治疗组持续多形性室速的发生率为 1.2% ～ 1.7%；非持续性室速 (不需直流电复律) 的发生率为 1.8% ～ 6.7%。对有严重的器质性心脏病、QT 间期延长或有窦房结病变的患者，不应给予伊布利特治疗。

(2) 静脉应用Ⅰc 类抗心律失常药物。比较静注氟卡尼、普罗帕酮或维拉帕米的几个临床研究表明，急诊转复房扑成功率较差，分别为 13%、40% 和 5%，不良反应包括 QRS 波增宽、眩晕和感觉异常。

(3) 静脉应用索他洛尔 (115mg/kg) 转复心房颤动或房扑的成功率远不如大剂量 (2mg) 伊布利特 (分别为 19% 与 70%)。索他洛尔的副作用主要有低血压和呼吸困难。可见，对于房扑的转复，静脉应用伊布利特要明显优于索他洛尔或Ⅰ类抗心律失常药物。

3. 急性非药物治疗

(1) 体外直流电复律：经胸直流电转复成功率为 95% ～ 100%，能量仅需要小于 50J(尤其是双相波复律时)。房扑的直流电复律主要适用于心室率快且伴有血流动力学障碍的患者。

(2) 快速心房起搏：快速心房起搏能有效终止房扑，荟萃资料表明成功率为 82% (55% ～ 100%)。一些研究证实，经食管起搏也常有效。抗心律失常药物如普鲁卡因胺、伊布利特和普罗帕酮有助于提高快速心房起搏的房扑转复成功率。值得指出的是，快速心房起搏可导致持续性心房颤动的发生。此外，在房扑转复为窦性心律之前，可出现一段时间的心房颤动。最初人们认为，在房扑复律过程中引发血栓栓塞的危险性可以忽略不计。但新近观察显示，栓塞发生率为 1.7% ～ 7.0%。未经充分抗凝的房扑患者直流电复律后血栓栓塞风险为 2.2%，而在心房颤动组则为 5.0% ～ 7.0%。因此，有关心房颤动的抗凝治疗指南也适用于预防房扑的血栓栓塞并发症。只有在下列情况下才考虑心律转复 (包括电复律、药物复律或导管消融)：患者抗凝治疗达标 (INR2.0 ～ 3.0)、房扑持续时间少于 48 小时或经食管超声心动图未发现心房血栓。经食管超声心动图检测阴性者，复律前也应给予低分子肝素抗凝治疗。在三尖瓣环和下腔静脉入口之间的峡部进行消融，以阻断房扑的折返环路，可以治愈房扑。消融关键峡部造成双向阻滞作为判断标准，可将房扑消融成功率提高到 90% ～ 100%。许多研究证实，经普罗帕酮、氟卡尼或胺碘酮治疗的心房颤动患者中，15%～20% 发生房扑。前瞻性研究表明，若房扑为主要心律失常，峡部消融后持续给予抗心律失常药物，心房颤动的发生率将会降低。峡部依赖性房扑患者成功消融后，其心房颤动发生率取决于消融前心房颤动的发作情况。对于仅有房扑的患者，消融术后随访 (18±14) 个月，心房颤动的发生率为 8%；相反，房扑与心房颤动并存但以房扑为主的患者，消融术后随访 (20±14) 个月，心房颤动的复发率为 38%；而以心房颤动为主的患者，则心房颤动的复发率为 86%。上述研究结果提示，单纯房扑或以房扑为主要心律失常的患者导管消融的效果较好。

与峡部依赖性房扑相比，非峡部依赖性房扑较为少见。多数非峡部依赖性房扑与心房瘢痕有关。累及心房的心脏手术如先天性心脏病矫正术、二尖瓣手术或心房迷宫术等是非峡部依赖性房扑的常见原因。峡部依赖性房扑可与损伤相关性大折返性房速并存，从而导致多折返现象。标测与导管消融：消融非峡部依赖性房扑的难度远远大于峡部依赖性房扑。如房扑患者曾有过先天性心脏病手术史，则应怀疑为非峡部依赖性房扑，最好到有丰富经验的医疗中心诊治在三维标测系统指导下进行电生理检查可以进一步明确房扑的机制，找到折返的关键部位，提高消融的成功率。

随着研究进展和各种先进标测系统的应用，室上速电生理机制更加明确，目前射频消融的适应证不断扩大，成功率不断提高，并发症逐渐减少，其现已成为许多频发室上速患者的首选治疗。

第二节　室性心动过速

室性心动过速（室速）是指起源于希氏束以下水平的左、右心室或心脏的特殊传导系统，至少连续 3 个或 3 个以上的快速性心律失常。室速多见于器质性心脏病患者，且常伴有血流动力学异常，并可能蜕变为室颤引起心搏骤停，是临床常见的心血管急症之一。

一、病因与机制

（一）病因

室速多见于各种类型的器质性心脏病患者，少见于正常人引起室速的原因很多，可概括为三个方面。

1. 器质性心脏病

冠心病是发达国家室性心律失常的最常见病因，急性心肌缺血可诱发多形性室速或心室颤动，而心肌梗死后容易发生持续性单形性室速。其他可见于扩张型心肌病、肥厚型心肌病、致心律失常性右心室心肌病、高血压心脏病、心脏瓣膜病、先天性心脏病、代谢性心肌病、限制型心肌病、二尖瓣脱垂综合征、Chagas 病和心肌炎，以及原发性或转移性心脏肿瘤等。

2. 明显器质性心脏病的原发性心电异常

如特发性室速、Brugada 综合征、先天性长 QT 综合征 (LQTs)、短 QT 综合征和儿茶酚胺敏感性多形性室速等。

3. 引起室速的外界因素包括以下几种：

(1) 药物和毒物的作用，如洋地黄过量、抗心律失常药物的致心律失常作用、拟交感药物、抗抑郁药和锑中毒等。

(2) 电解质和酸碱平衡失调等，如低钾血症、高钾血症、低镁血症和酸中毒等。

(3) 其他如心脏外科手术、造影或心导管刺激等也可引起室速。

（二）发生机制

室速的发生机制主要包括折返激动、自律性异常增高和触发活动。器质性心脏病患者心室内的病变或瘢痕组织，以及心肌重构后的心肌肥大和纤维化等，构成了室速发生的解剖基质；心室不同部位的兴奋性、传导性与不位期的异常和各向异性、自律性增强等，构成了室速发生的电生理基质。

1. 折返激动

大多数室速均属折返机制，其中以冠心病陈旧性心肌梗死后瘢痕相关性室速最为突出。正常情况下，相邻部位的心室肌兴奋性和传导性是相近的，但当某一部位发生缺血、炎症等病变时，出现了结构性的或功能性的，不应期相差较大的两条或多条传导径路当前传的冲动在一侧传导径路中遇到单向阻滞，则从另一传导径路缓慢前传，然后再经单向阻滞区逆传到原处，引起部分心肌激动。如果折返激动得以持续并替代正常节律，就形成了折返性心动过速根据折返径路的大小可以分为束支折返瘢痕周围折返等大折返，局限于小块心肌、瘢痕内部或浦肯野纤维网的微折返，如左心室特发性室速。

2. 触发活动

是指由前一个动作电位触发的膜电位振荡，如幅度达到阈电位水平则引起后除极，根据发生时间分为早期后除极和晚期后除极，早期后除极发生在动作电位的 2 相或 3 相早期，即复极完成之前，可能与先天性或获得性长 QT 综合征相关的扭转型室速的发生有关，常发生在心动过缓和动作电位时限延长时。晚期后除极发生在动作电位的 3 相结束时，即复极完成以后，可能是儿茶酚胺敏感性室速、腺苷敏感性室速 (反复性单形性室速) 和洋地黄中毒等引起室速的发生机制。

3. 自律性增加

在交感神经兴奋和儿茶酚胺分泌增加、低钾血症、缺血、缺氧、酸中毒等情况下，原有自律性的心肌细胞可能出现异常增高的自律性，原来无自律性的心肌细胞也可产生异常自律性。有时自律性增加的异位起搏点周围存在着传入阻滞，可与正常节律一起形成特殊的室性并行心律。

二、临床表现

室速的临床表现取决于基础心脏病及严重程度、室速的频率和持续时间、并存的临床疾病等诸多因素。例如，对于显著左心室收缩功能或舒张功能不全的患者，即使频率相对较慢的室速也可引起严重的血流动力学紊乱。

室速可表现为短暂、无症状的非持续性发作，血流动力学稳定的持续性发作，也可表现为血流动力学不稳定的持续发作。多数室速可引起心排血量减少和低血压症状，常见主诉为心悸、颈部沉重感、头晕、眩晕、视觉障碍和精神改变(如焦虑等)，合并缺血性心脏病的患者可引起胸闷和胸痛。室速持续时间长可能诱发或加重心力衰竭，出现相应的症状和体征。如室速发作时不能维持血压，可能导致循环衰竭和休克，严重者可引起先兆昏厥、昏厥，乃至猝死。无休止性室速长期发作可导致原先正常的心脏出现心脏扩大、心力衰竭等，称为心动过速性心肌病。少数室速可无症状，尤其是无器质性心脏病的患者，可于体格检查或心电图检查时偶然发现查体时除心率和脉搏加速外，在合并室房传导阻滞的患者，可因房室收缩不同步导致心尖部第一心音强弱不等，房室同时收缩时会出现颈静脉“大炮”α 波。此外，可发现基础心脏病原有体征，以及随症状严重性不同可能出现相应的低血压、冷汗或肺部湿啰音等体征。

三、诊断及鉴别诊断

(一)诊断

体表心电图和动态心电图是室速诊断的主要依据，常见的室速心电图特征如下。

1. 频率

多数在 100 ～ 250 次 / 分，持续性室速的频率多数在 180 次 / 分，小儿室速频率较成年人快。

2. 节律

持续性单形性室速的 RR 间期一般是规则或相对规则的，RR 间期之差一般＜ 20ms；但多形性室速的 RR 间期可极不规则。

3. QRS 波

宽大畸形，时限多大于 120ms，其中一半以上大于 140ms；而起源于高位室间隔或束支的室速，QRS 波时限可小于 120ms。

4. 额面电轴

约 2/3 的室速电轴左偏 (−30° ～ −90°)，其余病例中约一半为电轴右偏 (+90° ～ +270°)，另一半正常。

5. 心室激动 (R 波) 与心房激动 (P 波) 的关系

可表现为房室分离、室房 1 ∶ 1 传导或室房部分传导 (文氏型或其他类型的传导阻滞)。由于室速时 QRS-T 波显著增宽，P 波往往难以辨别，仅 1/4 的室速可找到 P 波，部分患者需要结合食管电生理、腔内电生理或对药物的反应协助诊断。

6. 心室夺获或室性融合波

指窦性或房性激动经房室结下传部分或完全激动心室，是室速特有的心电图表现，但仅见于约 5% 频率较慢的室速。

（二）鉴别诊断

室速的鉴别诊断是宽 QRS 心动过速鉴别诊断的主要内容，后者是指 QRS 波时限 ≥ 120ms，频率＞ 100 次 / 分的心动过速。室速是宽 QRS 心动过速最常见的临床原因，其他可见于室上速伴差异性传导、束支传导阻滞或室内传导阻滞，逆向型房室折返性心动过速，经房室旁路前传的房速、房扑或心房颤动，以及起搏器相关的心动过速（起搏器介导的心动过速或房性心律失常时发生心室跟踪起搏）等鉴别诊断时需注意以下三方面。

1. 重视临床资料的收集

(1) 基础心脏病的病史和病程：室速多有器质性心脏病病史，而电解质异常、家族性心脏性猝死等病史也需引起重视。而室上速多见于无器质性心脏病的中青年，病史较长并反复发作，甚至可追溯到幼年。

(2) 血流动力学改变：血流动力学改变显著的往往为室速，但需注意旁路前传的心动过速的血流动力学效应等同于室速，室上速频率极快时也可引起血流动力学异常。

(3) 药物或迷走神经刺激：作用于房室结的药物如三磷酸腺苷 (ATP) 或刺激迷走神经的手法能终止者多数为室上速，利多卡因有效者多为室速。

(4) 有无双腔起搏器植入病史。

2. 仔细阅读非宽 QRS 心动过速发作时的心电图特征

(1) 窦性心律时心电图示预激综合征，多数为旁路相关的心动过速。

(2) 窦性心律时出现束支传导阻滞或室内传导阻滞，并与宽 QRS 心动过速形态一致提示为室上速，而心动过速时出现另一侧束支传导阻滞图形提示室速，心动过速时 QRS 波时限小于窦性心律伴束支传导阻滞时 QRS 波时限也提示室速。

(3) 既有宽 QRS 心动过速，又有窄 QRS 心动过速，提示为室上速。

(4) 窦性心律心电图记录到与宽 QRS 心动过速同形态的室性期前收缩，提示为室速。

(5) 如记录到房早伴差异传导，形态与宽 QRS 心动过速相同，则提示室上速。

3. 认真分析宽 QRS 心动过速发作时的心电图特征

(1) 额面心电轴：如心动过速的肢体导联 Ⅰ、Ⅱ和Ⅲ导联均呈负向波，则电轴位于右上象限 (−90° ～ +270°)，即“电轴无人区”，提示室速如果左束支传导阻滞的心动过速心电轴右偏，提示室速。此外，如心动过速的电轴与窦性心律时相差超过 40° 也提示室速。

(2) QRS 波宽度：如心动过速呈右束支传导阻滞图形时 QRS 波时限＞ 140ms 或呈左束支传导阻滞图形时 QRS 波时限＞ 160ms 提示室速，但特发性室速多数在 120 ～ 140ms。

(3) QRS 波形态特征：①心动过速呈右束支传导阻滞图形时，V_1 导联呈 rSr'、rR'、nsr' 或 rSR' 等形态（右侧兔耳征）时多提示室上速伴差异传导；呈单向 K 波、RS、Rs、qR 形（左侧兔耳征）或 R 波宽度＞ 30ms，则提示室速；V_6 导联 R/S ＜ 1 提示室速。

②心动过速呈左束支传导阻滞图形时，起始 R 波增宽＞30ms(r 波肥胖征) 或伴有切迹或振幅超过窦性心律 R 波、V_1～V_2 导联 S 波下降支缓慢或伴有切迹、导联起始为 q(Q) 波等均提高室速。③胸前导联 QRS 波。当所有胸导联均为正向 R 波或负向波，提示室速，偶见于经旁路前传的室上速如胸导联 QRS 波均无 RS 波形，支持室速；如有 RS 波形，RS 间期＞100ms 支持室速。④ q 波。窦性心律时有 q 波，心动过速时仍有往往提示心肌梗死后室速。

(4) 室房分离：25%～50% 的室速呈完全性室房分离，R 波和 P 波自成节律，多数表现为室率大于房率，偶见房率大于室率 (室速合并房速或心房颤动时)，诊断的特异性为 100%，30% 左右的室速呈 1∶1 室房逆传，另外 15%～20% 室速呈二度室房传导阻滞，此时应用刺激迷走神经手法或阻断房室结的药物可造成完全性室房分离，有利于诊断。

为便于记忆，可用“ABCDEF”代表上述鉴别要点：A 即 atrioventricular dissociation，为房室分离；B 即 broad，指 QRS 波宽度；C 即 concordance，指胸前导联同向性；D 即 deviation of axis，指电轴矛盾或指向无人区；E 即 effect of maneuvers，指迷走手法刺激的效果；F 即 fealures of the QRS complex，指符合室速特征的 QRS 波形态根据上述特点，临床上通常使用 Brugada 四步法进行室速与室上速伴差异传导或束支传导阻滞的鉴别诊断，应用 Antunes 三步法进行室速与伴旁路前传的室上速鉴别诊断。

4. 如果鉴别诊断方法仍不能明确宽 QRS 心动过速的性质

可考虑进一步行食管或腔内电生理检查以确定诊断，提示室速诊断的表现如下：

(1) 心动过速食管或心房电极电图揭示室房分离 (包括使用刺激迷走神经手法或阻断房室结药物后)。

(2) 用高于心动过速的频率起搏心房并夺获心室，如 QRS 波形变窄或变为另一种形态，提示室速；如形态不变则提示室上速。

四、辅助检查

辅助检查是针对室速开展的相关检查，一方面是为了明确诊断或鉴别诊断，另一方面可用于评价室速患者的预后，即发生心脏性猝死的危险性。

(一) 心电图

心电图是室速最重要的检查之一，力争获得室速发作时的标准 12 导联心电图，根据上述诊断和鉴别诊断要点，不仅具有定性作用，而且可大致判断室速的起源部位。窦性心律心电图异常如 QT 间期延长、Brugada 波、Epsilon 波，异常 Q 波等提示基础心脏疾病或离子通道性疾病，这类患者的心动过速更考虑室速可能。

(二) 动态心电图

对于常规心电图难以捕捉到的室速可能有帮助，可以确定有无室速发作、发作特点、室速与临床表现之间的关系、有无合并其他心律失常、有无合并心肌缺血的表现和评价抗心律失常药物或导管射频消融的疗效等。此外还可以进行心率变异性、窦性心率震荡等方面的研究。

(三)心室晚电位

一般出现在 QRS 波终末部并延迟到 ST 段内，表现为连续、杂乱、高频低振幅的碎裂电活动，提示局部心肌存在传导不均一的组织，可能具备形成折返的条件，发生室速或室颤的危险性增加。

(四)心率变异性和窦性心律震荡

心率变异性和窦性心律震荡是评价心脏交感神经张力的两种无创性方法，其指标异常提示交感张力增加，在器质性心脏病室速患者是增加心脏性猝死危险性的独立指标。

(五)心脏功能检查

心功能降低(射血分数低于 40%)的室速患者，心脏性猝死的发生率增高。

(六)心脏电生理检查

1. 明确室速诊断

通过记录心房、希氏束电图，结合使用心房起搏、药物阻断房室传导等手段，有助于明确室速的诊断。

2. 探讨室速的机制

不同机制的室速对程序电刺激的反应不同(表 4-1)。

3. 诱发或终止室速

可用于室速的急性期处理、标测与消融、指导 ICD 程控参数的设置以及评价抗心律失常药物的疗效等方面。

4. 危险评估

对于缺血性心肌病患者诱发出持续性室速或室颤提示预后不佳，而对于非缺血性心脏病患者的预测价值目前仍不清楚。

表 4-1 电生理检查对不同机制的室速的鉴别要点

观察指标	折返性	自律性	触发活动
程序刺激诱发或终止	+	—	+
超速起搏终止	+	—	与频率相关
超速加速现象	?	+	—
刺激间期与回搏间期	反相关	—	+
诱发部位	多在心室	—	心房、心室均可
心室晚电位	+	—	—
维拉帕米疗效	?	—	+

六、治疗

室速的治疗应个体化，根据不同的室速类型、合并的基础心脏病以及发作时的血流动力学状态综合评估后选择治疗方案。

(一)持续性单形性室速

持续性单形性室速是指心动过速发作时的 QRS 波形态单一而且一致，持续时间超过 30s，或持续时间不到 30s 但伴有低血压等情况需要电转复的室速，是临床最常见的室速类型。90% 的持续性单形性室速见于器质性心脏病患者，最常见于冠心病心肌梗死后，其他各种心脏疾患均可能合并。另有约 10% 的持续性单形性室速见于无器质性心脏病患者，被称为特发性室速。由于多数持续性室速伴有明显症状，有时尚引起严重血流动力学障碍，甚至猝死，需要积极处理。

1. 急性期治疗

急性期治疗目的在于尽快终止发作。

(1) 对于临床血流动力学不稳定的患者，首选电转复治疗，能量 150 ～ 200J，无效时可酌情递增能量。

(2) 如血流动力学稳定，可先行抗心律失常药物治疗，无效时考虑直流电转复。以往的药物转复首选利多卡因，有效率 40% ～ 50%。新近发布的心肺复苏指南推荐的首选药物为胺碘酮、普鲁卡因胺或索他洛尔，其中胺碘酮转复窦性心律的成功率约为 70%，索他洛尔的有效率约 65%。部分无器质性心脏病患者可选用普罗帕酮，转复窦性心律的有效率为 60% ～ 90%。特发性左后分支性室速或短联律间期触发的室速可选择维拉帕米。

(3) 对于室速反复发作的患者，可考虑程序电刺激，找到终止室速的刺激窗口，必要时保留刺激导管，以避免频繁的心脏电复律。

2. 慢性期治疗

慢性期治疗主要是为了预防室速的复发，并预防室性心律失常引起的猝死。包括基础心脏病的治疗、抗心律失常药物、ICD 和射频消融或外科手术治疗等，部分患者需要不同的方法联合治疗。

(1) ICD：具备自动诊断心动过速、抗心动过速起搏、抗心动过缓起搏、低能量转复和高能量除颤等多种功能，对于持续性室速以及此类心律失常的高危患者，ICD 与抗心律失常药物相比能更有效地降低心脏性猝死的发生率和总死亡率。随着 ICD 临床应用的一些重要研究结果的公布，其在室速治疗中的地位已经得到确立。在新公布的 ICD 植入指南中，已经将合并器质性心脏病的持续性室速，或者经其他治疗无效的无器质性心脏病持续性室速列入 I 类适应证。

(2) 抗心律失常药物：仍是目前应用最为广泛和有效的治疗手段。值得注意的是对于大部分器质性心脏病室速，作为长期维持用药和预防猝死，I 类药物虽然能有效抑制心律失常，但增加了心律失常相关性死亡、缺血性死亡和总体死亡率，故宜首选III类抗心律失常药物胺碘酮或索他洛尔。β受体阻滞剂虽然抗心律失常效果较差，但可明显改善心脏病患者预后，作为联合用药的考虑是比较理想的。

(3) 射频导管消融：适用于经抗心律失常药物和(或)ICD治疗后仍有室速的患者，或者有症状的特发性室速患者。常规的标测技术仅适用于血流动力学稳定的、可反复诱发的、持续性单形性室速，新的三维标测技术已经能够实现窦性心律下基质标测和改良(如电解剖标测技术，Cartn系统)，或快速标测技术(非接触标测技术，EnSite3000系统)等，可能拓宽消融的适应证范围并提高成功率，

(二) 非持续性单形性室速

非持续性室速(NSVT)通常定义为连续3个或3个以上的室性心律，频率＞100次/分，并在30s内自行终止。典型者多在3～10个心搏，频率100～200次/分。NSVT可见于0～3%的健康人，有随年龄增长而增加的趋势。常见的器质性心脏病是非缺血性扩张型心肌病、充血性心力衰竭、肥厚型心肌病、缺血性心肌病急性期或慢性期等，高血压心脏病、瓣膜病和先天性心脏病相对少见。目前对于NSVT的临床意义评估的依据还不够充分。

因此，在决定治疗时应综合考虑有无NSVT引起的症状和有无器质性心脏病及其种类，兼顾减轻相关症状和降低心脏性猝死的危险性两个目的。由于NSVT引起的症状往往较轻，应向患者做好解释工作，只有症状影响生活或工作质量时才考虑特异治疗，可选择β受体阻滞剂、钙通道拮抗剂或胺碘酮等，器质性心脏病患者应避免使用Ⅰ类抗心律失常药物。对于药物治疗无效的起源于右心室流出道的反复性单形性室速，可考虑导管射频消融治疗。对于冠心病合并明显左心室功能不全的患者，如在给予最佳抗缺血治疗的情况下仍有NSVT，应接受电生理检查，如能诱发出持续性室速，应植入ICD治疗。

(三) 多形性室速和尖端扭转型室速

多形性室速是指QRS波形态在心电图任一导联上不断发生变化的室速，频率在100～250次/分，多数发作能自行终止，少数可蜕变为室颤。常根据是否与心肌复极延长相关性进行分类。

1. 心肌复极延长有关的多形性室速

心电图常特征性地表现为QRS波的形态、振幅和极性不断有规律变化的尖端扭转型室速，见于先天性或获得性长QT综合征。前者典型临床表现为情绪激动、劳累诱发的昏厥和心搏骤停，发病间期的心电图可见QT间期延长、T波和U波形态异常、T波电交替和心率缓慢等，后者包括各种引起复极延长的临床情况和药物。紧急处理中持续发作或有血流动力学障碍的患者需紧急电复律治疗。停用任何可能延长心肌复极的药物，血钾低的患者应静脉补钾。静脉注射硫酸镁可减少内向离子流并缩短动作电位，可有效抑制尖端扭转型室速。用起搏或药物提高心室率到90～120次/分，有助于防止复发，但需注意先天性长QT综合征禁忌使用儿茶酚胺类药物(如异丙肾上腺素等)。先天性长QT

综合征患者需给予β受体阻滞剂治疗，必要时考虑起搏、颈胸交感神经节切除，对于反复发作、上述治疗无效者需植入ICD治疗。

2. 与心肌复极延长无关的多形性室速

可能较上述类型更常见，可见于有或无器质性心脏病患者，临床可无症状而偶然在动态心电图检查中发现，但持续发作可导致室颤。极短联律间期触发的多形性室速，其心电图特征为室速的第一跳呈极短的联律间期，临床好发昏厥和猝死，对多种抗心律失常药物无效，需植入ICD治疗。急性冠脉综合征(急性心肌梗死或血管痉挛性心绞痛)患者可合并多形性室速，需针对病因治疗。此外电生理检查中程序电刺激常诱发非持续性、多形性室速，随刺激强度增加而增加，常被认为是一种非特异性反应，对于预后的判断意义尚不明确。

六、特殊类型的室速

(一)特发性室速

指不伴有明显的器质性心脏病，也排除了代谢或电解质紊乱、长QT综合征、短QT综合征、Brugada综合征等离子通道性疾病的室速可起源于心室的任何部位，临床上最常见的是以下两种。

1. 特发性左心室室速

特发性左心室室速又称为维拉帕米敏感性室速或分支性室速，多见于年轻男性，临床经常表现为阵发性，预后良好。心电图表现为右束支阻滞伴电轴左偏，QRS波较窄(100～140ms)急性发作时可静注维拉帕米，无效可考虑胺碘酮经导管射频消融可根治，成功率超过90%。

2. 特发性右心室流出道室速

特发性右心室流出道室速又称为运动诱发的室速或腺苷敏感性室速，临床经常表现反复发作的非持续单形性室速心电图表现为左束支传导阻滞图形伴电轴向下(Ⅱ、Ⅲ和aVF导联QRS波直立)。症状明显的患者可考虑药物治疗，首选β受体阻滞剂或钙通道拮抗剂，无效可选择普罗帕酮或索他洛尔，仍然无效可选用胺碘酮药物治疗。无效、不能耐受或不愿服用者，或伴有眩晕或昏厥的患者可考虑导管射频消融术治疗，90%以上可取得根治注意部分患者室速心电图类似起源于右室流出道，但实际起源于主动脉窦，其V_1、V_2导联r波通常相对宽大，时程超过QRS波宽度的一半，振幅超过QRS波振幅的30%。

(二)致心律失常性右心室心肌病伴发的室速

常见于年轻男性，常以左束支阻滞型室速为首发表现，常见诱因是运动。窦性心律时心电图可见V_1导联QRS时限超过120ms，终末部出现ε波、右室起源室速，Ⅱ、Ⅲ、aVF导联主波向下，即起源于右心室下壁流入道或心尖部时要考虑该病可能。超声心动图、核素心脏显影、磁共振显像、右心室造影等检查有助于明确心肌病变和心脏功能，右心室功能不全、左心室功能不全和发生室速是提示预后不佳的危险因素。症状明显的患者可给予抗心律失常药物治疗，有选索他洛尔，也可选用胺碘酮或其他抗心律失常药物，由运动诱发的患者 β 受体阻滞剂可能有效药物治疗无效或不能耐受的患者可行导管射频消融治疗，但术后可能发生新的室速猝死高危的患者需植入 ICD 治疗，但右心室病变可能造成电极定位的困难。

（三）束支折返性室速

束支折返性室速通常发生于器质性心脏病，尤其是扩张型心肌病患者窦性心律时心电图可见室内传导阻滞，室速多表现为快频率的左束支传导阻滞图形，可呈无休止发作确诊依赖于腔内电生理检查，消融右束支可根治，但远期的预后取决于器质性心脏病本身的治疗。

（四）双向性室速

1. 儿茶酚胺敏感性多形性室速

多见于无器质性心脏病的儿童或青少年，约 30% 有猝死家族史患者常因运动或激动后昏厥就诊，静息心电图正常，典型者发作时心电图呈双向形室速运动试验具有诊断价值，特点是随运动强度增加，室性心律失常逐渐复杂化，从单个室性期前收缩到二联律直至短阵室速，最后发作双向性室速治疗首选 β 受体阻滞剂，应达到最大耐受剂量，可用运动试验随访疗效和调整剂量即使最优化的 β 受体阻滞剂治疗仍有超过 10% 的患者猝死，植入 ICD 治疗肯定有效，但常因患者年龄而可能使用受限。

2. 地高辛中毒引起的双向性室速

见于地高辛中毒后，呈窄 QRS 波、右束支传导阻滞图形的室速，频率在 140 ～ 180 次 / 分，额面电轴左偏和右偏交替出现，可能为一过性或仅出现在某一导联上，治疗首选地高辛抗体。

第三节　室性期前收缩

频发的单形性室性期前收缩（室性期前收缩）临床较为多见，好发于中青年患者，无明显性别差异。如果发生在没有明确器质性心脏病且心功能正常的患者，预后一般良好但长期室性期前收缩＞ 10000 次 /24 小时，即使没有明显症状，也可能引起血流动力学障碍和（或）心脏扩大、心功能不全（心动过速依赖性心肌病）。部分患者虽然有心慌、心悸等症状，但往往不是血流动力学障碍造成的，而是心律失常所致，若给予适当的药物治疗，如普罗帕酮或 β 受体阻滞剂，可能缓解症状。近年来，射频消融术逐渐应用于室性期前收缩的治疗。针对那些单形性、频发、症状严重并且药物治疗无效的患者或频发期前收缩触发室性心律失常风暴的患者，成功的射频消融治疗可以起到改善症状、提高生活质量、避免药物副作用和预防猝死的作用。室性期前收缩可通过简单的听诊发现，心电图的定位诊断对于判断室性期前收缩的性质和指导射频消融治疗起到关键作用。

一、发生机制

室性期前收缩的发生机制多为触发活动，触发活动与发生于动作电位 3 相的早期后除极或紧随动作电位之后的晚期后除极有关。最近有研究发现流出道室性心律失常的发生可能与患者体内雌二醇的变化有关。

二、心电图特点

（一）右心室流出道起源

据统计，无器质性心脏病患者发生的室性期前收缩，约 80% 起源于右心室，另外 20% 起源于左心室。而在右心室起源的室性期前收缩中，绝大多数位于右心室流出道（肺动脉瓣以下）。发生机制被认为是触发活动。右心室流出道起源的室性期前收缩在心电图上呈完全性左束支传导阻滞图形，下壁导联（Ⅱ、Ⅲ、aVF)QRS 波呈 R 形且高大直立，aVL 导联以负向波为主，胸前导联移行一般在 V_3 导联或以后。Ⅰ导联的极性对于判断起源点的前后有帮助。若Ⅰ导联以负向波为主，则起源点偏前壁，反之则偏后壁右心室流出道可进一步分为游离壁和间隔部。游离壁起源的室性期前收缩其 S 波在 V_3 导联较深（$>3.0mV$)，胸前导联移行一般在 V_4 导联或以后，并且部分患者下壁导联 QRS 存在顿挫，这种“顿挫”的特异性较高，可能反映左心室激动间隔部起源的室性期前收缩其胸前导联移行稍早，一般在导联或 $V_1 \sim V_4$ 导联，下壁导联无顿挫。

（二）肺动脉起源

肺动脉起源的室性期前收缩少见，心电图上与右心室流出道（肺动脉瓣以下）起源的室性期前收缩特点相似。有统计发现，两者之间的区别是：肺动脉起源的室性期前收缩下壁导联的 R 波比右心室流出道起源的 R 波更高。在临床实际中，肺动脉起源的室性期前收缩并非靠 12 导联心电图诊断，而是根据消融成功的靶点位于肺动脉瓣以上而确定。

（三）三尖瓣环起源

三尖瓣环起源的室性期前收缩并不多见，心电图 QRS 波形特点类似 B 型预激，呈左束支阻滞图形，胸前导联一般移行于 V_3 导联或以后，但间隔部起源者可移行于 $V_2 \sim V_3$ 导联下壁导联极性根据起源点的前后可正可负，游离壁起源的室性期前收缩在部分患者的下壁导联亦存在顿挫。Ⅰ导联和 aVL 导联绝大多数为正向，这一点可与右心室流出道起源的室性期前收缩鉴别，后者 aVL 导联均为负向。

（四）主动脉根部（瓦氏窦）起源

瓦氏窦起源的室性期前收缩占左心室起源的大多数，一般位于左冠窦或右冠窦，无冠窦起源则十分罕见。瓦氏窦起源的室性期前收缩在心电图上也表现为左束支传导阻滞图形，QRS 宽度较右心室流出道起源略窄，V_1 导联呈 rS 型，胸前导联移行多位于 V_3 导联以前，V_6 导联多呈 Rs 型，这几点是与右心室流出道起源室性期前收缩的重要鉴别点。下壁导联 QRS 波呈 R 形且高大直立。左冠窦起源的室性期前收缩其 I 导联以负向波为主，且 RⅢ＞RⅡ；右冠窦起源的室性期前收缩其 I 导联以正向波为主，且 RⅢ＜RⅡ。无冠窦起源的室性期前收缩极少，其特点与右冠窦起源相同。最近有学者报道一种特殊起源部位的室性期前收缩，位于主动脉根部左冠窦和右冠窦交界处，其心电图特点是 V_1～V_3 导联至少有一个导联 QRS 波呈 qrS 型。

（五）左心室流出道（主动脉瓣下）起源

主动脉瓣下起源的室性期前收缩不常见，其心电图特点与瓦氏窦起源的室性期前收缩特点相同，缺乏特异性的鉴别点，诊断依据是消融成功的靶点位于主动脉瓣以下。

（六）二尖瓣环起源

二尖瓣环起源的室性期前收缩其 QRS 波形特点类似 A 型预激，呈右束支传导阻滞型，V_1 导联以 R 波为主，胸前导联移行早于 V_2 导联，V_6 导联呈 Rs 或 RS 型。下壁导联的极性根据起源点的前后而不同。部分游离壁起源的患者，在下壁导联可以观察到顿挫。

（七）传导分支起源

传导分支起源的室性期前收缩的心电图 QRS 特点与左心室特发性室速完全相同，表现为相对较窄的 QRS，右束支传导阻滞型，V_1 导联以 R 波为主，V_6 导联呈 rS 型。下壁导联直立者起源于左前分支，下壁导联倒置者起源于左后分支。

（八）心外膜起源

大多数心外膜起源的室性期前收缩位于冠状静脉窦属支附近，如心大静脉和前室间静脉 (AIV)，其特点与对应心内膜部位起源的室性期前收缩特点类似。但大多数心外膜起源的室性期前收缩的 QRS 起始部上升缓慢，亦即假 Δ 波，有报道提示从 QRS 起始部到顶峰所需要的时间大于整个 QRS 时限的一半以上。

（九）其他起源部位

其他起源部位的室性期前收缩更加罕见，如左心室心尖部起源，呈右束支传导阻滞型，除 V_1 导联外，所有其他胸前导联呈振幅较深的 S 波 (rS 型或 QS 型)，下壁导联 QRS 波倒置。右心室心尖部起源，呈左束支传导阻滞型，所有胸前导联呈 rS 或 QS 型，下壁导联 QRS 波倒置。

三、射频消融治疗

射频消融治疗的适应证：①频发的单形性室性期前收缩，症状明显、经药物治疗无效或愿意接受长期药物治疗的患者（Ⅱa 类适应证）；②频发的单形性室性期前收缩引起心功能障碍(Ⅱa类适应证);③形态相同的室性期前收缩诱发的室性心律失常风暴者(Ⅱb类适应证);④频发的无症状性室性期前收缩可以考虑进行消融,以避免心动过速依赖性心肌病(Ⅱb类适位证),非频发的有症状性室性期前收缩不适合导管消融(Ⅲ类适应证)。

射频消融的目的:①改善症状;②避免药物治疗带来的副作用;③降低恶性心律失常的发生风险;④避免心脏扩大或心功能损害标测时要求患者有频发和稳定的期前收缩,标测方法主要包括起搏标测和激动顺序标测,实际应用过程中多是两种方法结合。

(一)起搏标测

起搏标测是最简单、方便的方法,仅需一根消融导管就可以完成,在临床较为常用。具体方法是在可能的起源部位进行起搏,以夺获局部心肌,观察起搏 QRS 与自发期前收缩的 QRS 波形是否一致。理论上来讲,在起源点起搏的 QRS 形态应该与自发期前收缩 QKS 形态完全一致,实际标测过程中要求 12 导联心电图中至少 11 个导联的起搏 QRS 形态与自发期前收缩 QRS 形态一致,另一个导联仅容许存在微小差异,在有效靶点可以见到短暂的期前收缩频率加速或期前收缩成串的现象,继续放电则期前收缩消失。若消融无效还需要进一步地反复起搏标测。

(二)激动顺序标测

激动顺序标测是根据标测导管记录到的局部电位与期前收缩 QRS 起始之间的时间关系,逐点标测,直至找到最早的心室激动点(有效靶点的局部电位至少领先期前收缩 QRS 起始点 20ms 以上,单极导联呈 QS 型一般来说,只需一根消融电极就可以完成标测,但一些特殊部位,如二尖瓣环起源的室性期前收缩,尚需要其他导管(如冠状静脉窦导管)的辅助标测二维标测系统,如 Gum 系统或 Ensite 系统,有助标测。Ensite 系统的优点在于只需要一个室性期前收缩就能确定室性期前收缩的大致起源部位,节省标测时间;使用系统则需要稳定的期前收缩,反复在期前收缩心律下记录消融导管的局部电位,其优点是较精确。激动顺序标测在某些特殊起源部位的室性期前收缩标测过程中具有优势,这些部位往往含心肌较少,如主动脉根部或肺动脉起源,起搏标测不能夺获局部心肌,此时应特别注意消融导管上记录的一些较领先但振幅较低的低频电位,可能是有效靶点。

上述两种标测方法在实际应用过程中往往互相结合,在标测到一个局部电位领先的部位进行起搏,观察起搏 QRS 波与期前收缩 QRS 波形态是否一致最佳靶点应该是局部电位最早并且起搏 QRS 波与期前收缩 QRS 波形态完全一致。室性期前收缩的消融需要耐心细致地标测,常见起源部位的室性期前收缩消融成功率可达到 80% 以上,大部分患者可达到根治的效果。一些特殊部位起源室性期前收缩的消融效果依赖于术前对于心电图的仔细研究和术中耐心地标测心内膜反复消融失败的病例需要考虑是否心外膜起源。需要强调的是对于分支起源的室性期前收缩,应采用激动顺序标测方法,寻找期前收缩时最领先的浦肯野电位(P 电位),不宜采用起搏标测。

四、射频消融治疗的风险和并发症

室性期前收缩的射频消融治疗一般是安全的，但对于一些特殊起源部位的期前收缩存在风险，如主动脉根部起源的室性期前收缩可能存在损伤冠状动脉口部的风险，在放电前需要评价靶点与冠状动脉口部的相对距离。武汉大学人民医院的经验：消融所有主动脉根部起源的室性期前收缩都需要常规穿刺桡动脉，送入多功能造影导管至主动脉根部以便于造影；另穿刺股动脉送入消融导管。在消融冠窦或三尖瓣环前壁起源的室性期前收缩时要十分警惕损伤希氏束。另外，消融心外膜起源的室性期前收缩时，消融导管需要进入冠状静脉窦分支，应轻柔操作，最好应用冷盐水灌注消融导管并且降低消融的功率和温度，避免穿孔。

第四节　心房扑动

心房扑动 (房扑) 是心房快速而规律的电活动，心房率一般在 250 ～ 350 次 / 分，体表心电图心房波间可无明确的等电位线。心室率决定于心房激动下传到心室的比例，如果房室以不同比例传导则表现为心室率不等。房扑是一种介于房速与心房颤动之间的快速性心律失常，其与房速的主要区别是房扑时心房激动的频率较快，且在体表心电图上无明确的等电位线。但房速和房扑之间有时较难区别，两者之间会有重叠，尤其是房扑患者应用抗心律失常药物治疗后，心房的激动频率有不同程度地下降，体表心电图上相邻心房波之间有时也可见到等电位线。从发生机制上来讲，房扑多为依赖于某一解剖屏障的大折返，而房速的可能机制包括折返和异位兴奋性增高，折返性房速的折返环也可以是小折返或微折返。房扑患者多伴有各种器质性心脏病，如高血压性心脏病、冠状动脉粥样硬化性心脏病、心肌病、先天性心脏病、瓣膜病、心力衰竭、心脏外科术后、心房颤动外科或经导管消融术后，各种心脏病引起的心房压升高、心房增大、心房肌纤维化、心房内传导时间延长、心脏自主神经功能不平衡和房性期前收缩增多，是这些患者易发生房扑的重要原因或诱因。中毒性或代谢性疾病累及心脏也可引起房扑，如甲状腺功能亢进、酒精 (乙醇) 中毒、心包炎等。随着对各种器质性心脏病治疗手段的增多和其疗效的改善，心脏病患者的预期寿命在不断延长，房扑的发病率也会逐渐增加。

房扑可表现为阵发性或持续性，持续性多见，每次房扑发作的持续时间一般较长。房扑的主要临床表现是心悸，如果房扑时心室率较快影响到心脏泵功能，或患者有严重的心肺疾患，则会有出汗、头晕、低血压，甚至昏厥等症状，并可伴有基础疾病加重的表现，如呼吸困难或心绞痛加重，等儿童如果伴有持续性房扑，常伴有较高的猝死风险。

没有治疗的房扑患者多数情况下心室率是心房的一半，约 150 次 / 分，药物治疗可以减慢房室传导比例、降低心室率。在没有应用药物治疗的情况下，过慢的心室率提示可能存在房室传导异常。儿童、预激综合征、甲状腺功能亢进患者或房室传导较快者，有时可表现为房扑伴 1 ∶ 1 房室传导，心室率可达 300 次 / 分 I 类或Ⅲ类抗心律失常药物的应用在延长心房内电活动的传导时间、减慢心房的激动频率后，可能会增加房室传导比例，甚至可出现房扑伴 1 ∶ 1 房室传导，同时应用减慢房室传导的药物可减少或避免出现 1 ∶ 1 房室传导。药物治疗控制房扑患者心室率的作用常不理想，可选择的药物包括 β 受体阻滞剂、钙拮抗剂 (地尔硫䓬和维拉帕米)，无效时也可选用洋地黄和胺碘酮。药物治疗转复房扑的成功率不高，新的Ⅲ类抗心律失常药物伊布利特有相对较高的转复房扑的机会，转复房扑的成功率为 60% ～ 90%。但该药由于可延长 QT 间期，增加发生尖端扭转型室速的风险，多发生于用药当时或用药后 1 ～ 2 小时内，应密切观察和监测。部分房扑可以被经食管或经静脉心房高频起搏终止，房扑在被高频起搏终止前可先转变为心房颤动。终止房扑最安全有效的方法是心脏同步电复律，一般较低的能量 (50J) 即可转复房扑，房扑伴快心室率的患者在血流动力学不稳定时应考虑行紧急电复律。房扑患者的抗凝治疗原则与心房颤动类似，包括在转复房扑和行房扑消融治疗时。

一、发生机制和分类

(一) 典型房扑

房扑有多种分类方法，主要是根据房扑的产生机制和部位进行分类。典型房扑是右心房内大折返性心动过速，其折返环依赖于下腔静脉和三尖瓣环之间峡部的缓慢传导，折返环的前方是三尖瓣环，后方是上腔静脉、界嵴、下腔静脉和欧氏嵴。心内电生理检查会发现，在典型房扑时沿三尖瓣环的心房肌有一致的激动顺序、围绕三尖瓣环逆时针折返的典型房扑临床上最常见 (普通型)，此时右心房游离瓣和前壁较厚的梳状肌自上而下顺序激动形成较大的心电向量，对于在体表心电图Ⅱ、Ⅲ、aVF 导联上形成向下振幅较大的锯齿波 (F 波) 起重要作用，锯齿波的上升支和下降支不对称，上升支的斜率较快代表了右心房游离壁和前壁的激动顺序。而围绕三尖瓣环顺时针折返的典型房扑 (少见型)，右心房游离壁和前壁较厚的梳状肌自下而上顺序激动，在体表心电图Ⅱ、Ⅲ、aVF 导联上形成向上振幅较大的锯齿波，下降支的斜率较快代表了右心房游离壁和前壁的激动顺序。房扑波的体表心电图极性和形态除与右心房围绕三尖瓣环心房肌的激动顺序有关外，还与激动自右心房传入左心房的部位以及左心房的激动顺序和方向有关，也与左右心房的大小、形态和相对位置等有关，围绕三尖瓣环逆时针方向折返的房扑，心房电活动一般通过房间隔下部冠状静脉窦周围左、右心房间的连接激动左心房，而围绕三尖瓣环顺时针方向折返的激动波多通过房间隔上部 Bachmann 束传导到左心房，但有时也可以通过房间隔下部左右心房之间的连接传导到左心房。因此，顺时针方向折返的典型房扑左心房的激动顺序和方向变化较大，体表心电图上的房扑波特点变化也较多。围绕三尖瓣环逆时针折返的典型房扑患者，房扑波在 V_1 导联一般直立，而顺时针折返的典型房

扑则在 V_1 导联形成倒置房扑波。应用颈动脉窦按压或腺苷等一过性减慢房扑患者的房室传导比例，更有利于识别体表心电图上房扑波的形态。

近来研究表明，部分依赖于二尖瓣环与下腔静脉之间峡部缓慢传导的房扑，其折返环并不是完全围绕三尖瓣环，有些折返环可能位于低位右心房或在下腔静脉口附近，即房扑时心房激动能够横向通过界嵴。这些折返环相对较小、折返路径也不完全相同的房扑临床中少见，在心内电生理检查时可以见到，但不是很稳定。其在体表心电图上所形成的房扑波极性和形态也会有相应的改变，房扑波可能不再具有上述特征性的、振幅较大的锯齿波样形态依赖于三尖瓣环与下腔静脉之间峡部的缓慢传导是其与典型房扑之间的共性，共同称为“峡部依赖性房扑”有其合理性，因两种房扑的缓慢传导区和产生隐匿拖带的部位都在下腔静脉和三尖瓣环之间的峡部，并且自三尖瓣环至下腔静脉的成功线性消融也能有效预防房扑的发生。

（二）非典型房扑

非典型房扑是指不依赖于下腔静脉和三尖瓣环之间峡部缓慢传导的大折返性房速，有时也称为非峡部依赖性房扑，折返环可位于左心房，也可在右心房非典型房扑患者中器质性心脏病较多见，并且部分患者可能有心脏外科手术史，心房一般也有不同程度的增大左心房非典型房扑患者伴有器质性心脏病的比例更高，可达 60% 以上引起非典型房扑的大折返性环形激动，除可围绕二尖瓣环进行折返外，也可围绕其他解剖障碍（如左、右肺静脉）、外科手术或其他原因引起的心房纤维化瘢痕、不完整的射频消融线等进行折返。心房颤动消融术后，尤其是慢性持续性心房颤动消融术后，部分患者可表现为反复发作的阵发性或持续性房扑非典型右心房房扑的折返环多位于右心房游离壁。如果患者曾经行 Fontan 或 Fontan 改良心脏外科手术，由于术后右心房增大和压力升高，以及手术瘢痕等原因，心律失常的产生部位也常在右心房游离壁折返环，局限于右心房游离壁的房扑也被称为区域性折返。区域性折返是指折返环不依赖某一解剖屏障，而是由局部心房肌纤维化或瘢痕形成，以及功能性传导障碍等所致，折返环一般较小，房扑的周长也较短、相邻房扑周长的差异较大，是由于功能性折返环路的相对不稳定所致。

非典型房扑时体表心电图上也可见到单形的房扑波，且扑动波间没有等电位线。房扑波的具体形态特点与折返环的部位和激动方向以及心房的解剖形态等有关，一般情况下上升支和下降支对称。同一阵非典型房扑的体表心电图扑动波形态有时也会不同，提示参与房扑的折返路径可能有多个，或是由于折返路径的不稳定所致。起源于左心房的非典型房扑，在 V_1 导联上的房扑波一般直立或双向房扑波的体表心电图特征，对鉴别诊断典型和非典型房扑有一定误差，有器质性心脏病和心脏外科手术史的患者尤其如此。体表心电图房扑波在Ⅱ、Ⅲ，aVF 导联上为上升和下降支不对称的锯齿波，在心内电生理检查时只有 90.5% 被确诊为依赖三尖瓣环与下腔静脉之间峡部的典型房扑，而房扑波没有上述体表心电图典型特征的患者，房扑的发生机制也有 40% 为环绕三尖瓣环的右心房大折返，为典型房扑。

非典型房扑与心房颤动的关系远较典型房扑与心房颤动的关系密切，有时非典型房扑可能是一种不稳定的心律失常，很容易转化为心房颤动。在另外一些非典型房扑还可以表现为不纯房扑，即心房的一部分为房扑，另一部分为心房颤动，或者其体表心电图特点符合房扑，但心房内标测表现为紊乱心房律或心房颤动，或体表心电图特点符合心房颤动，在心内电生理检查时则为非典型房扑。需要注意的是，有时符合非典型房扑体表心电图特征的快速房性心律失常，也可能由局限于心房某一部位或某一心脏大静脉的快速异位激动驱动心房所致，而非折返机制所引起，这样的心动过速或房扑常表现为阵发性短阵发作的特点。

二、诊断及电生理检查方法

在常规心脏电生理检查中，激动标测和拖带技术是诊断大折返性速和房扑的主要手段拖带现象为折返性心动过速特有的电生理表现，是起搏刺激进入折返性心动过速的折返环，影响折返环传导和激动的特征性表现。拖带现象产生的前提是心动过速的折返环存在可激动间隙利用拖带技术可以判断心动过速的机制是否为折返，心脏中某一部分心肌是否在折返环内，及其与缓慢传导区入口或出口的关系。在确定折返环的缓慢传导区及其出口的部位后，结合缓慢传导区邻近部位的解剖结构特点，可设计有效线性消融的部位和走向。在心肌缓慢传导处或功能和解剖阻滞线附近以及房间隔部位，有时可记录到双电位，这些电位可产生于心房肌的缓慢传导，或是记录到的阻滞线和房间隔两侧不同的心房激动波。

隐匿拖带现象是指自发心动过速时，心房起搏不终止心动过速，使心动过速加快但不出现体表心电图房扑波形态和心房内激动顺序的改变，且起搏终止后自发性心动过速立即恢复。其机制为起搏点在缓慢传导区内，起搏所诱发的激动波逆向传导进入缓慢传导区，与前一个顺向激动波在缓慢传导区相遇而受阻，顺向激动波沿折返环顺向传导，使心动过速加速和持续，在心房内的激动顺序与自发心动过速一致，被重整(reset)的心动过速频率与起搏频率一致，起搏后间期(PPI)是指起搏所引起的激动波从起搏部位传导到折返环，并经过折返环回到起搏部位所需要的时间，即起搏电极上最后一个起搏刺激信号所引起的局部电位，到终止起搏后第一个自发的局部电位的时间。当起搏后间期与心动过速周长相等或两者之间的差值(PPI-CL)＜20ms时，说明该起搏部位在折返环内，也是确定隐匿拖带的主要标准之一；如起搏后间期明显大于心动过速周长，说明该起搏部位在折返环外。典型房扑产生隐匿拖带的部位在下腔静脉和三尖瓣环之间的峡部，对于围绕二尖瓣环折返的非典型房扑，左下肺静脉与二尖瓣环之间是折返环的缓慢传导区，该部位起搏可以观察到隐匿拖带现象。

冠状静脉窦由远端至近端的激动顺序不一定就表明非典型房扑的折返环在左心房，部分围绕三尖瓣环顺时针折返的典型房扑，冠状静脉窦的激动顺序也可能是远端早于近端。有研究表明，符合下列条件之一者可排除右心房内大折返性房扑。

(1) 在右心房多个不同部位标测时（一般在 8 个以上），右心房的激动时间＜ 50% 心动过速周长。

(2) 应用起搏拖带技术在右心房内多个部位进行评价时，起搏后间期大于心动过速周长，至少 40ms 以上。起搏拖带技术在右心房内的评价部位一般不少于 3 个，包括三尖瓣环与下腔静脉之间的峡部和右心房游离壁，但不包括房间隔和冠状静脉窦。

(3) 当右心房激动波间期的变化在 100ms 以上时，左心房激动波间期的变化小于 20ms。上述现象提示，房扑时心房折返激动的大部分时间和路径（包括缓慢传导区）不在右心房，右心房是被动激动。

在诊断区域性折返性房扑前，首先要排除大折返性房扑，然后对房扑可疑起源区域进行多点仔细激动标测，排除灶性房速的可能，如果是区域性折返一般表现为：

(1) 标测区域内心房激动时间＞心动过速周长的 80%。

(2) 在该区域进行拖带标测时，多个起搏部位的起搏后间期与心房扑动周长的差值＜ 30ms。

(3) 标测区域内的心房肌存在缓慢传导，表现为双极心内电图可记录到双电位或连续电活动，该区域也可同时存在瘢痕心肌。

(4) 从标测区域到心房其他部位的激动顺序呈离心样。

三、导管射频消融治疗

（一）三尖瓣环和下腔静脉之间峡部的线性消融

对于典型房扑，目前一般应用解剖法完成三尖瓣环和下腔静脉之间的线性消融，消融终点是房扑终止、不能被诱发，消融线双向传导阻滞消融手术需要常规放置冠状静脉窦导管，在没有三维标测系统的情况下，为了进一步明确诊断，有时需要沿飞尖瓣环放 Halo 或高位右心房和希氏束标测电极导管。在有经验的中心，尤其是在典型房扑的诊断成立后，则不需要常规放置这些标测电极导管。右前斜和左前斜位 X 线透照体位的结合，有助于下腔静脉和三尖瓣环之间峡部的成功线性消融。右前斜位透照有利于确定消融导管与三尖瓣环的关系，而左前斜位透照的主要意义是判断消融导管在三尖瓣环上的位置，左右旋转消融导管，可调整消融导管远端的位置，在自三尖瓣环心室侧至下腔静脉进行逐点消融过程中，保证各消融点基本在一条线上。消融导管远端在三尖瓣环心室侧时，可以记录到大室小房波，在消融过程中逐点回撤销融导管至下腔静脉。在电极导管回撤过程中，远端消融电极记录到的心室波逐渐变小，心房波则由小变大再变小、最后消失。在消融时可以适当增大每一次回撤销融导管的幅度，在该部位进行足够长时间放电后再向前推送消融导管少许进行消融，或每次回撤导管的幅度不变，回撤 2 ～ 7 次后再向前推送一次。这样不但可以使射频消融损伤部分重叠，回撤和推送消融导管也可以改变导管远端与组织间的贴靠，以便形成更均匀连续的损伤。在消融导管回撤过程中，如果在某一部位电极导管的远端跳动较大，多提示局部心内膜不光滑或有皱褶，甚至有较明显的陷或袋状凹陷，通过改变消融导管远端的弯度使其形成与心内膜不同方式的贴靠，有利于完成该部位的线性消融、右侧峡部线性消融的部位一般在左前斜位 45° 透视下位于三尖瓣环最低点略偏外侧。在消融开始之前，也可以沿预设的消融线逐点回撤销融导管，根据消融导管远端的跳动和心内膜的平整情况确定消融线的位置，避开心内膜明显不平整的部位。另外，有些患者由于心腔增大、心脏有一定程度的转位，也会影响三尖瓣环至下腔静脉之间最佳消融线的部位。

右侧峡部的线性消融可以在房扑发作时进行，也可在窦性心律下或冠状静脉窦口起搏时进行。在有效放电过程中，可见房扑终止或心房激动顺序的改变等，消融的终点为峡部双向传导阻滞。判断峡部双向传导阻滞的常用方法为峡部消融线两侧起搏，即低侧位右心房和冠状静脉窦门起搏，观察心房激动顺序的变化。起搏低侧位右心房时，激动自下至上传导沿右心房游离壁传导，然后沿房间隔部从上至下传导，提示从低侧位右心房至冠状静脉窦口方向的峡部传导阻滞；起搏冠状静脉窦门时，心房激动顺序在间隔部从下至上传导，然后在右心房游离壁从上至下传导，提示从冠状静脉窦门至低侧位右心房方向的峡部传导阻滞。部分依赖三尖瓣环与下腔静脉之间峡部缓慢传导房扑，可能不需要自三尖瓣环至下腔静脉的连续线性消融，在三尖瓣环至下腔静脉之间某一部位局部消融，即可阻断房扑时通过峡部的心房激动，达到有效预防房扑发生的目的，消融部位是房扑时心房激动通过峡部缓慢传导区的传导突破口。如对于围绕三尖瓣环逆钟向折返的典型房扑，在峡部消融线内侧如标测到一最早激动点，则拟定消融线上的相对应部位即为心房激动通过峡部缓慢传导区的突破口。窦性心律时，也可以应用峡部消融线一侧起搏，沿消融线另外一侧自三尖瓣环至下腔静脉进行顺序标测，发现通过峡部的传导突破口。在已行自峡部线性消融的患者，如果沿消融线仍有残存传导裂隙 (gap)，也可以应用类似的方法确定传导裂隙的部位。也有研究发现，针对自三尖瓣环至下腔静脉之间峡部心房肌电位最高处进行消融，而非行连续峡部线性解剖消融，可明显降低达到成功峡部双向传导阻滞所需要的消融次数和消融时间，提示峡部心房电位最高处即为使激动可以通过峡部传导的关键心房肌束所在部位。

有研究发现，心房内不同部位起搏时，上述心房激动顺序的变化可能并不完全与峡部双向传导阻滞等同。消融后心房内的激动顺序改变，提示已形成三尖瓣环与下腔静脉之间峡部，双向传导阻滞的患者，经静脉应用异丙肾上腺素后部分恢复了单向或双向传导，甚至能够诱发房扑。在低位右心房和冠状静脉窦口起搏时，如果在心房激动顺序改变的基础上，沿峡部消融线全程可以记录到较宽间距的双电位，以此作为峡部双向传导阻滞的标准和房扑消融的终点，则可以降低术后房扑的复发率。仅依靠心房激动顺序的变化来判断峡部双向传导阻滞并不可靠，因为心房的激动顺序受诸多因素的影响，如峡部消融后局部心肌传导速度和不应期的改变，起搏和标测电极导管位置的变化等。普通心内膜标测电极只能覆盖部分心房内膜，而且常不包括峡部，因此对激动扩布和传导方向的判断有局限性，心房激动顺序的改变有时可能是峡部传导延迟的结果，而非成功峡部线性消融的确诊标准。沿峡部消融线全程记录到较宽间距的心房双电位，提示峡部传导阻滞。如果在消融线某一部位记录到距离较近的双电位或双电位之间有碎裂电位，一般提示没有形成完全阻滞，只是局部传导延迟或在消融线上有残存传导裂隙，需要进一步消融。如果从起搏部位到消融线外侧的激动时间＞120ms或与术前相比增加50%以上，与沿消融线记录到较宽间距心房双电位的意义一样，提示从起搏部位到消融线对侧方向单向传导阻滞。应用这种方法只需要冠状静脉窦和消融导管，即可完成典型房扑的导管射频消融治疗。如果患者仍然在服用抗心律失常药物或心房明显增大，在成功峡部消融后，通过消融线的激动时间可能会远大于120ms。在这种情况下，应用异丙肾上腺素后再次评价房扑是否可被诱发，以及再次评价在消融线两侧起搏时通过峡部的激动时间，对于降低术后房扑的复发率可能有一定价值。

虽然沿消融线记录到较宽间距的心房双电位提示峡部完全传导阻滞，但是在峡部已完全阻滞后，沿消融线有时仍然可以记录到碎裂电位、较宽的单电位或三电位等。这些电位可能来自已阻滞的消融线附近的旁观缓慢传导区，后者可能由于局部存在多个传导通道或是由于多条平行的消融线，使峡部消融损伤增宽所致。Shah等指出通过低侧位右心房距消融线较近处不同部位的起搏，观察消融线两侧所记录到的局部心房电位激动时间和方向的变化，有利于鉴别这些电位是代表消融线上的残存传导裂隙还是消融线附近的旁观缓慢传导区。在位用消融线一侧起搏、另外一侧标测评价消融线是否达到传导阻滞时，如果从起搏部位到消融线对侧靠近消融线处的激动时间大于到消融线对侧稍远部位的激动时间，也提示在该方向消融线已完全阻滞。

（二）典型房扑与心房颤动之间的关系及导管射频消融治疗策略

在对典型房扑进行导管射频消融的临床研究中已经注意到，术前合并心房颤动的典型房扑患者，在成功右侧峡部线性消融后，部分患者心房颤动的发生减少或消失；也有研究表明，对于临床上药物治疗无效、反复发作的阵发性或持续性心房颤动患者，在应用抗心律失常药物治疗的基础上，进行右侧峡部线性消融也可以有效预防部分心房颤动的发生。所有这些研究均提示，下腔静脉和三尖瓣环之间的峡部，在心房颤动的发生和持续中有一定作用。但是对于多数伴有典型房扑的心房颤动患者来说，单纯右侧峡部线性消融是不够的，同时进行肺静脉电隔离可有效降低术后心房颤动和房扑的发生率。Ellis等观察到，在632例行右侧峡部消融的典型房扑患者中，363例为不伴心房颤动的单纯房扑患者(57%)，随访39个月，心房颤动发生率为68%，14%的患者同时有心房颤动和房扑，房扑复发率为5%。即单纯房扑患者在右侧峡部消融后3年心房颤动的发生率可达82%，并且该研究注意到左心房增大是房扑消融术后发生心房颤动的一个危险因素。该研究提示，典型房扑可能不是一个独立的疾病，是部分患者发生心房颤动前的一种表现。

在接受肺静脉电隔离治疗的心房颤动患者中，约16%伴有非药物引起的典型房扑，而在典型房扑患者中，心房颤动的发生率为 50% ～ 70% 甚至更高。部分心房颤动患者在接受药物治疗时可能会出现典型房扑，是由于药物引起心房肌功能性传导阻滞，折返激动只能围绕某一相对间定的径路进行，从而形成规律的心动过速，即典型房扑，这点已被动物试验和临床研究所证实。心房颤动的发生机制复杂，起源于心房和心脏静脉不同部位的异位兴奋灶，反复发放的快速心房电活动是心房颤动发生的触发因素。而心房内由于功能性或解剖性传导阻滞或缓慢传导，所形成的多个小折返，是心房颤动得以发生和持续的基础或基质。有研究表明在伴有典型房扑的心房颤动患者中，85% 以上的心房颤动也是由起源于肺静脉的异位激动诱发，并且这些起源于肺静脉的异位快速激动也可在诱发典型房扑后进一步使其转化为心房颤动。近来许多研究发现，心房颤动时心房内多个折返环并不是完全随机和无序的，多个折返环中的一个在心房颤动的发生和持续中可能起到主导折返环的作用。因此，与下腔静脉和三尖瓣环之间峡部缓慢传导相关的折返，不但可以引起典型房扑，在心房颤动的发生和持续中也可能起着重要的作用。在心房颤动转变为典型房扑时，心房内多个心房颤动的微折返由无规律变得相对有规律，进一步合并、融合为环绕界嵴和欧氏嵴等解剖性阻滞部位折返的典型房扑，抗心律失常药物所引起的心房内功能性传导阻滞有利于心房颤动向典型房扑的转换。房扑的大折返在碎裂成为足够数量的小折返或微折返后，房扑则演变为心房颤动。

右侧峡部线性消融减少心房颤动发生的主要机制，是改变心房颤动的持续机质，肺静脉在这些患者心房颤动的发生和维持中起着重要的作用，因此所有伴有心房颤动的典型房扑患者均应行环肺静脉消融电隔离，但目前仍然不清楚术前如何准确识别在肺静脉电隔离的基础上可以从右侧峡部的线性消融中获益的合并典型房扑的心房颤动患者。尽管如此，由于三尖瓣环与下腔静脉之间峡部的线性消融方法较成熟，目前多数中心对于伴有典型房扑的心房颤动患者，在行肺静脉电隔离的基础上同时进行右侧峡部的线性消融。根据现有的临床研究结果，对所有接受肺静脉电隔离的心房颤动患者常规行右侧峡部的线性消融是不提倡的。对于不伴有心房颤动的单纯典型房扑患者，如果左心房增大或伴有频发房性期前收缩和短阵房速等，为了降低右侧峡部线性消融术后心房颤动的发生率，是否应同时行环肺静脉消融电隔离目前还没有共识。

（三）心脏三维标测系统在房扑诊断及射频消融治疗中的应用

(1) 心脏三维电解剖标测系统 (Carto) 的应用有助于房扑尤其是非典型房扑的诊断，可以协助确定折返路径和折返环内缓慢传导区的部位，有利于确定线性消融的部位，并可指导成功完成连续线性消融。心脏三维电解剖标测系统在大折返性和区域性折返性心动过速诊断和治疗中的应用，可以明显提高诊断的准确性和导管消融的成功率。

对于右侧峡部依赖型房扑，应用心脏三维电解剖系统对右心房进行激动标测可发现，右心房的激动顺序为围绕三尖瓣环头尾相连的环形运动。头尾相连的环形运动是大折返性心动过速应用心脏三维电解剖系统标测时的典型表现，所标测到的心房激动时间等于或接近心动过速周长，也是大折返性房性心动过速的特征之一，即心房激动时间 (ms)/ 心动过速周长 (ms) ≥ 0.8。另外，应用心脏三维电解剖系统有利于评价各消融点是否彼此相连，呈线性。如果消融线仍有传导裂隙，三维标测系统的应用对于确定传导裂隙的部位和成功补点消融均有帮助。心脏三维电解剖系统的应用价值在有器质性心脏病和心脏有转位或明显增大的患者更为突出。对于非典型房扑患者，心脏三维电解剖系统的应用及与拖带技术的结合有利于明确诊断和确定折返环的路径，对于区域性折返性房扑患者也同样如此，另外，双极心内膜电图记录到双电位或连续电活动的部位，常是传导阻滞区或缓慢传导区的部位，电压标测也可发现和确定心房低电压区或瘢痕区，这些信息与房扑时心房激动传导顺序和心脏解剖结构的结合，可确定线性消融的径路。

(2) 研究提示，非接触式标测技术和网篮状标测电极导管的应用也有利于大折返性房速的诊断和导管消融治疗。但是应该承认即使应用各种特殊的标测技术，对于部分大折返性房速或非典型房扑的诊断和成功导管消融还有一定困难，主要问题是折返性心动过速的正确诊断和折返环路的确定，以及如何选择合理而有效的消融线和保证经导管消融形成连续、均匀和透壁的损伤。成功导管消融治疗非典型房扑，要求术者有丰富的心脏电生理知识和熟悉左、右心房各解剖结构的相互关系，掌握心脏不同部位的导管操作技巧，包括房间隔穿刺技术等。由于多数非典型房扑患者有明确的器质性心脏病或心脏外科手术史，心脏各腔室有不同程度的增大和转位，并可伴有心房肌纤维化或瘢痕形成，也给房扑的诊断和导管射频消融治疗带来一定的困难。

(四) 非典型房扑的导管消融治疗

1. 围绕二尖瓣环折返房扑的导管消融

对于围绕二尖瓣环折返的房扑，行左下肺静脉至二尖瓣环之间的线性消融可有效阻滞围绕二尖瓣环的折返激动。二尖瓣环和左下肺静脉之间峡部成功线性消融的指标是，在消融线两侧起搏时，心房沿冠状静脉窦电极激动顺序的改变，符合峡部的双向传导阻滞。在消融线外侧起搏时，正常情况下冠状静脉窦应该是从远端到近端顺序激动，在成功消融后消融线内侧的激动顺序则是从近端到远端，或是没有明显的激动顺序。在消融线内侧起搏时，左侧峡部成功线性消融后，消融线外侧是从远端到近端顺序激动，消融线两侧相邻冠状静脉窦电极对心房电活动的激动时间明显不同，沿消融线可以记录到较宽距离的心房双电位，也提示左侧峡部的成功线性消融。目前的导管消融技术完成左侧峡部成功线性消融仍然有一定难度，单纯心内膜面消融达到左侧峡部双向传导阻滞的概率只有 30% ～ 40%，主要是因为位于心外膜的冠状静脉窦和 Marshall 静脉与左心房之间存在较多的肌性连接，在冠状静脉窦内沿消融线进行放电，可进一步提高左侧峡部双向传导阻滞的成功率，可达约 90% 在冠状静脉窦内放电时，温度的设置和能量的输出均不应太高，所用的射频能量与肺静脉口部消融相近。左侧峡部线性消融，尤其是冠状静脉窦内放电，有可能增加心脏压塞的发生率，在冠状静脉窦远端放电也有损伤左冠状动脉回旋支的风险。在二尖瓣环至左下肺静脉之间进行线性消融时，如果消融线的部位相对较高，即靠近左心耳基底部，可提高心内膜面线性消融的成功率，但在该部位冠状静脉窦远端与左冠状动脉回旋支的距离更接近，冠状静脉窦内消融损伤回旋支的风险也增大。近来也有研究表示，部分冠状动脉心房支走行于二尖瓣环与左下肺静脉之间的左侧峡部，因此，左侧峡部的线性消融有损伤冠状动脉心房支的可能，但其临床意义尚不清楚。另外，左侧峡部冠状动脉心房支的存在也影响该部位的成功线性消融。

自右侧肺静脉前方经左心房前壁至二尖瓣环的消融线也可以成功阻滞围绕二尖瓣环的折返，该消融线的路径虽然较长，但消融线所经过部位心房肌的结构较简单，应用射频能量较容易达到透壁的连续线性消融。但应注意近二尖瓣环处的消融部位不应太低，否则有损伤房室传导系统造成房室传导阻滞的风险，而近右侧肺静脉处的消融部位则不应太高，因右肺静脉前壁较高部位是连接左右心房 Bachmann 束的部位，肌束较厚，不易消融透壁达到完全隔离。即使通过消融可以在 Bachmann 束处形成完全阻滞，也存在影响左、右心房间电活动传导的可能。

2. 其他类型非典型房扑的导管消融

对于围绕左侧或右侧肺静脉折返的房扑，在环肺静脉线性消融电隔离的基础上于左心房顶部行连接两侧肺静脉的线性消融是有效的，而且在该部位线性消融容易达到透壁损伤和双向传导阻滞。极少数情况下如果不能在该部位完成连续透壁线性消融阻滞围绕肺静脉的折返，在左心房后壁连接两侧肺静脉的消融线也可以成功阻滞围绕肺静脉的折返。左心房后壁的消融有增加心房食管瘘的风险，选择相对较低的能量输出、连接两侧肺静脉的消融线尽量靠近左心房底部、在消融线重叠部位不要反复多次消融等可降低发生心房食管瘘的风险。

对于其他类型的折返性心动过速，设计合理的连接心脏解剖或功能阻滞部位和瘢痕区的消融线，不但应能阻断环形折返激动，同时消融线的路径应尽量短，所经过的心内膜面应尽量平整，远离心内膜面明显凹凸不平梳状肌或心肌结构复杂的部位，并且这些部位线性消融的导管操作应较容易完成，否则不能达到连续透壁的射频消融损伤，也就无法保证消融线双向传导阻滞。在设计阻断折返激动的消融线时还应考虑其对心房内传导或房室传导的可能影响，应避免消融线可能造成的严重电传导异常，包括房室间、心房间或心房内。有些患者可能有多个折返激动参与心动过速，线性消融的部位如能阻断心房多个折返激动的共同传导通道，则能有效预防心动过速的发生，否则对于这些患者则可能需要多个部位的线性消融。有心脏外科手术病史或心房有较多瘢痕的房扑患者，常会有多个折返激动参与的心动过速。

（五）射频消融导管的选择、能量的设定和并发症的预防

房扑的导管射频消融治疗一般可选用常规加硬、8mm 或冷盐水灌注温控消融导管。应用 8mm 和冷盐水灌注电极导管进行消融，由于消融损伤较深和范围较大，可减少放电

次数、缩短手术时间。但如果消融路径心内膜不平整、有皱褶，则选用冷盐水灌注电极导管可能有优势研究提示，由于房扑患者多数伴有心房不同程度的增大和心房内血流速度缓慢，因此，减慢的血流对消融时导管远端的降温作用减弱，在这种情况下冷盐水灌注导管的使用可降低导管远端的表面温度，增加射频消融损伤的深度和范围房扑的导管射频消融治疗一般应选用远段弯度较大的消融导管 (≥ 2.5 英寸 /6.4cm)，如可选用蓝或橘黄把消融导管，对于心脏增大的患者尤应如此。如果在消融过程中发现电极导管与心内膜贴靠不稳定，应及时换用长鞘管，消融导管经长鞘管到达三尖瓣环与下腔静脉之间，可增加其稳定性。在患者伴有中、重度三尖瓣反流和 (或) 心脏明显增大时，长鞘管的应用对增加消融导管远端的稳定性更加重要，有利于缩短 X 线曝光时间和放电时间。

在应用普通加硬温控电极导管进行消融时，温度一般设置为 60℃，能量输出为 40 ～ 50W，每一点消融 30 ～ 45s。应用 8mm 双感知温控电极导管消融时，温度设置为 55℃，能量输出为 60 ～ 70W，每一点的消融时间与应用普通消融导管相同。应用冷盐水灌注电极导管进行消融时，盐水的灌注速度一般在 17 ～ 30ml/min，温度设置为 43℃，能量输出 35 ～ 40W。在消融时应先选用较低的能量输出，无效时或消融导管远端较难达到或接近预设温度时，可适当增加射频消融能量的输出，延长每一消融部位的放电时间，这样有利于降低手术相关并发症。在冠状静脉窦内消融时，最好选用冷盐水灌注电极导管，温度设置为 43℃，能量输出从 25W 开始。如果这一能量输出可达到预设温度，则应逐渐增加盐水的灌注速度；如果 25W 的能量输出达不到预设温度，则应适当增加射频能量的输出。在冠状静脉窦远端消融时，输出能量的设置应低于近端和口部。

房扑导管射频消融治疗的并发症与其他室上速相同，主要包括与血管穿刺相关的并发症，以及心肌穿孔、心脏压塞和血栓栓塞等。由于房扑的导管射频消融部位远离心脏的正常房室传导系统，消融损伤引起三度房室传导阻滞的风险很低。研究表明，虽然房扑患者的血栓栓塞并发症发生率低于心房颤动，但持续性房扑在转复为窦性心律后早期血栓栓塞发生的风险较高，因此，对于持续性房扑患者，尤其是伴有血栓栓塞危险因素的持续性房扑患者，如高龄 (大于 75 岁)、高血压、糖尿病、一过性脑缺血发作 (TIA) 或脑卒中史和心力衰竭者，手术前后及术中的抗凝治疗方法与心房颤动患者相同。在术前应用华法林进行 3 ～ 4 周的有效抗凝治疗，抗凝治疗的强度为国际标准化比值 (INH) 维持在 2 ～ 3，术前 3 ～ 5 天停用华法林，在抗凝治疗强度 INR 降低到 1.8 以下时可应用低分子肝素。手术当天停用低分子肝素，术中血管穿刺或房间隔穿刺完成后，先静脉给予负荷量肝素 100U/kg，然后每小时给维持量肝素 1000U，术后继续应用华法林进行抗凝治疗 2 ～ 3 个月。温控射频消融导管的应用，尤其是冷盐水灌注消融导管的应用，由于能减少导管远端高温所致血液凝结成痂和组织炭化的危险，有利于进一步降低栓塞并发症的发生率。房扑的心脏电生理基础是心房内大折返，导管射频消融治疗房扑的主要机制是通过射频消融能量产生的热效应，人为造成心房内电传导阻滞线，并使这些阻滞线与心房已有的功能或解剖阻滞区相连，达到阻断心房内环形折返激动的目的。典型房扑的导管消融治疗成功率在95%以上，术后房扑的复发率一般低于10%。已有的临床研究表明，对于伴有心房颤动的典型房扑患者，应同时行心房颤动的导管消融治疗。应用常规心脏电生理检查方法对非典型房扑进行导管消融治疗，即使在有经验的中心成功率也相对较低。影响非典型房扑导管消融成功率的主要因素，常规心脏电生理检查方法对非典型房扑的准确诊断较困难，包括折返路径的确定，以及设计有效、可行的射频消融线等。三维电解剖标测系统的应用可明显提高非典型房扑的导管射频消融成功率，使其接近典型房扑的导管消融治疗。8mm和冷盐水灌注消融导管的应用和适时选用长鞘管，可以进一步提高手术的成功率，缩短手术时间，降低手术相关并发症。由于房扑的药物治疗效果不佳，而导管消融治疗房扑有疗效肯定、成功率高和并发症少等特点，因此，对于持续性房扑或反复发作的阵发性房扑患者，导管射频消融治是一线治疗方法。

第五节　心律失常的康复

根据自身的情况选择合适的体育锻炼，如散步、太极拳、气功等，预防感冒，注意劳逸结合。

一、运动处方

心脏康复专业人员应接受运动处方相关知识培训，熟练掌握运动生理学、运动风险评估、运动处方制订原则、运动效果评估、运动风险控制及心肺复苏技术等。制订运动处方的目的，是指导患者提高心肺耐力，改善心肌缺血和心功能，改善日常生活能力和提高生活质量，降低再发心血管事件和早期死亡风险。

(1) 经导管心脏射频消融术后的治疗早期，穿刺部位局部制动或穿刺肢体制动，其他肢体进行热身活动或局部按摩。制动时间结束，局部没有出血倾向者，运动康复可以尽早开展。

(2) 行心律转复除颤器 (implantable cardioverter defibrillator，ICD)、心脏再同步治疗 (cardiac resynchronization therapy，CRT)、CRT-D 等起搏器植入术后，为避免电极的移位，要求患者在4周后才能进行任何形式的训练，特别是上肢的运动，因为装置常植入在左侧胸部 (3个月后，植入侧上肢可恢复正常活动)。在对ICD植入患者进行运动试验或训练时，应该避免能够诱发心室颤动或抗心动过速起搏干预强度的活动，一定要先进行极量或症状限制性运动试验，运动的获益与运动量密切相关。

二、运动量

运动量，通常定义为每周运动训练能量消耗的总量。对于有氧运动训练，运动量是频率(每周几次)、强度、类型(运动形式)和时间(总持续时间)的组合。在有氧运动训练中通常以每周消耗的能量 (kcal) 作为定义运动量的一种手段。对于一般人群，指南建议每周至少 1000kcal 运动量维持机体健康。对于心脏康复患者来说，心脏康复的目标是提高心肺运动耐量和阻止动脉粥样硬化的进展，每周至少消耗 1500kcal 能量。另一种计算运动量的方法是计算运动过程中每分钟的代谢当量 (MET-min)。例如，患者在 3METs 的运动强度下运动 10min，总运动量为 30MET-min。研究显示，每周的运动量在 500 ～ 1000MET-min，可对人体产生明显好处，如降低冠心病的发病率和早期死亡率。根据美国运动医学院和 Kaminsky 的推荐方法，对某一特定患者如何计算运动量，举例如下：体重 85kg 的患者在跑步机上以每 4km/h 的速度，3% 的坡度 (3.9METs，根据速度和坡度计算约为 5 级) 进行每天 30 分钟，每周 5 天的运动，则代谢当量为 3.9METs ×30 分钟 / 次 =117 代谢当量 - 分钟 / 次 ×5 次 / 周 =585 代谢当量 - 分钟 / 周。1MET=1kcal/kg × 体重 / 运动时间 (h)，则 3.9METs 相当于 3.9METs ×85kg×0.5h=166 千卡 / 次 ×5 次 / 周 =829 千卡 / 周。根据患者的健康、体力、心血管功能状态和危险分层，结合学习、工作、生活环境和运动喜好等个体化特点制订运动处方，每一运动处方内容遵循运动频率 (frequency)、强度 (intensity)、形式 (type)、时间 (time) 和运动量 (volum)、渐进性原则 (progression)(即 FITT-VP)。对于心血管疾病患者，无论有氧运动还是阻抗运动，运动处方制订的原则已获得共识，然而在运动处方中往往被低估和最不完善的组成部分是在运动治疗过程中如何增加运动量。对于从事心脏康复的专业人员，这是临床操作实践中最困难也最容易被忽视的组成部分，也是体现心脏康复运动处方个性化和个体化的关键。

美国心血管和肺康复协会提出关于运动量渐进性方案的具体建议有 6 个方面。

(1) 为每个患者制订个性化渐进性运动方案。

(2) 每周对运动方案进行 1 次调整。

(3) 一般来说，每次只对运动处方的 1 项内容 (如时间、频率、强度) 进行调整。

(4) 每次增加有氧运动的持续时间 1 ～ 5 min，直到达到目标值。

(5) 每次增加 5% ～ 10% 的强度和持续时间，一般耐受性良好。

(6) 建议首先增加有氧运动的持续时间至预期目标，然后增加强度和 (或) 频率。

三、营养

心脏康复专业人员应掌握营养素与心血管疾病健康的关系、营养评估和处方制订方案。所有患者应接受饮食习惯评估，评估工具可采用饮食日记、食物频率问卷、脂肪餐问卷及饮食习惯调查问卷，评估患者对心血管保护性饮食的依从性，评估患者对营养知识的了解程度，纠正错误的营养认知。对于患者的营养处方建议，应根据患者的文化、喜好及心血管保护性饮食的原则制订。定期测量体重、BMI 和腰围。建议超重和肥胖者在 6 ～ 12 个月内减轻体重 5% ～ 10%，使 BMI 维持在 18.5 ～ 23.9kg/m^2。男性腰围控制在 90cm 以下，女性腰围控制在 85cm 以下。

四、戒烟限酒

临床医生在门诊或病房诊疗中，应常规询问患者吸烟史和被动吸烟情况，或使用呼出气一氧化碳 (CO) 检测仪，判断患者是否吸烟 (小于 10^{-6} 为未吸烟)。对吸烟患者，应询问吸烟年限、吸烟量和戒烟的意愿，评估烟草依赖程度，记录在病历上或者录入信息系统。在病历中标明吸烟者戒烟思考所处的阶段，并明确诊断是否存在“尼古丁依赖综合征”，为吸烟患者提供戒烟咨询和戒烟计划。戒烟是能够挽救生命的有效手段。面对吸烟患者，需用明确清晰的态度建议患者戒烟。药物结合行为干预疗法会提高戒烟成功率。基于戒断症状对心血管系统的影响，建议有心血管病史且吸烟的患者使用戒烟药物辅助戒烟 (一线戒烟药物有盐酸伐尼克兰、盐酸安非他酮、尼古丁替代治疗)，以减弱神经内分泌紊乱对心血管系统的损害。建议所有患者在工作、家庭和公共场所时避免暴露于烟草 / 烟雾的环境中。

五、病情监测

心律失常患者要学会自我病情监测，在心律失常不易被发现时，患者自己最能发现问题。有些心律失常，常有先兆症状，若能及时发现，及时采取措施，可减少甚至避免再发心律失常。心房纤颤的患者往往有先兆征象或称前驱症状，如心悸感、摸脉有“缺脉”增多的现象，此时若及时休息并口服安定片可防患于未然。有些患者对自己的心律失常治疗摸索出一套自行控制的方法，当发生时用此方法能控制心律失常。例如，“阵发性室上性心动过速”患者，发作后立即刺激咽喉致恶心呕吐，或做深呼吸动作，或压迫眼球，可达到刺激迷走神经、减慢心率的目的，也能马上转复。日常护理：注意季节、时令、气候的变化，因为寒冷、闷热的天气，以及对疾病影响较大的节气，如立春、夏至、立冬、冬至等，容易诱发或加重心律失常，应提前做好防护，采取保暖、通风、降温等措施。

第五章　心肌病

第一节　肥厚型心肌病

肥厚型心肌病 (HCM) 是以左心室和 (或) 右心室肥厚为特征，常为不对称肥厚并累及室间隔，左心室血液充盈受阻、舒张期顺应性下降为基本特征的心肌病。根据左室流出道有无梗阻又可分为梗阻性和非梗阻性 HCM。梗阻性者主动脉瓣下部室间隔肥厚明显，过去称为特发性肥厚性主动脉瓣下狭窄 (IHSS)。本病为青年猝死的常见原因，后期可出现心力衰竭。HCM 发病率约为 0.2% (1/500)，发病年龄 0 ～ 90 岁，但以 10 ～ 35 岁多见。成人年病死率为 2%～ 3%，儿童 (小于 14 岁) 患者青春后年病死率为 2%～ 4%。男性发病多于女性，男女比约为 2 ： 1，80% 有左室舒张功能障碍。

一、病因与发病机制

本病常有明显的家族史 (约占 1/3)，目前被认为是常染色体显性遗传疾病。现已发现 12 个致病基因，1440 余种突变。其中 10 个编码心肌肌原纤维蛋白，2 个分别编码 AMP 激活的蛋白激酶 (AMPK) 和细胞骨架 LIM 蛋白。多为点突变，导致蛋白质中关键氨基酸被替换。公认的与肌节有关的基因突变 7 个，它们是 β 肌球蛋白重链 (β-MHC)、肌钙蛋白 T(cTnT)、α- 原肌凝蛋白 (α-TM)、肌球蛋白结合蛋白 -C(MyBP-C)、必需性肌球蛋白轻链 (ELC)、调节性肌球蛋白轻链 (RLC) 和肌钙蛋白 -I(cTnI)，由这些基因突变引起的 HCM 占所有 HCM 病例的 70%。尽管二代测序技术已广泛应用，明确 HCM 患者致病基因者尚不足 50%。

基因突变改变了相关蛋白结构与功能的关系，但基因缺陷如何导致 HCM 的心肌肥厚目前尚不十分明确。目前有“毒性肽”学说和“无效等位基因”两种学说给予解释。虽均有实验支持，但均为理论模型。“毒性肽”学说认为突变的肌节蛋白使肌小节结构、功能异常及生化缺陷，使心肌难以承受正常“负荷”，启动机体的代偿机制，而引起心肌肥厚，心肌细胞排列紊乱，间质纤维化和壁内冠状动脉狭窄、闭塞。代偿机制主要是一些细胞因子和激素的增加或上调，如胰岛素样生长因子 (IGF-1)、转移生长因子 (TGF-β)、内皮素 -1(ET-1)、血管紧张素 Ⅱ、儿茶酚胺等，心肌细胞内的 Ca^{2+} 水平明显升高。激活了原癌基因的表达，蛋白合成增加，引起心肌肥厚、间质纤维化。将突变的肌节蛋白掺入肌纤维中，可导致其功能下降。“无效等位基因”学说认为：突变的基因不能表达或即使表达，其蛋白质结构不稳定，造成肌节蛋白的有效数量不足，代偿性引起心肌肥厚，将小鼠的肌球蛋白重链 (MYHC) 等位基因敲除，可导致肌节结构异常和心肌细胞功能的下降。

(一) 左室流出道 (LVOT) 梗阻

非对称性肥厚的室间隔收缩期突入左室流出道，同时由于流体力学的“射流效应”，使 LV-OT 血流加速，二尖瓣前叶在心室收缩期向前移动 (SAM)，从而导致 LVOT 狭窄，使左室腔与左室流出道间在收缩期出现压差，此为 HOCM 最具特征性的改变。室间隔肥厚者易出现明显的 LVOT 梗阻，而心尖肥厚型则不易形成狭窄。老年患者由于二尖瓣环和后叶出现退行性钙化，可使 SAM 更加明显，从而加重梗阻。与主动脉瓣狭窄不同，LVOT 梗阻是动态的，即随左心室负荷状态或心肌收缩力改变而改变。激发因素如运动、Valsalva 动作和某些药物如强心药、扩血管药、异丙肾上腺素可使梗阻加重。目前认为，发生 LVOT 梗阻的机制如下。

(1) Venturi 效应。

(2) 舒张期左室流出道容积变小，二尖瓣在心室内位置前移及瓣叶面积与长度相对增大。

(3) 室间隔肥厚。

(4) 左室腔形状、容量及乳头肌、二尖瓣结构异常。LVOT 梗阻所致的左室收缩压、室壁张力及需氧量增加，产生心肌缺血和心律失常，降低心肌顺应性。梗阻可分为静息状态下梗阻和隐匿性梗阻。

(二) 左室收缩和舒张功能障碍

HCM 患者心肌顺应性明显减低，使舒张功能受损，晚期出现收缩功能障碍。舒张功能障碍表现为左房排空减慢及左室早期舒张减慢和对左房收缩的依赖性增加，患者常有左房压升高和肺淤血等症状。舒张功能障碍的机制可能包括以下情况。

(1) 局部心肌排列紊乱及在舒缩过程中的不同步性。

(2) 肌原纤维分子水平上与钙调节异常有关的心肌松弛减慢，电机械活动异常，心肌缺血及部分心肌纤维化。

(3) 有人认为舒张期的流入梗阻是舒张功能异常的主要原因。舒张压升高和舒张期充盈阻力增加，造成舒张期容量减少与肺静脉淤血，患者常有运动时出现疲劳和昏厥。

(三) 微血管病变和心肌缺血

心肌缺血和心绞痛是肥厚型心肌病的重要特征，但病理检查可无冠状动脉粥样硬化。肥厚型心肌病患者节段性室壁运动异常和心肌瘢痕的出现，提示心室区域性收缩功能障碍的病因是血管性的。心肌缺血可能的机制如下。

(1) 支配心肌纤维化区域的心肌壁内小冠状动脉中层和内膜增厚，小动脉狭窄或阻塞。

(2) 冠状动脉毛细血管密度降低，冠脉储备功能受损，心内膜下心肌缺血的易感性升高。

(3) 运动和心动过速时，左室舒张压升高及舒张功能损害的进一步加重，可使心内膜下心肌冠脉灌注明显降低。

(4) 心肌缺氧和葡萄糖无氧酵解能力下降。

(5) 左室等容收缩期不同步收缩导致心肌耗氧量增加。

(6) 冠状动脉痉挛。

(7) 心肌桥压迫冠脉或小冠状动脉。

二、临床表现

本病起病多隐匿，约 1/3 有家族史。虽可在儿童至高龄的任何年龄段内发病，但症状大多开始于 30 岁以前。男女同样罹患。其临床表现差别较大，患者可以完全无症状，只是根据心脏杂音、异常心电图或超声心动图做出诊断。即使心肌有明显的肥厚亦可以无任何症状而以猝死作为首发表现 (HCM 是引起运动员猝死的首要病因)。HCM 的典型临床表现是活动后气短 (80%)、心绞痛 (60%)、前兆昏厥或昏厥 (30%)。心房颤动发病率为 22.5%，年发病率为 3.1%。心房颤动致脑栓塞和外周动脉栓塞的发生率为 27.1%，年发生率为 3.8%。晚期出现心脏扩大，室壁变薄，左室流出道压差降低，收缩力下降等，类似于扩张型心肌病。

体格检查时可见心浊音界向左扩大，心尖冲动向左下移位，有抬举性冲动或有心尖双搏动 (心房向顺应性降低的心室排血时，产生的搏动在心尖冲动之前被触及)。胸骨左缘下段心尖内侧可听到收缩中、晚期喷射性杂音，向心尖而不向心底传播，可伴有收缩期震颤，见于有心室流出道梗阻的患者。凡增加心肌收缩力或减轻心脏负荷的措施如给洋地黄类、异丙肾上腺素 (2μg/min)、硝酸甘油、Valsalva 动作、体力劳动后或期前收缩后均可使杂音增强；凡减弱心肌收缩力或增加心脏负荷的措施如给血管收缩药、β 受体阻滞剂、下蹲、紧握拳时均可使杂音减弱。约半数患者同时可听到二尖瓣关闭不全的杂音。第二心音可呈反常分裂，是由于左心室喷血受阻，主动脉瓣延迟关闭所致。第三心音常见于伴有二尖瓣关闭不全的患者。

三、辅助检查

(一) 心电图

心电图主要改变有两类：一类为心肌肥厚改变，有异常 Q 波、高振幅 R 波、ST-T 异常，部分以心尖肥厚型者由于冠状动脉异常而有巨大的倒置的 T 波 (常以 V_3、V_4 导联为中心)。异常 Q 波是本病特征性改变，也称中隔 Q 波。其特点如下。

(1) Ⅰ、aVL、V_5、V_6 导联上有深而不宽的 Q 波，反映不对称性室间隔肥厚，不应误认为心肌梗死。有时在Ⅱ、Ⅲ、aVF、V_1、V_2 导联上也可有 Q 波，其发生可能与左室肥厚后心内膜下与室壁内心肌中冲动不规则和延迟传导所致。左心房波形异常，可能见于 1/4 患者。

(2) Q 波不伴心肌梗死的 ST-T 演变及酶学改变。另一类为各种心律失常，其中以室内传导阻滞和期前收缩多见，部分患者合并预激综合征。

(二) 超声心动图 (UCG)

对本病具有确诊意义。可显示室间隔的非对称性肥厚，厚度大于 15mm，舒张期室间隔的厚度与左室后壁之比大于或等于 1.3 ：1，间隔运动低下。左室长轴切面可见室间隔呈纺锤形或瘤样增厚，增厚的室间隔心肌回声增加，并呈毛玻璃样或粗细不均斑点状回声。梗阻者还可见室间隔流出道部分向左心室内突出、二尖瓣前叶在收缩期前移 (SAM)。由于肥厚型心肌病患者左心室顺应性减退，左心室充盈受限，因而向后漂浮二尖瓣的力量减低，M 型超声心动图表现为二尖瓣前叶 E-F 斜率明显减慢。多普勒超声心动图示等容舒张时间延长，舒张早期血流峰值速度 (E) 减低，舒张晚期血流峰值速度 (A) 增大，E/A 比值＜ 1。运用多普勒法可以了解杂音的起源和计算梗阻前后的压力差。

(三) 心导管检查

可发现各种血流动力学异常，包括左心室舒张末压和肺嵌压增高。有梗阻者在左室腔与流出道间有收缩期压力差＞ 30mmHg，Brockenbrough 现象阳性 (即在有完全代偿间歇的室早时，期前收缩后的心搏增强，心室内压上升但同时由于收缩力增强梗阻亦加重，所以主动脉内压反而降低)。此现象为梗阻性心肌病的特异表现，而在主动脉瓣狭窄病例则主动脉压与左室心内压成正比上升。心室造影显示左室腔变形如呈香蕉状、舌状或纺锤状 (心尖部肥厚时)。冠状动脉造影多无异常。

(四) 放射性核素检查

放射性核素检查能反映出心室壁、心室腔的解剖改变和心功能的改变，且不受肥胖、肺气肿及操作者经验等因素影响，对本病为无创、较为精确的一项检查方法。对肥厚型心肌病患者在行核素心室造影检查时，可见到左心室腔变小、变形，放射性浓度降低，围绕左心血池可见一圈放射性空白区，为肥厚的心肌壁影。因本病多为不对称性室间隔肥厚，故可见增厚的室间隔突出心腔，二尖瓣前移，流出道狭窄，放射性减低。患者的左心室收缩功能呈高动力状态，且在收缩早期改变更为明显，左心室射血分数 (LVEF)、左心室前 1/3 射血分数 (1/3EF) 及高峰充盈时间正常或增高，但病变心肌顺应性降低致使射血时间延长。随着病情进展，少数患者可出现左心室收缩功能受损的表现，由高动力型转变为低动力型，左心室射血分数及峰充盈率下降。在心肌灌注显像时可见到心肌不对称性增厚，尤以室间隔增厚明显。

(五) 磁共振成像 (MRI)

MRI 对本病可从形态、功能、组织特性和代谢方面进行诊断。MRI 对本病所见为室间隔和 (或) 室壁肌局限性或普遍性肥厚、僵硬，室腔变形、缩小和 (或) 流出道狭窄。MRI 可取代左心室造影，对超声心动图不能测得的肥厚处，如心尖肥厚型心肌病患者有特殊诊断价值。但安装起搏器、义肢、人工关节、钢针的患者不能进行该项检查，故该项检查的应用有一定的局限性。

四、诊断与鉴别诊断

根据本病的主要症状——呼吸困难、心绞痛及昏厥，体格检查时所见体征可作出临床诊断，心电图可作为初步筛选检查，有可疑者再作超声心动图检查。如还不能确诊，可作核素、磁共振成像检查以明确诊断，并区分出类型。对可疑患者应仔细询问家族病史，包括有无同类患者及猝死者等。对确诊者，也应对其直系血缘家族进行有关检查，可以发现一些患者，有时从确诊的家族中使就诊者得到诊断。所以总的来讲，在尚无基因分析条件时，综合病史及临床检查，大多数患者均可得到临床诊断。

本病需与因左心室收缩或舒张期负荷过重引起的左心室肥厚疾病及其导致心绞痛及昏厥的疾病进行鉴别，还应注意非对称性室间隔肥厚是诊断肥厚型心肌病的重要条件之一，但其并不具有特异性，在主动脉瓣狭窄、高血压性心脏病、心肌梗死以及引起右心负荷增加的先天性心脏病也可出现。

诊断 HCM 时，应注意以下事项。

（一）轻型 HCM 需与运动员心脏进行鉴别

年轻运动员中未预料的猝死，其最常见的原因为肥厚型心肌病。心血管系统适应了有规则的大运动量训练，由此而形成的“运动员心脏”和肥厚型心肌病迥然不同。将这两种状况区别开来至关重要。

有症状及肥厚型心肌病家族史和（或）有过早猝死家族史应高度怀疑肥厚型心肌病。一般而言，运动员的训练仅会导致心肌重量的轻度增加，且只有少于 2% 的顶尖运动员，其室壁厚度才会大于 13mm，高强度训练的运动员左心室壁厚度＞16mm（男性）或左心室壁厚度＞13mm（女性）方可作出肥厚型心肌病的诊断。

其他有利于诊断肥厚型心肌病的超声心动图指标有左心室腔直径较小（运动员心脏倾向于左心室舒张末直径增加）、左心房增大以及有左心室流出道压力阶差。多普勒超声心动图有舒张功能受损的证据，亦要高度怀疑肥厚型心肌病。

运动员心脏常见的心电图表现为电压达到左心室肥厚的标准、窦性心动过缓以及窦性心律失常；而肥厚型心肌病患者可出现 Q 波、ST 段压低和（或）T 波深倒，如出现后者应高度怀疑肥厚型心肌病，而不应考虑运动员心脏。

运动员训练的类型亦可能与诊断相关，因为在一些特殊的运动项目如赛艇、自行车等，心室肥厚最明显。等张运动似不会引起心室肥厚反应。在极少情况下，需要停止训练 3～6 个月以鉴别究竟是肥厚型心肌病，抑或“运动员心脏”。

（二）梗阻性肥厚型心肌病与主动脉瓣狭窄的鉴别

两者主动脉瓣区都有杂音，心电图都有左心室肥厚或伴劳损性改变，X 线胸片也有相似处，两者病因及治疗方法不同，应予鉴别。若有困难可做心室造影、核素检查或磁共振成像检查可以明确诊断。

（三）与高血压性心脏病的鉴别

高血压性心脏病是常见病，有长期高血压病史，除心脏外亦合并有其他脏器受损的表现。高血压患者 50% 有左心室肥厚。左心室肥厚的发生由多种因素决定，包括高血压的程度、性别和种族。一般而言，肥厚型心肌病患者较高血压患者心室肥厚要严重得多，如最大室壁厚度超过 2cm，就应考虑为肥厚型心肌病。高血压患者中向心性肥厚较常见，而肥厚型心肌病患者则多见非对称性室间隔肥厚，但这两者中任一种肥厚类型的特异性均不高。换言之，无论向心性肥厚，还是非对称性室间隔肥厚实际上均可见于高血压或肥厚型心肌病患者，不能作为鉴别诊断的主要依据。

1985 年 Topol 报道了一组老年高血压患者，具有严重左心室向心性肥厚、左室腔径缩小、收缩功能指数增加、舒张功能受损等特点，其临床症状、超声表现非常类似于一般的高血压性心肌肥厚和原发性肥厚型心肌病，并首次将其命名为老年高血压肥厚型心肌病（简称 HHC-ME）。HHCME 的发病机制至今不清，多数学者认为是多种因素（如神经、体液因素）综合作用的结果。其主要特征如下。

(1) 老年女性多见。

(2) 有长期高血压病史。

(3) 临床有胸闷、劳力性呼吸困难、心绞痛、心功能不全，洋地黄及硝酸酯类疗效不佳，β 受体阻滞剂及钙拮抗剂有一定效果。

(4) 左心室收缩功能正常，舒张功能明显受损，极少发生流出道梗阻。

(5) 超声心动图显示重度心肌肥厚＞ 1.4cm，多为对称性，左心室腔径缩小，呈小管型。此病可能是一种潜在的心肌病，出现高血压后使心肌肥厚迅速加重。因此，对老年期高血压患者，左心室显著肥厚、舒张功能明显减低，应考虑为老年期高血压肥厚型心肌病。

（四）与冠状动脉粥样硬化性心脏病的鉴别

心绞痛是肥厚型心肌病的主要临床症状之一，又因心电图有异常 Q 波、ST-T 改变易误诊为冠心病心绞痛或心肌梗死，年轻患者有心绞痛，如伴有杂音，短时间内心电图无动态变化，含服硝酸甘油后症状不减轻甚至加重，应考虑为肥厚型心肌病，作相关检查不难确诊。肥厚型心肌病出现上述异常心电图改变，短时间心电图也无动态变化，其 Q 波窄而深呈柳叶样，异常 Q 波的分布较离散，无心肌酶谱及肌钙蛋白升高，均与心肌梗死不同，出现 Q 波的导联 T 波多直立 (Q 波与 T 波方向不一致)。另外，有些肥厚型心肌病患者，可以合并冠状动脉粥样硬化性心脏病（冠心病）。

（五）与先天性心脏病鉴别

年轻患者胸骨左缘的收缩期杂音及震颤，可误诊为室间隔缺损，但室间隔缺损的杂音为全收缩期，可向心尖及胸骨右缘传导，心电图或正常或表现为左心室和(或)右心室肥大，无病理性Q波，脉搏无变化，增加血管阻力时杂音增强，降低周围血管阻力时杂音减弱，多普勒超声心动图可见到分流。

五、治疗

本病的治疗原则为弛缓心肌，防止心动过速以维持正常窦性心律，减轻左室流出道狭窄和抗室性心律失常。肥厚型心肌病的治疗包括药物治疗和非药物治疗。药物治疗可改善左心室舒张期充盈进而减少心肌缺血。因此，药物治疗是缓解肥厚型梗阻性心肌病患者症状的主要方法，也是针对肥厚型非梗阻性心肌病的唯一治疗措施。非药物治疗方法包括手术治疗[肥厚间隔部分切除术和(或)二尖瓣替换术、心脏移植]和介入治疗(双腔起搏器治疗、置入式心脏除颤器及经皮腔内肥厚间隔心肌化学消融术)，只有在高危的肥厚型梗阻性心肌病患者对药物治疗无效时，根据其病情选择适宜的非药物治疗方案。

(一)一般处理

由于病因不明，预防较困难。为预防发病，应避免劳累、激动、突然用力。凡增强心肌收缩力的药物如洋地黄类、β受体兴奋药如异丙肾上腺素等，以及减轻心脏前负荷的药物如硝酸甘油等使左心室流出道梗阻加重，尽量不用。如有二尖瓣关闭不全，应预防发生感染性心内膜炎。

(二)药物治疗

1. β受体阻滞剂

β受体阻滞剂已经被广泛用于梗阻性及非梗阻性有症状的肥厚型心肌病患者，目前为首要选择。在有症状的患者中，通常首选β受体阻滞剂，其初始有效率为60%～80%。现有的研究结果表明，β受体阻滞剂对静息时的左室流出道压差并无影响，但可通过增加左室舒张末期容积来增加左室流出道面积和室间隔与二尖瓣前叶之间的距离，从而使运动时升高的左室流出道压差明显降低。β受体阻滞剂宜从小剂量开始，依据心室率及左室流出道压差下降水平，逐渐增至最大耐受量，心室率一般应控制在55～65次/分、左室流出道压差应控制在小于或等于20mmHg。普萘洛尔应用最早，开始每次10mg，每天3～4次，逐步增大剂量，以求改善症状而心率、血压不致过低，最大剂量可达200mg/d。β受体阻滞剂对症状缓解及运动耐量的改善主要是通过减慢心率而延长舒张期，增加被动心室充盈，改善心室舒张功能。通过减弱心肌收缩力而减少心肌耗氧，并降低运动过程中的流出道压差。β受体阻滞剂长期使用的耐受性较好，导致停药的主要症状包括乏力及偶有的直立性低血压。

当应激状态使LVOT梗阻急剧加重，出现肺水肿伴低血压时，可考虑以β受体阻滞剂静脉注射并与血管收缩药联合应用。

2. 钙拮抗剂

主要是非二氢吡啶类钙拮抗剂，其主要作用为降低心肌耗氧量，抑制心肌收缩，减慢心率，扩张冠状动脉、解除冠状动脉痉挛，增加冠状动脉血流量，从而增加心肌供氧，扩张周围血管降低心脏后负荷。

维拉帕米的用量应根据个体反应而定，一般从小量开始逐渐增加至有效剂量。国外用量可达 240 ～ 720mg/d，国内用量应适当减少，用药中尤其是较大剂量时应注意观察血压、心率及心功能的变化，但应注意，若出现严重的不良反应，有时与剂量并非呈正相关。此外，部分患者尤其是在静息状态下即有明显梗阻者，应用钙拮抗剂后可使血流动力学情况恶化，这可能是由于药物的血管扩张作用导致血压下降，引起心室流出道压力阶差和左心室舒张末压增加而使血流动力状态恶化所致。故 LVOT 压力阶差大的梗阻患者、静脉压明显升高者、病态窦房结综合征及有房室传导阻滞者 (事先植入心脏起搏器者除外)、低血压及左心室舒张末压较高者均列为禁忌证。除维拉帕米外，地尔硫䓬也已被应用于本病的治疗，其通过增加左心室舒张早期充盈速度改善舒张功能。在与维拉帕米的双盲对照研究中发现二者均能改善肥厚型心肌病患者的症状及左心室舒张功能，但维拉帕米在改善运动耐量方面似乎更为有效，故亦为首要选择。当 β 受体阻滞剂或维拉帕米不耐受或禁忌时，可考虑改为地尔硫䓬。

3. 丙吡胺

丙吡胺除抗心律失常作用外有较强的负性肌力作用，可抑制心肌收缩力，减慢射血速率，消除或减少二尖瓣叶及瓣下结构的收缩期前移，减少左心室流出道压力阶差，减少二尖瓣反流，从而改善血流动力学状态，但对舒张功能影响小，被广泛用于治疗肥厚型心肌病伴显著左心室流出道梗阻的患者，疗效较好。但在有的患者中不能长期维持治疗效果。该药的抗胆碱能作用所产生的不良反应，如口干、尿潴留、青光眼等亦使其应用受到限制，尤其是老年人。现不主张单用，而应与 β 受体阻滞剂合用。

4. 胺碘酮

由于以上药物对控制严重心律失常及减少室上性心律失常发作的效果均较差，而胺碘酮对此均有疗效，因而被用于肥厚型心肌病的治疗。胺碘酮也可改善梗阻型或非梗阻型患者的临床症状及运动耐量，可能是因其减慢心率或负性肌力作用改善舒张功能所致。长期使用该药可引起甲状腺功能亢进和肺组织纤维化，并有致心律失常作用，故该药仅在肥厚型心肌病患者使用 β 受体阻滞剂或钙离子拮抗剂失效或不能耐受，以及频发室上性和室性心律失常时才可以应用。用量为 200 ～ 600mg/d。

5. 利尿剂

对左心室流出道梗阻有症状者，可谨慎地应用小剂量袢利尿剂或噻嗪类利尿剂，以改善劳力性呼吸困难等症状。

6. 抗凝治疗

由于并发心房颤动后脑栓塞的发生率高，所以不论阵发性、持续性还是永久性心房颤动除积极复律外，均应积极抗凝治疗。可选择维生素 K 拮抗剂（华法林），将 INR 控制在 2 ～ 3 之间，对不愿口服华法林者，可联合使用阿司匹林和氯吡格雷，亦可口服新型抗凝剂如凝血酶抑制剂（达比加群酯）或Ⅹa 抑制剂（利伐沙班、阿哌沙班）。长期抗栓治疗（无论是华法林、阿司匹林＋氯吡格雷还是新型抗凝剂）均应评估出血的风险，可采用 HAS-BLED 评分[高血压、肝/肾功能异常、卒中、出血史或易感性、不稳定的国际标准化比值 (INR)、老年患者（＞ 65 岁）和精神药物/酒精滥用]，HAS-BLED 评分＞ 3 分为高危，应规律复诊，严密观察以防止出血事件的发生。

（三）非药物治疗

1. 外科治疗

对在静息状态下有明显的左心室流出道压差 (LVOTG)(≥ 50mmHg) 并伴严重心力衰竭症状、药物治疗无效的患者应予以手术治疗，目的是使左心室流出道增宽，消除二尖瓣收缩期前移及室间隔与二尖瓣的接触，进而消除左心室流出道梗阻和二尖瓣反流，达到治疗目的。有效率在 90%以上，围术期病死率在有经验的医学中心（如 Mayo 医院）不超过 0.8%，大多医院维持在 3%～ 4%。70%～ 80%的患者可长期获益。

2. 经皮经腔间隔心肌消融术 (PTSMA)

PTSMA 术是近年来发展中的新技术，主要通过在冠状动脉左前降支的第一间隔支内缓慢匀速的注入 96%～ 99%的无水酒精 0.5 ～ 3.0mL，使其产生化学性闭塞，导致前间隔基底段心肌梗死，遂使该处心肌变薄，以达到减少或消除左心室流出道压力阶差、左心室肥厚及减轻症状的目的。PTSMA 的主要适应证为伴有室间隔厚度≥ 18mm，主动脉瓣下梗阻，静息时左心室流出道压力阶差≥ 50mmHg 或静息时仅 30 ～ 50mmHg，应激时＞ 70mmHg 的严重症状性肥厚型梗阻性心肌病患者且药物治疗无效或不能耐受者或对外科手术有高度危险的患者。仅轻度症状的肥厚型梗阻性心肌病，以及合并严重二尖瓣病变、冠状动脉三支病变或左束支传导阻滞者均为非适应证，年幼、高龄者亦须慎重考虑。对室间隔肥厚严重（＞ 30mm) 或广泛瘢痕（心脏磁共振所见）者效果不佳，而室间隔厚度≤ 16mm 时，易发生室间隔缺损。主要并发症为房室传导阻滞 (AVB)、需永久起搏者约为 10%～ 15%，原有左束支传导阻滞或Ⅰ度 AVB 者更易发生。

因至今尚无手术切除室间隔与化学消融术的随机对照研究，在两法之间如何做出最佳选择，目前争议极大。2015ESC 指南建议本法需在经验丰富、多学科团队协作的中心进行。

3. 永久性双腔起搏器治疗

从理论上讲，DDD 方式起搏使心尖、部分心底部（流出道）心肌收缩程序逆转，并保持房室同步，有可能使收缩期二尖瓣水平的左室流出道增宽，从而减轻流出道梗阻。但已完成的几个随机双盲对照试验 (PIC 以及 M-PATHY) 研究表明，DDD 起搏治疗只有主观症状的改善，而无客观指标的改善，属安慰剂效应。目前不作为首要选择。当部分或应激状态下 LVOT 压力阶差≥ 50mmHg，药物治疗无效且仍维持窦性心律，有手术或化学消融禁忌证者可以考虑行双腔起搏器治疗，在此基础上继续优化药物治疗。

4. 植入式心律转复除颤器 (ICD) 的应用

猝死可发生于任何年龄，但多见于青年，猝死前常没有症状。根据观察资料，对于确定高危的 HCM 患者，ICD 是目前最恰当的治疗方法。第一个以 ICD 作为 HCM 心脏猝死一级和二级预防的试验表明，ICD 可改善患者预后。

病程发展缓慢，预后不定。可以稳定多年不变，但一旦出现症状则可以逐步恶化。猝死与心力衰竭为主要的死亡原因。猝死多见于儿童和年轻人，其出现与体力活动有关，与有无症状或有否梗阻有关。心室壁肥厚程度高，有猝死家族史，有持续性室性心动过速者为猝死的危险因子。猝死的可能机制包括快速室性心律失常、窦房结病变与心传导障碍、心肌缺血、舒张功能障碍和低血压，以前二者最重要。心房颤动的发生可以引发心力衰竭。少数患者有感染性心内膜炎或栓塞等并发症。

第二节　扩张型心肌病

扩张型心肌病主要以心腔扩大、收缩功能下降为特征，人群发病率 1 ： 2500，是最常见和最重要的心肌疾病，分别是心力衰竭的第三大病因和心脏移植的最常见原因。扩张型心肌病是严重影响人类健康和生命，并消耗大量医疗资源的重要疾病。

一、病因及发病机制

扩张型心肌病多呈散发发病，其病因广泛，包括感染因素 (病毒、细菌、立克次体、寄生虫等)、中毒、慢性饮酒、化疗药物、金属或化合物、自身免疫性和系统性疾病、嗜铬细胞瘤、神经肌肉障碍、线粒体病、代谢性疾病、内分泌疾病和营养性疾病。病史特征及心内膜活检对这些病因的鉴别非常关键。

在扩张型心肌病的各种继发病因中，病毒感染所致慢性活动性心肌炎最终将发展为扩张型心肌病，在扩张型心肌病的病因和发病机制中占有重要地位。特发性扩张型心肌病的活检病理主要表现为心肌细胞肥大、肌纤维稀疏化、间质增生等，缺乏炎症细胞浸润。

20%～ 30%的扩张型心肌病呈家族性，与至少 20 个位点和基因有关。主要表现为常染色体显性遗传，伴 X 连锁的常染色体隐性遗传及线粒体遗传少见。常染色体显性遗传的扩张型心肌病与编码收缩性肌节蛋白的基因突变有关，其中部分突变基因也是肥厚型心肌病的致病基因，包括 α 肌动蛋白、α 肌凝蛋白、肌钙蛋白、β 和 α 肌球蛋白重链、肌球蛋白结合蛋白 C 等。Z-disc 蛋白编码基因包括肌界核蛋白、α 肌动蛋白 -2、ZASP 和肌联蛋白。引起扩张型心肌病的其他基因突变还包括编码细胞骨架和肌纤维膜、核膜、肌小节、转录激活因子的突变，其中以核纤层蛋白 A/C 的基因最常见。

二、临床表现

扩张型心肌病的初期症状较轻，进展缓慢。有些人在体格检查时才发现心脏扩大或心电图异常。有些人虽心脏扩大，但较长一段时间并无症状，甚至射血分数已经很低，但仍无症状，有些因心律失常而就诊。

该病有 1/3 的患者在就诊时已出现严重的心功能不全，主要表现为左心衰竭或全心衰竭。最早表现常为疲倦无力，尤其是活动后，随着体力耐量进行性下降，因肺瘀血逐渐产生不同程度的呼吸困难、端坐呼吸、阵发性夜间呼吸困难甚至肺水肿，随着病情进展，逐渐出现肝脏扩大、下肢水肿、胸腹腔积液等表现。

部分患者表现为胸部不适或胸痛，可为心绞痛样或膜性胸痛，可能与心内膜下心肌缺血有关或与心脏扩大所致的心包伸张有关。

栓塞常为晚期的表现，栓子可来源于心房颤动的左房血栓或扩大且运动低下的左室血栓或瘀血的下肢静脉血栓。发生在脑、心、肺和肢体末梢的较大的栓子可出现症状，甚至危及生命。

昏厥也比较见到，主要与心动过速或心动过缓有关。扩张型心肌病有较高的猝死率，主要与伴发的恶性室性心律失常有关。扩张型心肌病可出现各种心律失常，以心房颤动、室性心律失常、传导阻滞为最常见。

体格检查早期可无特殊发现，心脏扩大时体检可发现心界扩大，触诊和叩诊可明确。心音可低钝，P_2 常亢进，有时出现奔马律，杂音以心尖区和剑突下收缩期杂音为主。双肺可闻及湿啰音，肝脏触诊扩大，下肢水肿。

扩张型心肌病的主要症状及体征总结见表 5-1。

表 5-1　扩张型心肌病的主要症状及体征

症状及体征	所占比例	症状及体征	所占比例
呼吸困难	84%	第三心音	12%
心悸	80%	双下肢水肿	41%
昏厥	14%	心房颤动或房扑	33%
颈静脉怒张	58%	房室传导阻滞	22%
心脏扩大	74%	室内传导阻滞	53%

三、辅助检查

（一）心电图

扩张型心肌病伴有心脏结构和功能的显著改变，其心电图绝大多数有明显异常，几乎任何一种心电图异常都可在扩张型心肌病中发现，其心电图表现非常多样复杂，但缺乏特异性。尽管如此，心电图仍然是评价扩张型心肌病的重要检查之一。常见的心电图异常依次为ST-T改变、电轴左偏、左心室肥厚、房性心律失常、室性心律失常、室内传导阻滞(完全性左束支阻滞、左前分支阻滞、完全性右束支阻滞)、左心房增大、右心室增大、异常Q波等。

(二)超声心动图

超声心动图是确定扩张型心肌病和评价其心功能的最主要检查，其基本特征为左右心腔明显扩大，以左心扩大为主；室壁运动弥散性减弱；收缩功能下降，射血分数降低；常伴二尖瓣、三尖瓣反流。扩张型心肌病心腔扩张显著，严重者舒张期前后内径甚至可达80mm以上，为各种心脏病中除重度主动脉瓣反流外心脏扩张最显著的疾病。室壁运动弥散性减弱也是扩张型心肌病的重要特征，而冠心病所致的心脏扩大和心力衰竭其心肌运动异常呈节段性。扩张型心肌病由于心脏扩大，常出现相对性瓣膜反流，以二尖瓣和三尖瓣为明显。扩张型心肌病患者一般伴有显著的射血分数下降，射血分数是评价扩张型心肌病患者心功能的重要指标，一般来说，射血分数越低，心功能越差，预后越严重，但有时与临床症状并非完全一致。

(三)心脏X线检查

胸片最为常用，一般表现为普大型心影，而大血管并无扩张，使心影呈球形或水滴状，透视下心脏搏动减弱。由于存在心力衰竭，多数患者存在不同程度的肺瘀血改变，包括肺上静脉扩张，肺门扩大，克氏线，甚至肺水肿表现。

(四)放射性核素、心脏MRI检查

与心脏超声类似，可见到心脏容量扩张、多阶段心肌斑块状改变、射血分数显著下降等表现。

(五)心导管检查

常规的血流动力学及造影检查虽然也可采用，但多被无创性方法所取代，现在心导管检查主要用于行冠脉造影术，以准确排除冠心病或行心内膜心肌活检，证实并进一步分析扩张型心肌病的诊断和具体病因。

四、诊断及鉴别诊断

扩张型心肌病主要依据不明原因的心脏扩大和心功能下降，并排除其他器质性心脏病后得以诊断，还要注意区分或确定引起扩张型心脏病的其他病因，如酒精性心肌病、代谢性和内分泌疾病、神经肌肉疾病和自身免疫性疾病，还要注意围产期心肌病和心动过速性心肌病的区别。

扩张型心肌病的鉴别诊断需注意与冠心病缺血性心肌病、高血压性心脏病、心瓣膜病的区别，尤其是部分扩张型心肌病患者和部分缺血性心肌病患者可以非常类似，甚至

只有冠脉造影才能区分清楚。

扩张型心肌病偶须与高血压心脏病鉴别，后者多有高血压病史，血压很高，多伴有各种高血压靶器官损害，如肾脏、眼底改变等。扩张型心肌病还有时需与瓣膜病相鉴别，尤其是重度主动脉瓣反流，但瓣膜病多有瓣膜本身的影像学改变，且瓣膜反流较为突出，扩张型心肌病瓣膜反流为相对性，以二尖瓣和三尖瓣为主，心衰改善后减轻。

五、治疗

扩张型心肌病无特效治疗，主要针对心衰进行。其心衰多为典型的慢性收缩性心力衰竭，可伴心衰失代偿的发作性心力衰竭。

(一) ACE 抑制剂及血管紧张素受体阻滞剂

肾素血管紧张素系统 (RAS) 在心力衰竭的发展中具有重要意义，阻断 RAS 系统不仅有改善血流动力学的效应，还是抑制心力衰竭不断进展的重要措施，可明显延长患者的生命。现已有 30 余个大型临床试验在 7000 余例患者中证实了 ACE 抑制剂改善心衰预后，其入选对象中扩张型心肌病患者可占 1/4 到 1/3。

北欧依那普利存活合作研究 (CONSENSUS) 是第一个证实 ACE 抑制剂能有效降低心衰病死率的大型临床研究，研究证实依那普利可降低总病死率 27%，从而开创了治疗心衰的新纪元。其他类似的大型临床试验还有依那普利左室功能障碍研究 (SOLVD)、V-HeFT Ⅱ 试验、卡托普利左室扩大生存研究 (SAVE)、群多普利拉心脏评估研究 (TRACE) 等。其中，SOLVD 中依那普利可降低总病死率 16%，降低因心力衰竭住院或死亡危险的 26%。V-HeFT Ⅱ 试验中，与依那普利血管扩张剂联合组比较，依那普利组死亡的危险性降低 28%。这些试验入选患者均为慢性收缩性心力衰竭，LVEF ＜ 45%，在利尿剂基础上加用 ACE 抑制剂，并用或不用地高辛，均能改善临床症状。对轻、中、重度心力衰竭均有效，也包括妇女、老人和不同病因的患者，使死亡的危险性下降 24%。亚组分析进一步表明，ACE 抑制剂能延缓心室重塑，防止心室扩大的发展，包括无症状心力衰竭患者。这些临床试验奠定了 ACE 抑制剂作为心力衰竭治疗的基石和首选药物的地位。

血管紧张素受体拮抗剂 (ARB) 是另一阻断 RAS 系统的药物，虽然其阻滞血管紧张素的作用更彻底，但缺少增加缓激肽的作用。第一个应用 ARB 治疗心力衰竭临床试验是 ELITE 试验，比较了在常规治疗基础上氯沙坦和卡托普利的疗效，发现氯沙坦组的不良反应较卡托普利组低。在随后的 ELITE Ⅱ 试验采用相同的方法，却未能证实氯沙坦在降低病死率、减少住院等方面优于卡托普利。但两试验中因咳嗽退出试验者氯沙坦组明显较少。Val-HeFT Ⅱ 试验是另一项重要的 ARB 用于心力衰竭的临床试验，该试验观察在常规心力衰竭治疗基础上 (包括应用 ACE 抑制剂和 β 受体阻滞剂者) 加用缬沙坦或安慰剂的疗效差别，入选患者 5010 例，结果显示，与安慰剂组比较，缬沙坦组病死率、病残率联合终点的危险性降低 13.3%，心力衰竭住院率下降 27.5%。坎地沙坦治疗心力衰竭和降低发病率与病死率的评估研究 (CHARM 试验) 是迄今在患者中进行的最大规模的 ARB 治疗心力衰竭的研究。研究发现坎地沙坦可以降低症状性患者的病死率，这种降低在收缩功能不全患者中更为明显。这些试验证实了 ARB 在治疗慢性心力衰竭中的确切疗效，是 ACE 抑制剂的合理的替代药物，尤其是对 ACE 抑制剂不能耐受的患者。

对所有扩张型心肌病患者，不管有无症状，只要没有禁忌证，均推荐使用 ACE 抑制剂，并且剂量要充足，但要从小剂量逐渐增加。使用中可能会出现低血压、肾功能恶化、高血钾、咳嗽、血管性水肿等不良反应。对因为 ACE 抑制剂出现咳嗽或血管性水肿不能耐受的患者，则使用 ARB 替代。

(二) β 受体阻滞剂

心力衰竭的发展过程中，常伴肾上腺素能受体通路的过度激活，这一机制加速了心力衰竭的进展。阻滞这一通路，可延缓心衰的发展，延长患者的生命，尽管治疗初期可能会抑制心脏的功能。目前有证据用于心力衰竭的 β 受体阻滞剂有：选择性 β 受体阻滞剂，如美托洛尔、比索洛尔；β_1、β_2 和 α_1 受体阻滞作用的制剂，如卡维地洛、布新洛尔等。

大型临床试验 MERIT-HF 研究发现，美托洛尔缓释片可使总病死率显著降低 34%，心血管病病死率降低 38%，心力衰竭引起的死亡率降低 49%，猝死率下降 41%，奠定了 β 受体阻滞剂用于心衰治疗的基础。CIBIS Ⅱ研究发现，比索洛尔可使总病死率降低 34%，任何原因的住院率降低 20%，心力衰竭恶化的住院率降低 36%，猝死率降低 44%。COPERNICUS 试验对严重心力衰竭的患者使用卡维地洛，可显著降低病死率 35%，进一步确定了其心衰治疗疗效。卡维地洛或美托洛尔欧洲试验 (COMET) 是迄今为止最大规模的心力衰竭药物干预研究之一，比较了卡维地洛和美托洛尔对轻中度心衰的治疗效果，发现卡维地洛较美托洛尔更有效地降低死亡，延长患者生命。

目前为止，已有 20 个以上随机对照试验，超过 1 万例心力衰竭患者应用 β 受体阻滞剂治疗。所有入选患者均是收缩功能障碍 (LVEF ＜ 45%)，NYHA 心功能分级主要是Ⅱ、Ⅲ级。结果均显示，长期应用 β 受体阻滞剂治疗慢性心力衰竭，能改善临床情况、左室功能，降低病死率和住院率。这些试验都是在应用 ACE 抑制剂和利尿剂的基础上加用 β 受体阻滞剂。

所有 NYHA 心功能Ⅱ、Ⅲ级患者病情稳定，LVEF ＜ 40% 者，均必须应用 β 受体阻滞剂。除非有禁忌证或不能耐受。病情不稳定的或 NYHA 心功能Ⅳ级的心力衰竭患者，一般不用 β 受体阻滞剂。但 NYHA 心功能Ⅳ级患者，如病情已稳定，无体液潴留，体重稳定，且不需要静脉用药者，可考虑在严密监护下使用。

β 受体阻滞剂需从极低剂量开始，如患者能耐受前一剂量，可每隔 2 ～ 4 周将剂量加倍，直至达到目标剂量。β 受体阻滞剂使用过程中可能会出现低血压、体液潴留和心力衰竭恶化、心动过缓和房室传导阻滞等不良反应，应将 β 受体阻滞剂减量或停用。

（三）利尿剂

利尿剂是改善心衰患者症状的最有效药物，主要通过降低水钠潴留改善瘀血症状，常用的利尿剂有袢利尿剂、噻嗪类利尿剂、保钾利尿剂以及醛固酮受体拮抗剂。利尿剂在心力衰竭治疗中起关键作用，因为与任何其他治疗心力衰竭药物相比，利尿剂能更快地缓解心力衰竭症状，同时，利尿剂是唯一能够最充分控制心力衰竭体液潴留的药物，还有，合理使用利尿剂是其他治疗心力衰竭药物取得成功的关键因素之一。例如，利尿剂用量不足造成体液潴留，会降低对 ACE 抑制剂的反应，增加使用 β 受体阻滞剂的危险，不恰当的大剂量使用利尿剂则会导致血容量不足，增加 ACE 抑制剂和血管扩张剂发生低血压的危险及 ACE 抑制剂和 ARB 出现肾功能不全的危险。恰当使用利尿剂应看作是另一有效治疗心力衰竭措施的基石。

所有心力衰竭患者，有体液潴留的证据或原先有过液体潴留者，均应给予利尿剂治疗。应用利尿剂后心力衰竭症状得到控制，临床状态稳定，亦不能将利尿剂用于单一治疗，利尿剂一般应与 ACE 抑制剂和 β 受体阻滞剂联合应用。利尿剂使用中可能会出现电解质丢失，尤其是低钾血症可能会带来严重心律失常的危害，利尿剂可激活神经内分泌，还可导致低血压和氮质血症，使用中应严加监测。

醛固酮受体拮抗剂是另一重要的抑制心衰症状和发展的药物，其作用在于阻断醛固酮的效应，抑制心衰的发展，RALES 研究验证了重度心力衰竭患者，在常规治疗基础上随机加用安慰剂或螺内酯的效果，发现螺内酯可降低总病死率 27%，因心力衰竭住院率降低 36%，任何原因引起的死亡或住院的复合终点降低 22%，因此，对近期或目前为 NYHA 心功能Ⅳ级心力衰竭患者，可考虑应用小剂量的螺内酯 20mg/d。

（四）洋地黄制剂

洋地黄是治疗心力衰竭的传统药物，DIG 试验是一项以病死率作为主要终点的长期临床试验，试验结果表明，虽然地高辛对病死率的影响是中性，但它是正性肌力药中唯一的长期治疗不增加病死率的药物。因此，对有症状的收缩性心衰患者，可以使用小剂量地高辛治疗，尤其是伴有心房颤动的患者，除非存在禁忌证。小剂量使用，发生洋地黄中毒的可能性较小。

（五）心脏再同步化治疗

扩张型心肌病患者多有 QRS 波增宽，这部分患者存在心脏收缩不同步，行双心室起搏治疗可实现再同步化，再同步化治疗可增加心肌收缩力，减少二尖瓣反流。现已有大量证据表明，再同步化治疗对此类患者具有显著疗效。荟萃分析表明，再同步化治疗可减少心衰住院 32%，全因死亡 25%。有研究显示，最佳药物治疗联合再同步化治疗较单纯最佳药物治疗可进一步减少全因危险和死亡 20%，如最佳药物治疗并再同步化治疗再加上 ICD 可减少全因危险和死亡 36%。最近的研究则显示，最佳药物治疗基础上加再同步化治疗可减少全因死亡 36%，心衰住院减少 52%。

（六）环腺苷酸依赖性正性肌力药的静脉应用

环腺苷酸依赖性正性肌力药如下。

(1) β 肾上腺素能受体激动剂，如多巴酚丁胺。

(2) 磷酸二酯酶抑制剂，如米力农。这两类药物均通过提高细胞内环腺苷酸水平而增加心肌收缩力，而且兼有外周血管扩张作用，短期应用均有良好的血流动力学效应。然而长期应用时，不仅不能改善症状或临床情况，反而增加病死率。现仅限于静脉短期使用，支持严重心衰患者尤其是顽固性心力衰竭患者的血流动力学。这在部分终末期扩张型心力衰竭患者，包括等待心脏移植的患者均非常重要。

（七）合并心律失常的药物治疗及 ICD 植入

扩张型心肌病患者可伴有频发、复杂型室性心律失常，并可能与猝死危险有关，但几乎所有抗心律失常药物的临床试验，都显示这些药物在心力衰竭患者中可有效抑制室性异位心律，但并不降低猝死危险。相反，由于这类药物负性肌力及促心律失常作用可能使病死率增高，迄今尚未证实抗心律失常药物治疗可显著降低总病死率、改善心力衰竭预后。因此，对无症状、非持续性室性及室上性心律失常，不主张积极抗心律失常药物治疗，但下列情况例外。

(1) 心房颤动，它可使心功能进行性恶化，并且与心力衰竭互为因果，使脑栓塞年发生率达 16%。因此，慢性心房颤动应尽可能复律并维持窦性心律，复律及维持窦性心律药物首选胺碘酮，复律后继续以胺碘酮维持。对不宜复律或复律后难以维持窦性心律的患者，必须使心室率降低，并持续抗凝治疗，以尽可能避免脑栓塞的发生。降低心室率首选洋地黄，避免以降低心室率为目标使用钙拮抗剂。对于心房颤动抗凝治疗，至今仅有华法林经临床试验所证实，其剂量及用法以使国际标准化比值维持在 2 ～ 3 之间为宜。

(2) 持续性室性心动过速、心室颤动曾经猝死复苏或室上性心动过速伴快速室率或血流动力学不稳定者，治疗原则与非心力衰竭者相同，对持续发作的心动过速严重影响血流动力学时，应给予直流电转复，稳定的心动过速可考虑使用包括胺碘酮在内的药物治疗。

(3) 慢性预防主要应用 ICD 及胺碘酮，对于伴有持续性快速室性心动过速、心室颤动曾经猝死复苏和射血分数降低并有不明原因昏厥或复杂室性心律失常的患者，安置 ICD 比药物治疗可更有效地降低猝死的发生。实际上对经最佳药物治疗后射血分数＜ 30% 伴有心衰症状的患者，且预期生存良好的患者，均可植入 ICD。

（八）心脏移植

终末期患者可能只能依赖于心脏移植，其实行心脏移植的患者一般为扩张型心肌病患者，其绝对适应证如下。

(1) 难治性心源性休克患者。

(2) 只能依赖静脉强心剂维持足够的器官灌注的患者。

(3) VO_2 峰值＜10mL/kg/min，达到无氧代谢。

(4) 反复发作的有症状心律失常对各种治疗无效的患者。

第三节 心肌病的康复

一、运动

(一) DCM

1. 注意休息

DCM 失代偿性心衰阶段，应注意卧床休息，减少心脏做功，但是，可以在床上进行适当肢体运动，以防止血栓形成。

2. 限制钠盐和水的摄入

一般钠盐摄入量＜3g/d，液体摄入量 1.5 ～ 2.0I7d，以减轻心脏前负荷。

3. 控制和去除可能导致心衰加重的外在因素

控制体重 (BMI30 ～ 35 kg/m^2)，避免肥胖或恶病质，控制可能的并发症，如病毒感染、高血压、糖尿病、贫血等。

4. 适当运动

心衰稳定后可在医护人员监测下进行适当的有氧运动，增加运动耐量和提高生活质量是心脏康复治疗的核心内容。当患者运动耐量＞5METs 时，可以进行常规的有氧运动；当运动耐量＜5METs 时，只能进行最大耐受量的 50% 的运动强度，以后根据医生的评估再考虑逐渐增加。

(二) HCM

无症状 HCM 患者可参加低强度运动和娱乐活动 (Ⅱ a 类推荐，C 级证据)。HCM 患者不适合参加剧烈的竞技运动，与年龄、性别、种族、是否存在左心室流出道梗阻、是否有经皮室间隔心肌消融术或者室间隔心肌切除术治疗史、是否植入 ICD 无关 (Ⅲ类推荐，C 级证据)。

(三) ARVC/ARVD

目前，已明确青少年 ARVC/ARVD 患者心源性猝死与剧烈运动相关。在青少年和年轻成年人 ARVC/ARVD 患者中，竞技性运动使心源性猝死风险增加 5 倍。早期 (即症状前) 赛前筛查可能是“救命性”的措施。此外，体育锻炼也被认为是一个促进 ARVC/ARVD 表现发展和进展的因素。2015 年《关于致心律失常性右室心肌病 / 发育不良治疗的国际专家组共识》解读建议，明确诊断的 ARVC/ARVD 患者不能参加竞技性和 (或) 耐力运动

（Ⅰ级）；对于明确诊断的 ARVC/ARVD 患者，家属应限制其参加体育活动，休闲类的低强度运动可以除外（Ⅱa 级）；对于无临床表现的健康基因携带者（Ⅱa 级）或基因型不明确（Ⅱb 级）的 ARVC/ARVD 患者，家属可考虑限制其参加体育活动。

二、营养

原发性心肌病主要会出现心肌细胞肥大、减少或发育不良等变化。合理的营养是维持心肌功能及支撑心肌病患者康复的物质保障。一旦机体发生营养不良，对各器官的生理功能和结构上的影响都相当大。国外研究发现，在死于营养不良患者的尸检中，心脏和肝脏的重量大约减少了 30%，脾脏、肾脏及胰腺的重量也受到影响。因此，对于心肌病患者而言，避免营养不良的发生也是延缓病情进展的重要措施之一。如果患者在病程中出现严重的心力衰竭，则按照心衰的营养原则进行处理。

（一）原发性心肌病的营养

供给原则对于原发性心肌病患者的营养支持，一方面要为心肌的康复提供原料及能量，另一方面，还要尽量避免由于补充营养素而增加心脏的负担。

1. 适量的能量供应

对于原发性心肌病患者，能量供应以维持理想体重为宜，总热量摄入要与身体活动相平衡，从而保持健康的体重。在合理能量的基础上，要为患者提供平衡膳食，强调食物多样化及粗细搭配等原则，以便摄入机体所需的多种营养素。

2. 控制脂肪数量和注重脂肪质量

脂肪摄入不宜过高，通常每天膳食中脂肪提供的能量不超过总能量的 30%，其中，饱和脂肪酸不超过总能量的 10%，减少摄入肥肉、动物内脏和奶油等，尽量不用椰子油和棕榈油。每日烹调油用量限制在 20 ～ 30g 的范围内，避免由于膳食脂肪过量引起肥胖、高脂血症等，增加心脏负担。18 碳饱和脂肪酸虽然没有升高血胆固醇的作用，但是，会促进凝血。出现心房颤动的患者应注意避免摄取过多，以免血栓形成。胆固醇摄入量以不超过 300mg/d 为宜，减少心肌病患者发生动脉粥样硬化的风险。摄入充足的多不饱和脂肪酸，以占总能量的 6% ～ 10% 为宜，其中 w-6/w-3 多不饱和脂肪酸的比例要适宜 (5% ～ 85%/1% ～ 2%)，即 (n-6)/(n-3) 的比例达到 (4 ：1) ～ (5 ：1)。w-6 多不饱和脂肪酸在葵花籽油、玉米油和豆油中含量丰富，w-3 多不饱和脂肪酸来自植物油的 a- 亚麻酸和鱼及鱼油中的 EPA 与 DHA。w-3 多不饱和脂肪酸对血脂和脂蛋白、血压、心脏功能、动脉顺应性、内分泌功能、血管反应和心脏电生理均具有良好的作用，并有抗血小板凝集和抗炎作用，可以减少心肌病患者发生血栓及并发其他心血管疾病的风险。减少反式脂肪酸的摄入，控制其不超过总能量的 1%。少吃含有人造黄油的糕点、含有起酥油的饼干和煎炸食品。

3. 碳水化合物

碳水化合物是膳食能量的主要来源，在体内可以迅速而独立地完全氧化成二氧化碳和水，为心、脑等重要器官及身体活动提供能量，碳水化合物的供给量可以占总能量的55%～70%，其膳食供给应优先选择富含淀粉的多糖类食物，限制含单糖和双糖高的食品摄入。

4. 蛋白质

蛋白质在人体中的作用很多，是人体最重要的构建材料，对于生长发育和组织修复都必不可少。对于一般心肌病患者来说，蛋白质的需要量与健康人相同即可，占总能量的10%～15%；如果并发心力衰竭、肾功能不全等疾病，则根据患者的具体情况调整蛋白质供给量。食物中的优质蛋白质是肌肉合成的重要原料，因此，优质蛋白质应占总蛋白质的50%以上，含优质蛋白质丰富的食物包括瘦肉、鸡蛋、牛奶、鱼、虾、豆腐、豆干等。研究证明，补充支链氨基酸(branched-chain amino acid，BCAA)可以防止运动所致的心肌萎缩，优质蛋白质摄取和BCAA补充可以刺激骨骼肌和心肌的蛋白质合成，减少蛋白质分解和氮丢失。支链氨基酸包括亮氨酸、异亮氨酸、缬氨酸。支链氨基酸含量高的食物有乳清蛋白、牛肉、羊肉、猪瘦肉及其他动物蛋白等。

5. 限盐

每天食盐摄入不超过6g，包括味精、防腐剂、酱菜、调味品中的食盐。出现心力衰竭时，要注意水、电解质平衡。

6. 供给充足的维生素和矿物质

对于大多数心肌病患者除限制钠盐摄入外，膳食中应含有丰富的钾、钙、镁、硒等矿物质及维生素B族、维生素C、维生素E、类胡萝卜素等多种维生素。其中，镁对缺血性心肌病有良好的保护作用，而硒、维生素C、维生素E、类胡萝卜素等抗氧化营养素可以减少与肌肉有关的氧化应激损伤。目前证据显示，只有通过天然食物摄入的抗氧化营养素才有益于健康。心肌病患者可以通过平衡膳食来摄取所需的维生素及矿物质，特别强调要保证足量的新鲜蔬菜、水果及大豆类食物。

7. 酒和酒精

有充分证据表明，适量饮酒可以降低冠心病风险。但是，无论是啤酒、白酒，还是葡萄酒，所有酒精饮品在限量范围内都只与冠心病低风险有关，并不适用于其他心血管疾病，也不提倡已经罹患心血管疾病的患者饮酒。因此，有心肌病患者需要戒酒。

8. 少量多餐，避免过饱，忌烟、浓茶和刺激性食物

心肌病患者进食应该遵循少量多餐的原则，每日5～6餐为宜，以免进食过多导致胃部膨胀而压迫心脏。另外，必须戒烟，不饮浓茶、咖啡，不吃辛辣刺激性食物，以免加重心脏负担。

(二)心肌病合并急性心力衰竭患者的营养管理

1. 严格进行出入量管理

肺淤血、体循环淤血及水肿明显者，应严格限制饮水量和静脉输液速度。无明显低

血容量因素(如大出血、严重脱水、大汗淋漓等)者，每天摄入液体量一般宜在1500mL以内，不要超过2000mL。保持每天出入量负平衡约500mL，严重肺水肿者负平衡为1000～2000mL/d，甚至可达3000～5000mL/d，以减少水钠潴留，缓解症状。3～5d后，如果肺淤血、水肿明显消退，应减少负平衡量，逐渐过渡到出入量基本平衡。在负平衡下，应注意防止发生低血容量、低血钾和低血钠等。心衰急性发作伴有容量负荷过重的患者，要限制钠摄入量＜2g/d。

2. 急性心力衰竭

患者在发病2～3d内，应以流质食物为主，每天总热能控制为500～800kcal，液体量约1000mL。

3. 餐次

应坚持少量多餐原则，每日5～6餐为宜，以防引起心律失常。

4. 不宜食用的食物

凡是胀气、刺激性的流质饮食均不宜食用，可进食藕粉、米汤、菜水、去油过筛肉汤、淡茶水、红枣泥汤等。

5. 电解质

应结合血中电解质及病情变化调整饮食中钾、钠的供给。

6. 其他

随病情好转，逐渐过渡到半流质饮食，每天总热量保持在1000kcal左右。

(三)心肌病合并慢性心力衰竭患者的营养管理

1. 适当的能量摄入

既要控制体重过重，又要防止心脏疾病相关性营养不良的发生。慢性心衰患者的能量需求取决于目前的干体重(无水肿情况下的体重)、活动受限程度及心衰程度，一般按照25～30kcal 7kg理想体重进行计算。心力衰竭症状明显时，可限制能量至600kcal/d，随着病情缓解逐渐加至1000～1500kcal/d。

2. 控制液体量

控制液体摄入，减轻心脏负担。对于一般患者的液体摄入量限制为1000～1500mL/d(夏季可为1500～2000L/d)，但应根据病情及个体的习惯而有所不同，口服液体量应控制在1000L/d。对于严重心力衰竭者，尤其是伴有肾功能减退的患者，由于排水能力降低，在采取低钠饮食的同时，应将液体摄入量限制为500～1000mL/d，并采用药物治疗。

3. 限制钠盐的摄入

为预防和减轻水肿，应根据病情选用低盐、无盐饮食，低盐饮食指烹调用食盐的量在2g/d以内，或相当于酱油10mL(一般每5mL酱油含食盐1g)，全天主、副食的含钠量应少于1500mg。无盐饮食即烹调时少加食盐及酱油，全天主、副食的含钠量应少于700mg。低钠饮食除烹调时不放食盐及酱油外，全天主、副食含钠量＜500mg，注意选用含钠在 100mg/100g 以下的食物。若大量利尿时，应考虑会丢失钠，可以适当增加食盐量或选用一些含钠量高的食物，以预防低钠血症。

4. 适当限制蛋白质

一般来说，对蛋白质的摄入量不必限制过严，1g/(kg·d) 为宜。但当心衰严重时，则应减少蛋白质的供给量，初始可给予蛋白质 25 ～ 30g/d，逐渐增加至 40 ～ 50g/d，病情稳定后，给予蛋白质 0.8g/(kg·d)，其中，优质蛋白质应占总蛋白的 2/3 以上。

5. 碳水化合物的摄入

对于慢性心衰患者，建议给予 300 ～ 350g/d 的谷类食物。

6. 控制脂肪摄入

肥胖的心衰患者应限制脂肪的摄入量，宜按 40 ～ 60g/d 供给。每日烹调用油量控制在 25g 以内。在心衰患者的低脂膳食中，建议每天从海鱼或者鱼油补充剂中摄入 1g n-3 多不饱和脂肪酸。

7. 维生素

膳食中应注意富含多种维生素，如维生素 B_1、维生素 C 及叶酸等。

8. 控制电解质平衡

心力衰竭患者由于摄入不足、丢失增加或使用利尿剂治疗等可出现低钾血症，此时应摄入含钾量高的食物。同时，应监测使用利尿剂患者镁缺乏的问题，并给予治疗。如果因肾功能减退，出现高钾、高镁血症，则应选择含钾、镁低的食物。另外，给予适量的钙补充在心衰的治疗中也有积极的意义。

三、病情监测

（一）一般病情监测

密切观察患者的生命体征及意识状况，注意监测心律、心率、血压等变化，有无出现心慌、气促等症状。如果发现患者有偏瘫、失语、血尿、胸痛、咯血等症状，及时报告医生处理，预防动脉栓塞的发生。对于肥厚型心肌病患者，观察其有无头晕、黑蒙、心悸、胸痛、劳力性呼吸困难等。对合并水肿和心力衰竭的患者，严格记录 24h 液体出入量，限制液体摄入量，每天测量体重。

（二）用药监测

使用醛固酮拮抗剂时，观察患者电解质、肾功能、出入量、水肿消退等情况；使用地高辛等洋地黄类药物时，观察患者有无出现洋地黄中毒现象，如食欲下降、厌食、恶心、呕吐、视物模糊、黄绿视、乏力、头晕、血钾降低、心力衰竭加重、心律失常（如双向性室性早搏、室性心动过速、房室传导阻滞、期前收缩，甚至心房颤动等）；使用抗凝药物时，观察患者有无出血现象，如口腔黏膜、鼻腔、皮下出血、皮肤瘀斑、血尿、便血等情况。

(三)起搏器植入术后监测

对于需植入起搏器的患者，应监测其生命体征、心律、心率、血压及心电图等变化。注意观察伤口缝线部位的愈合情况，如伤口颜色，皮肤温度，有无渗血、红肿、热痛等症状，术后早期应保持局部敷料清洁干燥，如有敷料潮湿或脱落，及时更换。

(四)心脏移植术后监测

对于心肌病进行心脏移植术后的患者，除了进行常规生命体征的监测，还应做好漂浮导管动态的测压、持续心排血量及混合静脉血氧饱和度的监测，同时，观察心脏排斥反应出现的指标与症状。

第六章　心脏瓣膜病

第一节　心脏瓣膜病概述

一、心脏瓣膜病的相关概念

（一）心脏瓣膜病

心脏瓣膜病是由各种原因包括炎症、黏液样变性、纤维化、缺血性坏死、钙质沉着或先天发育畸形，引起的心脏瓣膜（瓣叶、瓣环、腱索及乳头肌）自身解剖结构或功能异常，导致单个瓣膜或多个瓣膜急性或慢性狭窄和（或）关闭不全，出现血流动力学显著变化的临床综合征。主要包括二尖瓣、主动脉瓣、三尖瓣和肺动脉瓣狭窄和（或）关闭不全，以二尖瓣和主动脉瓣病变最多见。心脏瓣膜功能性狭窄和相对性关闭不全不属于心脏瓣膜病的范畴。

（二）复合瓣膜病

是指单个瓣膜同时存在器质性狭窄和关闭不全，以二尖瓣狭窄伴有二尖瓣关闭不全最常见，主动脉瓣狭窄伴关闭不全也较多见，少见其他瓣膜的复合病变。

（三）联合瓣膜病

联合瓣膜病是指两个及以上瓣膜病变同时存在。临床上并非少见，血流动力学变化更为显著，心脏病理变化也更为明显，预后不良，常需要联合瓣膜置换术。临床上以二尖瓣、主动脉瓣联合瓣膜病变多见，二尖瓣、三尖瓣的联合瓣膜病变并不少见，主要为风湿活动和结缔组织疾病引起。

二、心脏瓣膜病处理的一般原则

（一）超声心动图检查的强适应证

(1) 舒张期心脏杂音、连续性心脏杂音、全收缩期心脏杂音、收缩晚期心脏杂音、与喷射性喀喇音有关的心脏杂音，或心脏杂音放射到颈部或背部的无症状患者。

(2) 有心力衰竭、心肌缺血和（或）梗死、昏厥或近乎昏厥、血栓栓塞、感染性心内膜炎的症状或体征或器质性心脏病临床表现的心脏杂音患者。

(3) 收缩中期心脏杂音，杂音分级≥ 3 级的无症状患者。

（二）心内膜炎预防治疗的强适应证

(1) 人工心脏瓣膜患者和有感染性心内膜炎病史的患者。

(2) 复杂性发绀型先天性心脏病患者，即单心室、大动脉转位和法洛四联症。

(3) 外科手术建立体肺循环分流的患者。

(4) 先天性心脏瓣膜畸形尤其是主动脉瓣、二尖瓣畸形患者，后天瓣膜功能不全的患者如风湿性心脏病。

(5) 实施过瓣膜修复术的患者。

(6) 肥厚型心肌病有隐匿性或静息性梗阻的患者。

(7) 二尖瓣脱垂患者听诊有瓣膜反流和（或）超声心动图检查显示瓣叶增厚。

（三）风湿热二级预防的强适应证

风湿热伴或不伴风湿性心肌炎的患者（包括二尖瓣狭窄患者），应当接受预防治疗，预防风湿热复发。

第二节　二尖瓣狭窄

一、二尖瓣狭窄的病因与病理变化

（一）病因

二尖瓣狭窄绝大多数由风湿性心脏病所致，极少数为先天性二尖瓣狭窄或老年性二尖瓣环或环下钙化。女性多见。风湿性心脏病单纯性二尖瓣狭窄约占 25%，二尖瓣狭窄合并二尖瓣关闭不全约占 46%，其他为联合瓣膜病变，如二尖瓣合并主动脉瓣病变、二尖瓣合并三尖瓣病变等。

（二）病理变化

病变首先发生在瓣膜交界区和瓣膜基底部，出现水肿与赘生物形成，逐渐发生瓣膜纤维化和（或）钙质沉积、瓣叶广泛增厚粘连，腱索融合缩短，瓣叶变为僵硬，导致瓣口变形与狭窄，可伴发血栓形成和血栓栓塞。

1. 狭窄分型

隔膜型为瓣膜主体无病变或病变较轻，腱索与乳头肌无明显改变，瓣膜活动尚好；漏斗型为瓣叶明显增厚和纤维化，腱索与乳头肌明显粘连和缩短，瓣膜变硬呈漏斗状，活动显著受限，常合并关闭不全。

2. 狭窄程度分度

正常二尖瓣瓣口面积为 4 ～ 6cm^2。瓣口面积 1.5 ～ 2cm^2 为轻度狭窄；瓣口面积

1.0 ～ 1.5cm² 为重度狭窄；瓣口面积＜ 1.0cm² 为重度狭窄。

3. 病理生理

左心房流入左心室血流受限 → 左心房压升高＋房室压力阶差增大 → 肺静脉和毛细血管压升高 → 肺静脉扩张＋肺淤血 → 长期肺循环血容量超负荷 → 肺动脉压升高 → 致肺小动脉痉挛以及硬化 → 右心室超负荷致右心室肥厚 → 进一步发展右心室扩张 → 右心衰竭 → 肺淤血相对缓解。

4. 左心室功能

单纯二尖瓣狭窄时，左心室舒张末压和容积正常；多数患者运动时 LVEF 升高，收缩末容积降低；狭窄严重者约有 1/4 出现左心室功能障碍。

5. 左心室排血量变化

多数患者静息心排血量在正常范围，运动时心排血量的增加低于正常值，少数狭窄严重者静息心排血量也降低，运动时心排血量不增反降，主要为左、右心室功能受损所致。

6. 房性心律失常

左心房压升高与左心房扩大，常合并房性心律失常尤其是心房颤动，进一步加重肺淤血。

二、二尖瓣狭窄的临床表现与相关检查

（一）症状

1. 呼吸困难

长期无症状（大于 10 年），最早出现劳力性呼吸困难，逐渐发展为夜间阵发性呼吸困难（端坐呼吸），甚至急性肺水肿。

2. 咳嗽与咯血

多为干咳，劳力性或夜间睡眠时发生，可伴有血丝痰或少量血痰，与肺淤血、毛细血管破裂有关。大量咯血由左心房压急剧升高导致支气管静脉破裂所致。

3. 胸痛

见于 15% 的患者，可能由右心室张力增高及心排血量降低引起右心室缺血所致。

4. 压迫症状

左心房扩大压迫左喉返神经或食管致声音嘶哑或吞咽困难。

5. 右心衰竭症状

二尖瓣狭窄患者病情发展的严重阶段。

（二）体征

1. 二尖瓣面容

两颧呈紫红色，口唇轻度发绀，见于严重狭窄患者。

2. 心浊音界扩大

胸骨左缘第 3 肋间就可向左扩大，与肺动脉扩张和右心室扩大有关。

3. 二尖瓣狭窄杂音

心尖区闻及舒张中晚期低调、递增型的隆隆样杂音，左侧卧位明显，可伴有舒张期震颤。合并心房颤动时杂音也随心率发生变化，即增快时减轻或消失，减慢时又出现或明显增强。

4. 心音异常

心尖区 S_1 亢进，呈拍击样，肺动脉瓣区 S_2 亢进和分裂。

5. 二尖瓣开瓣音

紧随 S_2 后，短促而高调，胸骨左缘第 3 ～ 4 肋间或心尖内侧闻及，呼气时明显，表明瓣膜弹性和活动尚好，是隔膜型瓣膜前瓣叶开放震颤所致。

6. Graham-Steel 杂音

胸骨左缘第 2 ～ 4 肋间闻及舒张早中期的高调、吹风样、递减型杂音，沿胸骨左缘向三尖瓣传导，吸气时明显。

7. 肺动脉瓣区杂音

可闻及呼气时明显、吸气时减弱的收缩早期喀喇音。

8. 三尖瓣区杂音

严重肺动脉高压引起右心室扩大致相对性三尖瓣关闭不全的杂音，特点为收缩期吹风样全收缩期杂音，吸气时明显。

9. 颈静脉搏动

右心室扩大致三尖瓣关闭不全时出现。

（三）心电图检查

心电图检查特征性改变为 P 波增宽且呈双峰，为左心房扩大所致。肺动脉高压合并右心扩大时电轴右偏。可出现各种房性心律失常，而心房颤动属于晚期表现。

（四）X 线检查

早期左心缘变直，肺动脉主干突出，肺静脉增宽，右前斜位钡剂透视可见扩张的左心房压迫食管。病变加重时，左心房和右心室明显扩大，后前位片示心影右缘呈双重影，肺门阴影加深，主动脉弓较小。当左心房压 ≥ 20mmHg 时中下肺可见 Kerley B 线。长期肺淤血后含铁血黄素沉着，双下肺野出现散在的点状阴影。二尖瓣常有钙化。

（五）超声心动图检查

为明确诊断和评估是否行介入治疗和外科手术提供直接依据。M 型超声显示舒张期充盈速率下降，正常双峰消失，E 峰后曲线下降缓慢，二尖瓣前、后叶舒张期呈同向运动（城垛样改变）。二维超声显示二尖瓣前后叶反射增强、变厚、活动幅度减小，舒张期前叶体部向前膨出呈球状，瓣尖处前后叶距离明显缩短，开口面积减小。左心房扩大，右心室肥大，右心室流出道变宽。多普勒超声显示瓣膜血流状态包括有无反流，则定瓣口面积、跨瓣压力阶差、肺动脉压等。经食管超声心动图更客观地显示二尖瓣狭窄的临床数据，并测定左心房有无血栓形成。运动负荷超声心动图可更准确评价平均压力阶差和肺动脉压等。

(六)心导管检查

非常规性检查项目，仅适用于无创检查结果未得出结论或无创检查结果与临床表现不相符合时，以进一步评估血流动力学异常和二尖瓣狭窄的严重程度。

三、二尖瓣狭窄的临床评估

对二尖瓣狭窄患者要进行细致的临床评估。评估要点包括以下几个方面。

(1) 诊断为二尖瓣狭窄的患者，评估其血流动力学异常的严重程度(压力阶差、二尖瓣面积和肺动脉压力)，评估伴发的瓣膜损害和瓣膜形态，以决定是否适合经皮二尖瓣球囊成形术。

(2) 已知二尖瓣狭窄，有症状和体征患者的再评估。

(3) 当静息多普勒超声数据与临床症状和体征不一致时，应进行运动负荷超声心动图检查，评估平均压力阶差和肺动脉压力。

(4) 当经胸超声心动图检查不能提供二尖瓣狭窄患者充分的临床数据时，应做经食管超声心动图检查，评估二尖瓣的形态和血流动力学情况。

(5) 无创检查结果，未得出结论或无创检查结果与临床表现不相符合时，应当实施心导管检查，进一步评估血流动力学，评估二尖瓣狭窄的严重程度，包括左心室造影评估二尖瓣的反流程度。

四、二尖瓣狭窄的诊断与鉴别诊断

发现心尖区典型的舒张期杂音合并左心房扩大，即可诊断二尖瓣狭窄。超声心动图检查具有明确诊断和鉴别诊断的重要价值。主要与出现心尖区舒张期杂音的下列疾病相鉴别。

(一)二尖瓣功能性狭窄

左向右大量分流的先天性心脏病如室间隔缺损、动脉导管未闭等可引起二尖瓣相对狭窄；主动脉瓣关闭不全时反流血液冲击二尖瓣可引起舒张期杂音。功能性杂音比较短促，性质柔和，无开瓣音，吸入亚硝酸异戊酯后减轻，应用升压药后增强。

(二)急性风湿性心肌炎

杂音系心室扩大引起二尖瓣相对狭窄所致(Carey-Coombs 杂音)。此杂音出现在舒张早期，杂音柔和，音调相对固定，在风湿活动控制后可消失。

(三)左心房黏液瘤

由瘤体阻塞二尖瓣瓣口所致。杂音呈间歇性，随体位变化，有瘤体扑落音而无开瓣音，可反复发生体循环栓塞现象。超声心动图显示二尖瓣后有云雾状回声，左心房造影显示左心房内充盈缺损。

（四）三尖瓣狭窄

出现舒张期隆隆样杂音，但杂音位于胸骨左下缘，低调，吸气时增强，呼气时减弱，窦性节律时颈静脉a波增大。二尖瓣狭窄杂音位于心尖区，高调而粗糙，吸气时无变化或减弱。

五、二尖瓣狭窄的并发症

（一）心律失常

房性期前收缩最早出现，房性心动过速、心房扑动和阵发性心房颤动均可见到，直至出现永久性心房颤动。心房颤动降低心排血量，诱发和加重心力衰竭，又相应引起室性心律失常。

（二）心力衰竭

心力衰竭发生率高，是二尖瓣狭窄患者的主要死亡原因。常因呼吸道感染、劳累、剧烈运动、情绪激动、心动过速、妊娠与分娩等原因而诱发急性心力衰竭，甚至发生急性肺水肿。急性左心衰竭是重度二尖瓣狭窄的严重并发症。

（三）动脉栓塞

多数继发于心房颤动，主要为左心耳血栓，少数由炎症引起的瓣膜血栓和赘生物脱落所致。以脑栓塞为多见，少数为四肢、肠系膜、肾和脾等动脉栓塞。右心房栓子可引起肺栓塞或肺梗死，临床上相对少见。

（四）肺部感染

因肺静脉压升高及肺淤血，容易并发肺部感染，并诱发或加重心力衰竭。

（五）肺动脉高压

二尖瓣狭窄常引起肺静脉压的增高，病情继续进展而引发肺动脉高压。

（六）感染性心内膜炎

二尖瓣狭窄合并急性、亚急性感染性心内膜炎较少见。

六、二尖瓣狭窄的治疗

（一）一般治疗

二尖瓣轻度狭窄患者避免过度劳累和剧烈运动，中度狭窄患者应当限制体力活动，重度狭窄患者严格限制体力活动，延缓心功能的下降，并防止发生急剧恶化。有症状的慢性心力衰竭患者限制钠盐摄入量，水钠潴留明显的患者要严格限制水分的摄入量。

（二）风湿活动

对有风湿活动者积极预防链球菌感染、治疗风湿活动以及预防感染性心内膜炎。非固醇类抗炎药可改善风湿活动的症状，但不能降低心脏瓣膜病的发生率。糖皮质激素能够明显改善风湿症状，也能减轻瓣膜的损害。但不良反应大，必须使用时也应短期使用。

（三）并发症治疗

(1) 房性期前收缩如无频发、无明显症状，一般不予处理。出现房性心动过速、心房扑动和阵发性心房颤动时，主要是控制心室率。对于持续性心房颤动应当考虑药物或电复律，但因二尖瓣病变未去除，复发率高。难以转复时应当有效控制心室率，同时长期抗凝治疗。

(2) 慢性心力衰竭有症状时使用利尿剂。右心衰竭症状明显或伴有心房颤动时使用洋地黄治疗。发生急性心力衰竭时应注重消除或缓解可逆性诱发因素如感染、心动过速等。心房颤动伴快心室率常为诱发急性心力衰竭的重要原因，如果心室率得不到有效控制，病情会持续加重。

(3) 并发肺部感染和感染性心内膜炎时，要积极进行抗感染治疗。

（四）抗凝治疗

适用于二尖瓣狭窄合并心房颤动（阵发性、持续性或永久性），既往有过血栓栓塞事件，二尖瓣狭窄伴有左心房血栓形成的患者。

（五）介入治疗与外科手术

1. 经皮球囊成形术

优点为不开胸，创伤小，不损害瓣下结构，康复快，但术后仍可发生瓣膜再狭窄，尤其是风湿活动未得到控制时。适用于以二尖瓣狭窄为主、瓣膜活动良好，二尖瓣开口面积在 0.5 ～ 1.5cm^2，窦性心律或有心房颤动而无左心房血栓，左心室内径正常者。球囊扩张后二尖瓣瓣口面积＞ 2.0cm^2，能明显降低二尖瓣跨瓣压和左心房压，提高心排血指数和降低肺动脉压，有效改善临床症状。下列情况优先选择：有症状、NYHA 心功能≥Ⅲ级、瓣口面积＜ 1.5cm^2，且瓣膜形态适合经皮球囊成形术，同时无左心房血栓和中重度二尖瓣反流者；无症状、瓣口面积＜ 1.5cm^2，且形态适合经皮球囊成形术，无显著肺动脉高压（静息时＞ 50mmHg，或运动时＞ 60mmHg)，同时无左心房血栓和中重度二尖瓣反流者。

2. 二尖瓣分离术

闭式二尖瓣分离术多采用经左心室进入使用扩张器的方法，对隔膜型疗效较好。适用于年龄≤ 55 岁，NYHA 心功能Ⅱ～Ⅲ级，6 个月内无风湿活动或感染性心内膜炎，无心房内血栓，无中重度二尖瓣关闭不全或主动脉瓣病变，左心室舒张末内径正常者。直视二尖瓣分离术适用于心房内疑有血栓形成、瓣膜钙化或腱索明显融合缩短，伴中重度二尖瓣关闭不全的患者。瓣膜分离、瓣膜修复、瓣膜钙质清除与粘连腱索分离一并实施，瓣口面积增大较闭式分离术显著，并可适度纠正二尖瓣关闭不全。

3. 人工瓣膜置换术

人工瓣膜置换术适用于二尖瓣狭窄合并中重度关闭不全，或有瓣膜严重钙化、纤维化及瓣下融合，既往实施过瓣膜分离术，NYHA 心功能级，瓣口面积＜1.5cm^2 者。包括机械瓣和生物瓣置换。生物瓣常用猪主动脉瓣、牛心包瓣和同种硬脑膜瓣，无须长期抗凝治疗，血栓栓塞率低，但常因退行性变、钙化、机械损伤或感染而需重新换瓣。生物瓣膜经 3 ～ 5 年后可发生退行性变，10 年后约 50% 需要再次置换。机械瓣包括球瓣、浮动碟瓣和倾斜碟瓣，经久耐用，避免了退行性变、钙化和感染。但因血流为偏心性，阻力较大，跨瓣压差高，尤其是血栓栓塞发生率高，需要终身抗凝治疗。采用何种瓣膜要综合分析，权衡利弊后决定，年轻或出血风险低危者宜选用机械瓣，有出血倾向或抗凝禁忌者宜采用生物瓣。

第三节　二尖瓣关闭不全

一、二尖瓣关闭不全的病因与病理变化

（一）病因

二尖瓣关闭不全由二尖瓣瓣叶、瓣环、腱索和（或）乳头肌结构异常或功能失调所致。按病因可将其分为器质性和功能性。器质性由二尖瓣及其辅助结构的病变直接引起，如二尖瓣黏液变性、缺血性、风湿性和感染性；功能性由缺血和非缺血疾病所致的左心室扩大所致，属于继发性。有研究显示，在 NYHA 心功能Ⅲ～Ⅳ级的患者中，中度以上的二尖瓣关闭不全检出率高达 75%。根据病程又将其分为急性和慢性。急性二尖瓣关闭不全患者多因腱索断裂、瓣膜急性损坏或破裂、乳头肌坏死或断裂，以及人工瓣膜术后裂开等原因引起。见于感染性心内膜炎、AMI、胸外伤及自发性腱索断裂等。慢性二尖瓣关闭不全见于以下几种。

1. 风湿活动

由风湿热和风湿活动导致瓣膜炎症和纤维化，使瓣叶变硬、缩短、变形、粘连及腱索融合、缩短，半数患者合并二尖瓣狭窄。

2. 冠心病

心肌缺血、心肌梗死累及乳头肌及邻近的室壁心肌，引起乳头肌缺血、坏死与纤维化，以及功能障碍。

3. 先天性畸形

见于二尖瓣缺损（心内膜垫缺损或纠正型心脏转位多见）、心内膜弹性纤维增生症和降落伞形二尖瓣变形等。

4. 二尖瓣钙化

二尖瓣钙化常为特发性退行性变，以老年女性多见，高血压病、糖尿病、Marfan综合征、慢性肾衰竭和继发性甲状腺功能亢进症也易引起。

5. 左心室扩大

由瓣环扩大和乳头肌侧移致瓣叶相对关闭不全。

6. 二尖瓣脱垂综合征

原发或多种继发原因导致的二尖瓣收缩期向左心房突出，引起二尖瓣关闭不全。

7. 其他少见原因

结缔组织疾病（系统性红斑狼疮、类风湿关节炎、Marfan 综合征等）、肥厚型梗阻性心肌病、强直性脊柱炎等。

（二）病理变化

二尖瓣关闭不全 → 左心室血流流入左心房 → 左心房与左心室容量负荷加重 → 左心房与左心室内径扩大 → 左心室功能代偿与失代偿 → 左心房压升高＋左心房扩大 → 肺毛细血管压和肺静脉压升高 → 肺动脉压升高 → 右心室功能不全。急性二尖瓣关闭不全者，左心房压和肺静脉压急剧升高导致急性肺水肿，而左心房、左心室扩大不明显。慢性二尖瓣关闭不全者，在心功能代偿期左心房和左心室逐渐扩大，心排血量增多；失代偿期左心房和左心室逐渐扩大，心排血量逐渐降低，左心衰竭加重。病情晚期，因发生与左心相关的肺动脉高压而导致右心衰竭。

二、二尖瓣关闭不全的临床表现与相关检查

（一）症状

急性二尖瓣关闭不全很快发展为急性左心衰竭或急性肺水肿。慢性二尖瓣关闭不全无症状期漫长（大于 20 年），但一旦发生心力衰竭，则心功能持续下降。轻度二尖瓣关闭不全患者无明显症状或仅有轻度不适感，严重二尖瓣关闭不全患者临床症状顺序出现，表现为易疲乏，运动耐量下降，劳力性呼吸困难、夜间阵发性呼吸困难或端坐呼吸，并最终由左心衰竭发展为右心衰竭，出现体静脉淤血的症状和体征。

（二）体征

1. 心脏扩大

由左心扩大逐渐发展为全心扩大，单纯左心肥大时心尖区常见抬举样搏动。

2. 收缩期杂音

心前区可闻及 3 级以上全收缩期吹风样杂音，吸气时减弱，反流量小者音调高，瓣膜增厚时音粗糙，向左腋下或左肩胛下（前叶损害为主）或心底部（后叶损害为主）传导。

3. 心音变化

P_2 亢进提示肺动脉高压，心尖区 S_1 减弱或被掩盖，并常有 S_2 分裂，严重二尖瓣关闭

不全时出现 S_3。

4. 舒张期杂音

舒张期过多血流通过二尖瓣引起功能性狭窄，出现低调、短促的舒张期杂音。

5. 脉搏与血压

脉搏细弱，血压正常。

6. 晚期表现

晚期出现显著肺动脉高压和右心衰竭的表现。

（三）心电图检查

轻者无异常。左心房增大时 P 波增宽呈双峰形，常合并左心室肥大心电图表现及 ST-T 改变。心电图检查显示右心室肥大时提示肺动脉高压，多伴有房性心律失常，尤其是心房颤动。

（四）X 线检查

轻者无明显异常，重者左心房、左心室、右心室扩大顺序出现。因左心房扩大可压迫食管而引起吞咽困难，瓣叶和瓣环钙化时有钙化影。肺野可见肺静脉淤血、肺间质水肿和 KerleyB 线。

（五）超声心动图检查

M 型超声见二尖瓣前叶 EF 斜率及瓣叶活动幅度增大，左心房扩大及收缩期过度扩张，左心室扩大及室间隔活动过度；二维超声检查显示二尖瓣前叶反射增强、变厚，瓣口关闭不良，腱索断裂时二尖瓣呈连枷样改变；多普勒超声显示收缩期二尖瓣反流。超声心动图检查适用于以下几种情况。

(1) 疑有二尖瓣反流患者，确定反流及其反流程度。

(2) 对于确诊二尖瓣反流者，应每 6 ～ 12 个月检查一次超声心动图，监测反流程度、房室内径、左心室功能以及肺动脉压的变化等，以观察病情和指导治疗。

(3) 二尖瓣置换术或修复术后，主要监测瓣膜与血流情况，测定房室内径，评估左心室功能与肺动脉压变化，以评估术后疗效。

（六）心导管检查

心导管检查的适应证有以下几种情况。

(1) 无创检查不能确定二尖瓣反流的严重程度与左心室具体的功能指标，或评估是否需要外科手术时。

(2) 无创检查显示肺动脉高压与严重二尖瓣反流程度明显不成比例时。

(3) 对于判定二尖瓣反流程度，临床表现与无创检查结果不相符合时。

(4) 高度怀疑冠心病或冠心病高危患者，应当在二尖瓣置换术或修复术前确定冠状动脉病变或严重程度。根据不同情况可选择左心室造影、右心导管检查和冠状动脉造影。

三、二尖瓣关闭不全的诊断与鉴别诊断

心尖区典型杂音和左心房或左心室扩大提示二尖瓣关闭不全，超声心动图检查具有确诊价值。主要与以下疾病引起的心尖区收缩期杂音鉴别。

（一）相对性二尖瓣关闭不全

见于高血压性心脏病、各种原因的主动脉瓣关闭不全、心肌炎、扩张型心肌病、贫血性心脏病、甲状腺功能亢进症等。临床表现及影像学检查与二尖瓣病变致关闭不全甚为相似，通过既往基础疾病、是否合并狭窄及超声心动图异常进行鉴别。

（二）功能性二尖瓣关闭不全

正常儿童和青少年可出现心前区收缩期杂音，强度≤3级，短促且柔和，不掩盖S_1，无左心扩大。发热、贫血、甲状腺功能亢进症等高动力循环状态，也可出现心尖区收缩期杂音。但杂音一般较轻，病因消除后杂音消失。

（三）室间隔缺损

心尖区闻及全收缩期杂音，以胸骨左缘第3～4肋间最响，伴有收缩期震颤，心尖搏动呈抬举样。超声心动图显示室间隔中断，左向右分流时X线显示肺充血表现。

（四）三尖瓣关闭不全

为全收缩期吹风样杂音，但杂音位于胸骨下缘，比较局限，吸气时增强，呼气时减弱，颈静脉搏动明显，合并肺动脉高压和右心室肥大表现，而左心室扩大不明显。

四、二尖瓣关闭不全的治疗

（一）处理原则

避免过度体力活动和剧烈运动；限制钠盐摄入；针对病因治疗，如防治风湿活动及感染性心内膜炎；应用血管扩张剂降低心脏后负荷，减少反流量；适量应用利尿剂，以减轻心脏前负荷，缓解肺淤血症状；使用洋地黄治疗症状性心力衰竭；合并心房颤动快心室率患者控制心室率和抗凝治疗；药物治疗难以阻止病情发展时，具有适应证者尽早实施外科手术；对于急性左心衰竭及急性肺水肿患者，静脉应用血管扩张剂和利尿剂，必要时采取非药物治疗措施，同时针对病因进行治疗。

（二）外科手术

目前认为，外科手术仍是二尖瓣关闭不全的标准疗法。

1. 总适应证

有症状的急性二尖瓣反流患者；慢性严重的二尖瓣反流和NYHA心功能≥Ⅱ级，LVEF≥30%，经内科治疗无效；无明显症状的慢性严重二尖瓣反流，轻、中度左心室功能不全，LVEF30%～60%和（或）收缩末内径≥40mm的患者；NYHA心功能≤Ⅱ级，但影像学检查显示心脏进行性扩大，LVEF持续下降者。国外指南推荐，急性、慢性二尖

瓣关闭不全患者，若有相关的临床症状、左心室收缩末期内径＞45mm，并且LVEF＞30%者应实施二尖瓣修补术(推荐类型Ⅰ，证据水平A)。需要强调的是，需要外科手术的大多数严重二尖瓣关闭不全的患者，二尖瓣修复术的效果优于二尖瓣置换术，建议优先进行二尖瓣修复术。

2. 瓣膜修复术适应证

二尖瓣松弛引起脱垂；腱索过长或断裂；风湿性二尖瓣局限性病变，前叶柔软且无皱缩，腱索有纤维化和钙化而无挛缩；感染性心内膜炎合并二尖瓣赘生物或局限性穿孔，前叶无或轻微损害者。对于无症状左心室功能正常者，每6～12个月检查一次超声心动图。如出现左心室功能不全(LVEF≤60%或左心室收缩末径≥45mm)、心房颤动或肺动脉高压者，应考虑二尖瓣修复术。对于无症状的重度二尖瓣狭窄患者，如年龄≤70岁，左心室功能进行性下降，瓣膜适合修复，应考虑手术治疗；如年龄＞70岁，因手术病死率明显升高，一般有症状时才予以修复术。中重度二尖瓣反流合并中重度症状(NYHA Ⅱ～Ⅳ级)，且LVEF≥30%应实施修复术。

3. 人工瓣膜置换术适应证

无法修复或不愿行修复术的患者，可实施瓣膜置换术。

(三)介入治疗

无论瓣膜修复术还是瓣膜置换术，如果LVEF＜30%，手术病死率高，预后不良，不宜采用外科手术治疗。欧洲一项流行病学调查资料显示，年龄＞80岁的二尖瓣关闭不全患者最终接受外科手术的约为15%，绝大部分患者采用了内科姑息治疗。对于年龄较大、并发症较多、外科手术风险较高的二尖瓣关闭不全患者，经皮二尖瓣修复术不失为外科手术的替代疗法。

1. 基本原理

20世纪90年代初，Alfieri等首先报道了外科“边对边”缝合技术，又称“双孔”技术。该手术是将瓣叶对合处的中部将瓣叶游离缘进行缝合，将一孔型的二尖瓣口改为双孔二尖瓣，能够有效治疗瓣环无明显扩张、反流并局限于前叶和后叶的二尖瓣关闭不全患者。基于此，1999年TedFeldman等人研发出一种以导管和瓣膜钳夹为基础的经皮二尖瓣修复装置，该装置通过导管将夹钳送至二尖瓣口，利用永久钳夹合二尖瓣最大反流处的游离缘，实现类似于以往外科“边对边”缝合技术的手术效果。此后，经冠状静脉窦、左心房、右心房穿刺房间隔等途径安放装置，并开展经皮二尖瓣置换技术的动物研究。

2. 经冠状静脉窦二尖瓣缩环术

利用冠状静脉窦与二尖瓣环邻近且平行的解剖特点，将不同型号的特制缩环装置经颈静脉或股动脉入路置入冠状静脉窦，通过缩环装置的弹性收缩力将扩大的二尖瓣环缩小，进而使二尖瓣口面积减小。目前，仅适用于因左心室扩张或乳头肌功能不全而不伴有二尖瓣腱索和瓣叶解剖学变化的功能性二尖瓣关闭不全，同时要求二尖瓣环无明显钙化。虽然操作简单，但是仅有12%的成年人其冠状静脉窦与二尖瓣环处在同一平面上，大部分人的冠状静脉窦位于二尖瓣环上方，无疑限制了该项技术的应用。同时部分患者出现冠状动脉左回旋支受压的情况，但由此而引起的心肌缺血事件极少。临床研究初步显示该治疗方法是安全的，并且二尖瓣反流减轻，心功能逐步改善。但其确切疗效及安全性有待于大规模临床研究的证实。

3. 经皮穿刺左心房侧二尖瓣装置治疗

包括二尖瓣环消融成形术和二尖瓣成型环置入术。前者通过特制的装置(代表装置有Quantumcor和Micardia)经股动脉逆行和经胸壁顺行途径送至二尖瓣瓣环处，利用射频能量加热二尖瓣瓣环并使其损伤，损伤的二尖瓣环在愈合的过程中产生纤维化瘢痕，使瓣环直径变小，从而达到减少反流的目的。后者通过特制的Millipede环，经导管将其放置到二尖瓣瓣环的心房侧。Millipede环由于具有形状记忆功能，其直径在放置后会自动缩小，由此而产生缩小瓣口的作用，在二尖瓣、三尖瓣反流中均可使用；Cardiobandxitong系统主要原理是在X线和超声引导下，经导管在心房侧置入C型环而起到缩小自身瓣环的作用。目前正在进行人体试验。

4. 经左心室实施二尖瓣缩环操作

代表装置有Mitralign，经外周动脉拟行在左心室侧通过穿越导丝释放射频能量，穿过房室环，再交换输送鞘管，将铆钉样装置固定在左心房面，在左心室侧收紧连接铆钉的牵引线，随着牵引线的拉紧使二尖瓣缩小。人体试验初步表明，该装置不仅可缩小瓣环直径，而且在随访6个月时，患者左心室舒张末容积减小。

5. 经皮二尖瓣缝合装置

代表装置有MitraClip系统，是由铬合金组成的宽约4mm的“V”形钳夹装置，夹子的两臂可以在人为控制下自由开合。经股静脉入路并在X线和经食管超声心动图的引导下，将该装置送入右心房，穿刺房间隔后达二尖瓣口而进入左心室，在近二尖瓣中心点处将开放状态的夹子于二尖瓣关闭瞬间钳夹两个瓣叶的游离缘而固定，实现类似于以往外科“边对边”缝合技术的效果。国外临床试验证实，该装置安全有效，能够显著减轻二尖瓣反流，显著改善心功能，左心室舒张末内径缩小；与外科手相比，术后30天的生存率无差异，术后充血性心力衰竭的住院率显著降低。根据目前的临床试验数据，大多数中重度器质性或功能性二尖瓣反流患者，可使用MitmClip装置经导管二尖瓣修复术。目前临床试验中心的入选标准是：

(1) 中重度二尖瓣关闭不全(NYHA心功能Ⅲ～Ⅳ级)。

(2) 存在与反流相关的临床症状，或由其引起的并发症如心脏扩大、心房颤动或肺动脉高压。

(3) 左心室收缩膜内径≤ 55mm，LVEF ＞ 25%，可平卧耐受手术。

(4) 二尖瓣口开放面积＞ 4.0cm^2，二尖瓣腱索无断裂，前后瓣叶无严重瓣中裂。

(5) 若为功能性二尖瓣关闭不全患者，两瓣尖的对合长度＞ 2mm，瓣叶接合处相对于瓣环深度＜ 11mm。

(6) 对于二尖瓣脱垂者，连枷间隙＜ 10mm，连枷宽度＜ 15mm。国内率先开展了经导管二尖瓣钳夹术，并获得成功。

6. 经皮二尖瓣置换术

目前，有 CardiAQ 瓣膜支架和 Endovalve-Herrmann 支架。CardiAQ 瓣膜支架为带有锚定装置的镍钛记忆合金制成。在动物实验中应用该装置经股静脉入路穿刺房间隔后成功置换猪的自体二尖瓣，术后该装置位置良好，固定牢固，未影响左心室流出道，也没有瓣周漏的发生。但存在二尖瓣瓣环处难以稳定锚定、缺乏影像标记点而难以准确定位置入等技术问题，并且置入后存在左心室流出道狭窄的潜在风险。

第四节　二尖瓣脱垂综合征

一、二尖瓣脱垂综合征的病因与病理变化

二尖瓣脱垂综合征是各种原因引起二尖瓣瓣叶在收缩期向左心房突出，导致二尖瓣关闭不全的血流动力学改变和 (或) 临床表现。

(一) 病因

病因分为原发性和继发性。原发性确切病因未明，多属于先天性结缔组织疾病，1/3 的患者无其他器质性心脏病，少数为胶原组织异常，某些患者合并 Marfan 综合征、系统性红斑狼疮、结节性多动脉炎。各年龄段均可发生，女性较多见，14 ～ 30 岁的女性最多。二尖瓣前、后叶均可脱垂，以后叶多见。继发性二尖瓣脱垂多见于风湿或病毒感染后 (以前叶多见)、冠心病、心肌病、先天性心脏病、甲状腺功能亢进症。二尖瓣脱垂也见于左心室异常节段性收缩，如心肌缺血、坏死、纤维化等引起。

(二) 病理变化

二尖瓣黏液样变性，海绵层增生、增厚伴蛋白多糖沉积，并侵入纤维层。瓣叶心房面局限性增厚，表面有纤维蛋白和血小板聚集；膨出的瓣叶呈半球状，瓣叶变长且面积增大，严重者二尖瓣环扩张；腱索变细、变长并扭曲，继而纤维化与增粗，以瓣叶受累最明显之处显著，可发生腱索断裂。由于二尖瓣瓣叶、腱索、乳头肌或瓣环病变，松弛的瓣叶在瓣口关闭后进一步向左心房脱出，导致二尖瓣关闭不全。左心室存在节段性收缩时，乳头肌与心室壁收缩不同步，二尖瓣瓣叶在收缩期不能相互靠拢。而且瓣叶向左心房膨出时，乳头肌不能协同收缩并通过腱索牵拉瓣叶，使二尖瓣在收缩晚期发生脱垂。

二、二尖瓣脱垂综合征的临床表现与相关检查

（一）症状

多数患者无明显症状，或出现一过性及反复发作的症状。

1. 胸痛

胸痛发生率为 60% ～ 70%。特点为心前区钝痛、锐痛或刀割样痛，程度并不严重，持续数分钟到数小时，与劳累或精神因素无关，含服硝酸甘油不缓解。

2. 心悸

心悸发生率约为 50%，可能与二尖瓣突然反流或心律失常有关。

3. 呼吸困难和疲乏感

约 40% 的患者气短、乏力，常为初发症状。部分患者在无心力衰竭的情况下出现运动耐力下降，严重二尖瓣脱垂可致左心功能不全的表现。

4. 脑缺血症状

脑缺血症状可有头晕、昏厥、偏头痛、一过性脑缺血。

5. 精神症状

精神症状可伴有焦虑、紧张、激动、恐惧和过度换气等。

6. 血栓栓塞

年龄＜ 45 岁的患者脑栓塞发生率可达 40%，也可引起内脏动脉或外周动脉栓塞。

7. 猝死

偶见，主要发生于心力衰竭或严重心律失常的基础上。脱垂严重伴左心室功能失代偿、复杂室性心律失常、Q–T 间期延长、心室晚电位阳性、心房颤动（扑）动合并预激综合征、年轻女性有黑蒙与昏厥史者，猝死的危险性均较大。

（二）体征

1. 体型异常

多数为无力型，可伴直背、脊柱侧凸或前凸、漏斗胸等。

2. 喀喇音

心尖区或其内侧可闻及收缩中晚期非喷射性喀喇音，为腱索或瓣叶机械牵张所致。

3. 心尖区杂音

紧随喀喇音出现收缩期吹风样杂音，常为递增型，少数为全收缩期杂音并掩盖 S_1。收缩期杂音出现的早晚，直接反映二尖瓣反流的程度。

4. 影响因素

凡能降低左心室排血阻力、减少静脉回流、增强心肌收缩力而使左心室末容量减少的生理或药物因素均能使收缩期喀喇音和杂音提前，如立位、屏气、心动过速、吸入亚硝酸异戊酯等；反之使杂音延迟，如下蹲、心动过缓、使用 β 受体阻滞剂或升压药等。

（三）心电图检查

多数无异常，少数患者出现异常。

1. ST-T 改变

下壁导联（Ⅱ、Ⅲ、aVF)T 波双相或倒置，ST 段改变呈非特异性，于运动后或吸入亚硝酸异戊酯更为明显。可能与左心室张力增加、机械牵张、乳头肌缺血或交感神经兴奋有关。

2. 心律失常

可见房性或室性期前收缩、室上性心动过速或室性心动过速、窦性心动过缓或 AVB 等多种类型的心律失常，以室性心律失常多见，但房性心律失常并不少见。少数患者伴有预激综合征。

3. Q-T 间期异常

Q-T 间期可延长。

（四）影像学检查

X 线检查显示心影多无明显异常，严重脱垂者可出现左心房与左心室扩大，但并非特异性改变。超声心动图检查对二尖瓣脱垂具有特殊诊断价值，同时可评估二尖瓣反流程度、瓣叶形态、房室内径和左心室功能状态。M 型超声检查显示，收缩晚期二尖瓣瓣叶关闭线 (CD 段) 弓形后移大于 2mm 或全收缩期后移大于 3mm，同时单个或前后瓣叶呈吊床样改变。二维超声检查显示在胸骨旁长轴切面上二尖瓣前、后叶于收缩期脱入左心房内，并超过瓣环水平；二尖瓣瓣叶呈半球状改变，瓣叶变厚、变长，腱索拉长或断裂，瓣环扩大；左心房、左心室可扩大。多普勒超声检查显示二尖瓣反流。对于没有症状的中重度二尖瓣反流患者，应当每 6 ～ 12 个月做一次经胸超声心动图检查，监测左心室功能 (射血分数与舒张末内径)。在二尖瓣反流患者临床症状和体征发生改变时，通过经胸超声心动图评估二尖瓣环的情况和左心室功能。当经胸超声心动图检查不能提供二尖瓣反流严重程度和左心室功能状态的诊断信息时，应经食管超声心动图检查，必要时进行心导管检查。

三、二尖瓣脱垂综合征的治疗及并发症处理

（一）病因治疗

原发性二尖瓣脱垂无症状或症状轻微者，因病因未明，目前尚无特效的处理措施。但必须定期随访，随访二尖瓣脱垂程度及其并发症，以便尽早处理。继发于炎症、器质性心脏病、甲状腺功能亢进症或合并结缔组织疾病者，要分类积极治疗，如给予抗风湿、抗感染、PCI、先天性心脏病矫正术等。

（二）一般治疗

无症状者或症状轻微者不需限制日常活动，有昏厥及猝死家族史、复杂心律失常、

Marfan 综合征者，应避免过度劳累与剧烈运动。并发心力衰竭后限制钠盐摄入。

（三）胸痛治疗

(1) 应用 β 受体阻滞剂缓解胸痛。主要机制为：减慢心率，引起二尖瓣脱垂延迟，减轻二尖瓣反流；心率减慢后舒张期充盈增多，冠状动脉供血增加；降低室壁张力、心肌收缩力，心肌耗氧量减少。

(2) 地尔硫䓬和维拉帕米虽能降低心率，增加冠状动脉供血，但因动脉扩张而使血压下降，使二尖瓣脱垂加重，临床上慎用。

(3) 禁用硝酸酯类药物，因引起回心血量减少而加重二尖瓣脱垂。

（四）并发症及其处理

1. 心力衰竭

慢性心力衰竭见于二尖瓣瓣叶脱垂逐渐加重、瓣环逐渐扩大导致的二尖瓣严重反流，除纠正病因外，应在标准抗心力衰竭治疗的基础上，积极采用瓣膜修复或置换术。急性乳头肌严重功能失调、腱索断裂时宜尽快实施外科手术治疗，由心动过速引起的急性心力衰竭以尽快控制心室率最为关键，感染性心内膜炎引起的急性心力衰竭应予以积极的抗心力衰竭、抗感染治疗，必要时采用外科手术。

2. 感染性心内膜炎

感染性心内膜炎发生率为 1% ～ 10%，多见于男性和 45 岁以上的患者。凡原仅有喀喇音者出现收缩期杂音或杂音时限延长，同时有不明原因的发热，应疑及感染性心内膜炎的可能性。高度疑及或一旦确诊，应积极抗感染和预防并发症，必要时选用外科手术治疗。对于二尖瓣明显关闭不全者，在手术、拔牙、分娩或侵入性检查时宜预防性使用抗生素。

3. 心律失常

以室性心律失常最多见，阵发性室上性心动过速常见，偶见严重心律失常引起猝死者，与机械牵张及交感神经兴奋有关。无症状性心律失常一般无须处理，伴有心悸、头晕、眩晕及昏厥者首先选用 β 受体阻滞剂，无效时选用美西律、普罗帕酮、索他洛尔或胺碘酮口服。因严重心律失常导致昏厥或猝死（心肺复苏成功后）的患者，应当置入 ICD 预防。

4. 血栓栓塞

二尖瓣脱垂常有血小板聚集性升高，二尖瓣心房面的异常与左心室内膜的机械损伤易致血小板聚集，从而继发血栓形成。合并心房颤动、年龄＜ 65 岁、无二尖瓣反流杂音或心力衰竭者，应当予以阿司匹林治疗。华法林抗凝适用于以下情况：

(1) 二尖瓣脱垂伴发心房颤动，且年龄≥ 65 岁。

(2) 高血压伴二尖瓣反流杂音或心力衰竭。

(3) 有脑卒中或 TIA 病史同时有二尖瓣反流杂音。

(4) 左心房血栓形成者。INR 维持在 2.0 ～ 3.0。

第五节 肺动脉瓣病变

一、肺动脉瓣狭窄

(一)病因

肺动脉瓣狭窄常为先天性，占所有先天性心脏病的 8% ~ 10%。可伴发漏斗部狭窄，也可合并房间隔、室间隔缺损或主动脉骑跨。风湿性者常累及多个瓣膜。其他少见病因为感染性心内膜炎、类癌综合征、Marfan 综合征。

(二)病理

肺动脉狭窄 - 跨瓣压力阶差增大 → 右心负荷过重 → 右心室肥大 → 右心衰竭。狭窄越重，临床症状出现越早，病情进展越快。合并左向右分流的先天性心脏病如房间隔或室间隔缺损时，右向左分流出现早。

(三)症状

轻中度肺动脉瓣狭窄一般无症状，预后良好。重度狭窄者，运动耐力逐渐降低，出现胸痛、头晕、昏厥及气促症状，并逐渐加重。

(四)体征

肺动脉瓣区响亮、粗糙、吹风样收缩期杂音，吸气后更明显；若闻及收缩期喷射性喀喇音，提示肺动脉瓣活动良好，无明显钙化。P_2 减弱，可伴有 S_2 分裂。右心扩大与肺动脉瓣的狭窄程度及持续时间有关，先天性者早期即有右心室肥大，导致心前区隆起伴胸骨旁抬举样搏动。右心衰竭发生后出现体静脉淤血征。

(五)辅助检查

心电图检查显示右心室肥大及 ST-T 段改变；X 线检查显示右心室肥大、肺动脉主干呈狭窄后扩张，肺血管影稀疏。超声心动图检查可确定狭窄程度。

(六)评估

对于青少年和年轻成年人患者，如果多普勒超声流速峰值＞ 3m/s(估计峰值梯度＞ 36mmHg)，初次评估时建议进行心导管检查，以决定是否实施球囊扩张术。

(七)诊断

根据肺动脉瓣区典型收缩期杂音、震颤及 P2 减弱可考虑肺动脉狭窄的诊断，但需要超声心动图检查以鉴别瓣膜狭窄、漏斗部狭窄或瓣上狭窄。

(八)治疗

先天性肺动脉狭窄，主要是经皮肺动脉瓣球囊成形术和心内直视下瓣膜切开术，极少数施行瓣膜置换术。对于肺动脉瓣狭窄的青少年和年轻成年人患者，有劳力性呼吸困难、心绞痛、近乎昏厥或昏厥，心导管检查显示右心室 - 肺动脉峰值压力阶差＞ 30mmHg，或者无症状但导管检查显示右心室 - 肺动脉压力阶差＞ 40mmHg，可实施瓣膜球囊成形术。

二、肺动脉瓣关闭不全

（一）病因

肺动脉瓣关闭不全多由肺动脉高压引起肺动脉主干根部扩张所致，属于相对性关闭不全。常见于二尖瓣狭窄，也见于房间隔缺损，少见于风湿性肺动脉瓣炎、Marfan 综合征、先天性肺动脉瓣发育不良或缺如、感染性心内膜炎、瓣膜分离术或右心导管术后。

（二）病理

肺动脉瓣关闭不全 - 反流量较小 (肺循环低压力低阻力)- 右心室负荷增加不明显 - 右心室肥大出现较晚。合并肺动脉高压或左向右分流的先天性心脏病时，右心室肥大，以及右心衰竭较早发生。

（三）症状

可长年无症状，直至发生右心衰竭时才出现症状。

（四）体征

肺动脉瓣区闻及舒张早期低调的递减型哈气样杂音，吸气时增强；反流量较大时，出现收缩前期低调杂音；瓣膜活动尚好时，可闻及早期喷射音。合并肺动脉高压时 P_2 亢进、S_2 分裂，并出现右心肥大，伴有体静脉淤血。

（五）辅助检查

合并肺动脉高压时，心电图检查显示右心室肥大及 ST-T 段改变；X 线显示肺门阴影增大，肺动脉段尤其右下肺动脉扩张；超声心动图检查可确定反流并评估反流程度。

（六）诊断

根据肺动脉瓣区典型的舒张期杂音可考虑肺动脉瓣关闭不全的诊断，但需要超声心动图检查进一步明确诊断，并与主动脉瓣关闭不全鉴别。

（七）治疗

原发于瓣膜的疾病主要治疗病因，继发于肺动脉高压时主要治疗原发病，如果反流量大或右心室负荷进行性加重可考虑人工瓣膜置换术。

第六节　心脏联合瓣膜病

一、病因

临床上风湿性心脏病常以复杂的联合瓣膜病形式出现，最常见的是二尖瓣病变与主动脉瓣病变共存，而三尖瓣病变和肺动脉瓣病变几乎不单纯存在。感染性心内膜炎、瓣膜黏液瘤样变性、Marfan综合征、类癌综合征等也常引起联合瓣膜病变。

二、病理

联合瓣膜病的病理生理变化常较单瓣膜病变显著，对心脏功能的影响是综合性的。主动脉瓣狭窄合并二尖瓣狭窄或关闭不全、主动脉瓣关闭不全合并二尖瓣关闭不全临床上常见，其血流动力学变化显著，对心脏功能影响较大，极易导致左心衰竭。

三、表现

联合瓣膜病的临床症状出现较早。即使一个瓣膜病变缓冲，另一个瓣膜病变的血流动力学变化，临床症状的缓解也是短期的，时间稍长会出现更严重的心力衰竭症状。联合瓣膜病可使杂音或心音发生改变，直接影响临床的判断。如二尖瓣狭窄合并主动脉瓣狭窄时，主动脉瓣区收缩期杂音减弱，并且心尖区舒张期杂音也可减弱；二尖瓣狭窄合并主动脉瓣关闭不全时，二尖瓣狭窄的舒张中晚期杂音减弱或消失。

四、诊断

对于出现心脏杂音的患者，应当常规进行影像学检查，特别是超声心动图检查。对于具有心脏杂音，同时存在联合瓣膜病易患病因的患者，超声心动图检查应了解各个瓣膜的情况，以尽可能发现联合瓣膜病变。早期诊断和早期治疗可显著改善预后，但需要鉴别以哪个瓣膜病变为主引起的血流动力学变化或心脏扩大，由此而导致的另一个瓣膜的功能性杂音。如主动脉瓣关闭不全时因反流血液冲击二尖瓣而造成的舒张期杂音，主动脉瓣狭窄导致心脏显著扩大而引起相对性二尖瓣关闭不全的杂音，二尖瓣狭窄和(或)关闭不全导致肺动脉高压而引起肺动脉瓣相对关闭不全的杂音等。

五、治疗

联合瓣膜病的预后常较单瓣膜病变差，因此应当积极手术治疗。可采用双瓣膜置换术，甚至三瓣膜置换术，或某一瓣膜置换术而另一瓣膜球囊扩张或成形术。

第七节　心脏瓣膜置换术后

一、心脏瓣膜置换术后抗凝原则与随访

(一)栓塞的发生率

心脏瓣膜置换术患者服用抗凝药物的栓塞发生率，机械瓣为1.5%～2.5%，生物瓣为1%。未给予抗凝治疗时，栓塞发生率成倍增高。瓣膜置换(生物瓣或机械瓣)术后30天内特别是10天内发生栓塞的危险性最大，而且易反复发作。国外研究发现，有20%二尖瓣置换术和27%主动脉瓣置换术后反复发生栓塞。术前有栓塞史者，术后栓塞危险性显著增加。

(二)抗凝原则

(1) 机械瓣置换术患者终身抗凝并使INR维持在2.5～3.5，生物瓣置换术患者抗凝治疗需大于3个月，并使INR维持在2.0～3.0，如合并心房颤动、既往栓塞或TIA病史，以及LVEF≤35%者需要终身抗凝治疗。瓣膜手术后使用普通肝素或低分子肝素，并于24～48小时加用华法林，达到合适的INR后停用普通肝素或低分子肝素。

(2) 对于必须使用抗血小板药物又必须抗凝的患者，主张氯吡格雷、双嘧达莫与华法林联用，虽然轻微出血明显增加，但严重出血并未显著增加。不建议阿司匹林与华法林联用，虽然血栓栓塞事件显著减少，但出血发生率尤其是严重出血明显增加。需要提醒的是应根据栓塞和出血的危险程度决定抗凝强度，即低强度、中强度或高强度抗凝。

(3) 瓣膜修复术后瓣膜血栓形成主要依靠手术治疗，适用于NYHA心功能0～Ⅱ级的患者。对于手术禁忌的左侧瓣膜修复术的瓣膜血栓形成患者，临床研究表明溶栓治疗是较为理想的治疗措施。

(三)随访与监测

(1) 拟诊人工心脏瓣膜血栓形成的患者，建议使用经胸超声心动图和多普勒超声心动图检查，评估血流动力学状况。

(2) 拟诊人工心脏瓣膜血栓形成的患者，建议使用经食管超声心动图和(或)X线检查，评估瓣膜活动度和血栓负荷状况。

(3) 人工心脏瓣膜患者出院后2～4周首次术后门诊评估中，应建立完整病史，进行体格检查及适当的器械检查。如果出院前未行超声心动图检查，应当施行经胸超声心动图检查。

(4) 人工心脏瓣膜患者应当每年随访一次，如果临床状况有变化，应尽早重新评估。

(5) 瓣膜手术后左心室功能不全患者，应当接受正规的内科治疗，即使左心室功能有所改善，也应当继续内科治疗。

二、心脏瓣膜置换术后特殊情况的抗凝治疗

(一) 脑栓塞急性期抗凝治疗

对于瓣膜置换术患者脑栓塞急性期，继续抗凝治疗可预防近期内脑栓塞的复发，但可能增加脑栓塞后的出血事件。若脑梗死面积较大，尤其是发病 48 小时内，病灶具有较高的出血转化的危险性，应停止抗凝治疗 5 ～ 7 天，直至颅脑 CT 复查后再决定是否恢复抗凝治疗。如果属于中小面积的脑梗死，发病 24 ～ 48 小时内颅脑 CT 检查未显示脑出血征象，患者血压＜ 180/100mmHg，则继续抗凝治疗。

(二) 非心脏手术时的抗凝治疗

因非心脏手术、有创操作或牙科手术需要中断华法林治疗的机械瓣置换术患者，如无血栓危险因素，建议术前停用华法林 48 ～ 72 小时，使 INR ＜ 1.5，术后 24 小时内重新开始使用，通常不使用肝素替代治疗。对于有血栓高危因素的患者，应在 INR ＜ 2.0 后开始静脉使用普通肝素 (典型的是在术前 48 小时)，在术前 4 ～ 6 小时停用，术后出血情况稳定后尽早恢复使用，直至 INR 恢复到华法林的治疗水平。

(三) 妊娠期间的抗凝治疗

(1) 必须接受持续抗凝治疗并且经常检测。

(2) 需要长期应用华法林抗凝治疗的妇女，准备妊娠时需检测妊娠试验，以决定随后的抗凝治疗。

(3) 妊娠 6 ～ 12 周期间要停用华法林，给予持续普通肝素治疗，并合理调整普通肝素或低分子肝素剂量。

(4) 妊娠 36 周时应慎重考虑普通肝素或低分子肝素的用量，如果持续应用普通肝素，要注意骨质疏松、感染和肝素诱导的血小板减少症的发生。

(5) 接受剂量调整的低分子肝素治疗时，应当每日 2 次皮下注射，使注射后 4 小时的抗Ｘ a 水平达到 0.7 ～ 1.2U/ml。

(6) 接受剂量调整后普通肝素治疗时，APTT 至少应为对照组的 2 倍。

(7) 接受华法林抗凝治疗期间，INR 维持在 2.5 ～ 3.5。

(8) 计划分娩 2 ～ 3 周前，应停止华法林抗凝治疗，改为静脉维持普通肝素抗凝治疗。

第八节　心脏瓣膜病康复

一、一期康复(2 ～ 6 周)

呼吸锻炼：术后指导患者行呼吸训练，包括深呼吸训练与腹式呼吸训练，30min/ 次，3 次 /d，必要时按压胸骨上窝处气管，刺激患者有效咳嗽，痰液黏稠者给予雾化器雾化吸入干预，保持呼吸道湿润，30min/ 次，4 次 /d。

肢体护理：协助患者进行手指、膝关节等关节部位的屈伸运动，30min/ 次，2 次 /d；呼吸机移除后，可于床上结合患者病情进行主动的四肢屈伸运动，30min/ 次，2 次 /d。

二、二期康复(7 ～ 8 周)

增加模拟骑单车运动，其间持续监测患者心率，待运动心率达到靶心率时持续运动 30min，2 次 /d。

三、三期康复(9 ～ 10 周)

协助患者在病区走廊内进行缓步运动，步行距离 30m，2 次 /d，注意步行前需进行 10 次左右的原地踏步等热身活动。

四、出院指导

组织患者及其家属统一观看康复运动视频，告知定期服药与回院复查的重要性与必要性；如有伤口渗血、牙龈出血或皮肤有出血点，应及时入院就诊，预防脑卒中；鼓励患者养成良好的生活习惯，保持生活规律，避免情绪波动和劳累，多食新鲜蔬果和富含蛋白质的食物，预防便秘。

第七章 脑梗死

第一节 脑梗死的概述

脑梗死 (CI) 是一种世界性的疾病，具有高发病率、高病死率、高致残率的特点，是现今人类病死率最高的三大疾病之一。目前脑梗死已成为我国第一位致残和死亡原因，且有逐年增多的趋势。中国每年有 150 万～ 200 万新发脑卒中的病例，校正年龄后的脑卒中发病率为 (116 ～ 219) 人 /10 万人口。脑梗死发生后常引发多种并发症，影响脑梗死患者的预后及转归。

脑梗死是由多种原因导致的脑部血流供应障碍而引起的脑组织缺血性坏死和软化。虽然随着医学技术的进步，急性脑梗死的致死率和致残率有所下降，但伴发并发症的患者逐渐增加，同时因为急性脑梗死后患者的神经系统发生了生物学变化，或者因为患者的生活发生了巨大的变化，这些变化使患者的角色发生改变，容易出现精神疾病。研究表明，急性脑梗死患者较易发生抑郁，脑梗死后抑郁是急性脑血管病常见且长期的严重并发症之一，不仅引起患者生理上的残疾，而且使其在心理上也承受了巨大创伤，加剧了心脑血管疾病的危险性，延缓了脑梗死患者的康复进程。从发病因素上来说，病变在左额叶、左基底节及近额极部位的患者容易发生并发症，其中各种精神疾病的发生率与功能损害程度具有相关性。若阻塞的是小血管，则脑缺血范围小，侧支循环易形成，恢复较快，预后较好。若阻塞的是大血管，则脑缺血范围大，脑组织受损严重，临床症状恢复慢，预后较差。发生两次以上梗死，特别是两侧脑血管均受累者，预后较差。梗死灶越多，预后越差。梗死灶单一者，预后较好。对于高血糖患者引起的血液黏稠，要合理选用胰岛素或口服降糖药，降低血黏稠度。同时控制血压，积极进行抗抑郁治疗。同时家属要注意营造安全、舒适、温馨的生活环境，饮食方面以清淡为主，少食多餐，注意并发症护理，科学进行康复训练，定期检查血压，注意戒烟、戒酒，避免精神刺激等。有血糖、血脂增高者，应积极治疗。

一、静脉血栓栓塞性疾病

脑梗死患者因脑部血液循环障碍，血流缓慢，微循环瘀滞，所以易形成微血管血栓，加之患者高龄、瘫痪、长期卧床、血容量不足等都会导致深静脉血栓形成。血液凝固性高和静脉内皮损伤是静脉血栓形成的主要因素。由于脑梗死患者长期卧床，常伴有糖尿病、心脏病等背景疾病，加之需要静脉插管，因此容易发生静脉血栓，以下肢深静脉血栓形成 (DVT) 多见，栓子脱落通过血液循环进入肺动脉可形成肺栓塞。脑梗死后 DVT 的发生率为 1.0% ～ 5.2%，肺栓塞的发生率为 0% ～ 5.6%，如果将无症状患者也考虑在内，两者的发病率则明显增高。根据诊断方法的不同，DVT 的发生率 30% ～ 80% 不等。DVT 的主要临床表现为患肢肿胀、周径增粗、疼痛或压痛、浅静脉扩张、温度增高、皮肤发红、行走后患肢易疲劳或肿胀加重。由于约半数或以上的下肢 DVT 患者无自觉临床症状和明显体征，因此不能仅依靠临床表现排除 DVT 的诊断。超声技术是临床最常用的辅助诊断 DVT 的技术，静脉造影诊断的敏感性和特异性更高。

二、心血管事件

脑梗死后有 65% 的患者会出现心血管系统的异常，如心电图异常、冠状动脉缺血表现、心肌酶谱改变、心力衰竭、心肌梗死等，与脑梗死引起的主神经和神经体液功能应激以及既往存在心脏病有关。心源性死亡是脑梗死早期死亡的主要原因之一。脑梗死发病后 3 个月内，2% ～ 6% 的患者因心脏原因死亡，其高峰时间是第 2 周，急性期过后风险有所下降但仍高于同年龄组人群。有研究显示，有 19% 的脑梗死患者出现过至少一次严重的心脏不良事件 (包括非致命性室性心动过速、心房颤动、心肌梗死、中 - 重度心力衰竭)，高峰时间是在脑梗死后的第 2 或第 3 天。因此脑梗死发病后需加强对心脏的监测，必要时进行动态心电图及心肌酶谱的监测，尤其是发病后 72h 内的患者。此外，避免使用增加心脏负担的药物，补液时要注意补液速率和补液量，纠正电解质紊乱，对出现的心律失常要及时处理。

三、消化道出血

Dorinell 等统计了 6853 例脑梗死患者，消化道出血发生率为 1.5%，预后差。其原因为丘脑及丘脑下部受损使支配胃黏膜的血管痉挛和胃酸分泌过多，表现为呕吐咖啡样胃内容物和排柏油样粪便。处理方法包括：冰生理盐水 + 去甲肾上腺素 (NE) 胃内灌洗；使用止血或制酸药物，如凝血酶、西咪替丁、奥美拉唑 (洛赛克) 等；抗休克，出血量大者给予输血；条件允许可考虑胃镜下止血或手术治疗。预防措施有：定期复查血红蛋白和粪便隐血；临床怀疑有消化道出血时，要尽早抽取胃液，观察胃内容物颜色及潜血反应；慎用激素；重症患者预防性使用 H_2 受体拮抗剂或质子泵抑制剂。

四、压疮

压疮在脑梗死患者中的发生宇在 15% 左右，常见发生部位是骨凸出且皮下组织较薄处，如肘、踝、髋、脚跟等。压力是压疮发生的主要原因，因此压疮又称压力性溃疡。除垂直压力外，摩擦力和剪切力也在压疮的发生中起作用。另外，营养不良，皮肤长期受汗液、尿液刺激等也是压疮发生的重要因素。预防措施有如下几点。

(1) 评估。对患者压疮发生的危险因素做定量、定性的综合分析，在此基础上建立预防压疮翻身卡等压疮防范的管理制度。

(2) 避免局部长期受压。定期翻身是预防压疮最有效的措施，翻身的间隔时间视病情及受压处皮肤状况而定，一般 2h 至少解除压迫 5min，必要时 1h 翻身一次。

(3) 局部皮肤保护。选择适当的床垫，如气垫床。床单应平整、柔软，无皱褶，无渣屑。对大小便失禁的患者，应及时擦洗干净，局部皮肤涂凡士林或氧化锌、鞣酸软膏。骨骼凸出处可用气垫圈、棉圈、海绵垫等垫上。

(4) 促进局部受压部位的血液循环。局部按摩骨隆起处，经常用温水擦洗身体。

(5) 改善身体营养状况。要鼓励患者保持良好的食欲，给予高蛋白、高维生素、易消化的食物，对不能进食的患者要采取胃管及静脉补充营养。

(6) 健康教育。向患者及家属介绍压疮发生以及预防护理的一般知识，使患者和家属获得预防压疮的知识和技能，积极配合，并参与护理。

压疮的治疗方法：若发现患者受压部位皮肤发红，翻身后可用 50% 酒精做局部环形按摩 10 ～ 15min。形成溃疡者应经常换药，有条件者可行高压氧治疗。对创面采用封闭湿润疗法还是保持开放干燥，存在争议，各种局部处理方法有优点也有局限性，须权衡利弊，根据实际情况选用。对压疮创面是否使用抗生素也存在不同的观点，一般认为抗生素的使用能迅速有效地控制疮面感染。

五、高血糖

脑梗死发病后 24h 内，有 1/3 左右的患者会出现血糖升高，其中有半数无糖尿病史，考虑与应激有关。高血糖会加重脑梗死，是预后不良的标志之一，一旦发现，应及时予以胰岛素处理，使血糖降至正常。建议在脑梗死患者就诊输液前，抽血查静脉血糖，急性期治疗禁用激素和高糖输液。

六、跌倒

脑梗死存活者中有 37% 发生过至少一次跌倒，跌倒患者中有 1/3 造成损伤需要治疗，有 1/10 引起骨折。女性患者更容易发生骨折，以髋关节骨折较为常见，大部分发生在偏瘫侧。骨折多出现在脑梗死发病一年内，这与卒中发生有关。因此预防骨密度减少的措施应列入脑梗死治疗方案中，同时要对脑梗死后跌倒的风险因素进行评估，托马斯跌倒风险评估工具 (STRATIFY) 评分大于 2 分者提示高风险。

七、疼痛

脑梗死住院患者肩部疼痛的发生率为 9%，其他部位非特异性疼痛的发生率为 34%，出院后疼痛的发生率似乎还有增加。单纯局限在肩部的疼痛大多数发生在卒中后 2 ～ 3 周，位于偏瘫侧，程度多为中 - 重度，病因较为复杂，可能与肌力差引起的关节半脱位、关节损伤、肌肉痉挛等因素有关。病因不同，治疗方法也不同，主要有：肩关节保持功能位，并予以必要肢体支持，在可承受范围内被动运动、理疗；疼痛较重者口服止痛药。肩 - 手综合征影响到肩、腕和手，除疼痛外，还可出现病变肢体的水肿和血管运动变化，可予短期激素口服或局部注射治疗。

八、卒中后抑郁

卒中后抑郁可引起康复效果差、生活质量低甚至自杀等后果。脑梗死存活者中至少有 1/3 患有抑郁，临床上卒中后抑郁被严重低估，导致许多患者没有得到及时治疗。由于在许多方面存在争议（如抑郁出现的时间与梗死部位的关系，是否可自行缓解，常规的治疗药物是否有同样疗效等），因此目前还没有一个大家认可的治疗指南，可根据治疗效果和不良反应经验性选择药物，临床上 5- 羟色胺再摄取抑制剂（如舍曲林、帕罗西汀）和 5- 羟色胺与去甲肾上腺素再摄取抑制剂（文拉法辛）使用较为广泛。

九、出血转化

重症脑梗死患者出血转化发生率高于轻症患者，且多见于梗死面积较大或心源性脑栓塞的患者。少部分患者的出血转化与溶栓有关。

十、其他

（一）肾脏损害

肌酐升高、少尿或无尿等肾脏损害表现与儿茶酚胺 (CA) 增高引起的肾血流量减少和渗透性利尿剂的大剂量使用有关。对脑梗死患者应注意监测肾功能，甘露醇的每次用量要小。肾脏损害一旦出现应立即停用甘露醇，同时使用大剂量利尿剂，必要时进行透析。

（二）中枢性发热

脑梗死如涉及下丘脑，会出现中枢性发热。其特点为无感染的证据，出现早，高热，抗生素治疗无效，预后差，治疗以物理降温为主，可使用溴隐亭。

（三）睡眠呼吸暂停

睡眠呼吸暂停大部分为阻塞性睡眠呼吸暂停，确诊需要进行多导睡眠图检查。部分患者症状可自行缓解，严重者需进行持续正压通气。

（四）其他

电解质紊乱主要有低钾血症、低钠血症和高钠血症。此外，还有部分患者出现营养不良。

脑梗死的预后与并发症的发生密切相关，在临床工作中应密切观察患者的生命体征，减少并发症发生，对危重患者更应引起重视。

第二节 脑梗死的病理

一、脑梗死的病理生理改变

动脉内膜损伤、破裂，随后胆固醇沉积于内膜下，形成粥样斑块，管壁变性增厚，使管腔狭窄，动脉变硬弯曲，最终动脉完全闭塞，导致供血区形成缺血性梗死。梗死区伴有脑水肿及毛细血管周围点状出血，后期病变组织萎缩，坏死组织被格子细胞清除，留下瘢痕组织及空腔，通常称为贫血性坏死。脑栓塞引起的梗死发生快，可分为红色充血性梗死、白色缺血性梗死和混合性梗死。红色充血性梗死，常由较大栓子阻塞血管所引起，在梗死基础上导致梗死区血管破裂和颅内出血。大脑的神经细胞对缺血的耐受性最低，3 ～ 4min 的缺血即引起梗死。

二、脑梗死早期病理表现

在常温下，脑血液供应停止 6 ～ 8s 后，脑灰质内即无任何氧分子并迅速出现脑电异常和意识障碍。3 ～ 4min 后，脑神经元开始依靠分解蛋白质来维持能量，但仍能存活达 30min。在能量缺乏 30min 后，神经细胞固缩成三角形，胞浆呈深伊红着色。核固缩是一种不可逆性变化。60min 后，神经细胞和胶质细胞均发生不可逆变化，形成脑梗死。如果血液受阻而非完全中断，则丧失功能的神经元可存活达 6 ～ 8h，偶可达 48h。缺血中心区在缺血 4h 前，电镜标本主要表现为细胞及其周围间隙水肿；而 4h 后出现了细胞核固缩，说明细胞出现不可复性损伤；到 6h，细胞核呈碎片状，出现了红色神经元，说明细胞已彻底死亡，而缺血边缘区的超微结构主要表现为细胞水肿。因此可认为 4h 前的缺血中心区和边缘区的脑组织是可以存活的，是缺血半暗带组织。脑梗死最初 4 ～ 6h，肉眼下无明显改变；4 ～ 48h，梗死区脑组织肿胀，切面呈灰白色，灰质可略带褐色，触之较软，易碎。若梗死灶较大，则水肿严重，脑组织可肿胀移位，脑室受压，严重时可形成脑疝。10d 以后，脑水肿逐渐消失，坏死组织开始溶解。3 周后，坏死组织被清除，常形成缺损，严重者遗留中风囊。

三、急性脑梗死病理机制

脑梗死是由于脑血管闭塞引起其支配区域的脑血流减少或中断，组织进入缺血、缺氧状态而发生的一系列病理生理及生化反应，如乳酸堆积、自由基释放、兴奋性氨基酸毒性、细胞内钙超载等。目前急性脑梗死 (ACI) 的治疗主要是尽快恢复血流，挽救损伤濒死的神经细胞。脑缺血发生后，局部微循环持续恶化而诱发神经元凋亡，是梗死扩大和迟发神经元损伤的重要机制。在缺血性脑损害的白细胞聚集和浸润的炎症反应过程中，肿瘤坏死因子 (TNF) 通过影响内皮细胞间黏附分子 (ICAM-1) 及其配体白细胞功能相关抗原的表达，加强白细胞与内皮细胞的黏附，使其跨越内皮迁移至缺血部位，导致局部炎症的发生。同时，TNF-α 促进血栓形成及内皮细胞合成 NO，增加自由基的释放，损伤血 - 脑屏障，诱导细胞凋亡，增强谷氨酸毒性等对脑的损害作用，使缺血半暗带区充血、水肿和栓塞。ACI 后，基质金属蛋白酶 -9(MMP-9) 水平明显增高，使脑缺血和水肿加重；血小板活化因子 (PAF) 的促炎、促血栓形成、促水肿和促自由基生成的作用以及对神经递质的影响均参与了缺血性脑损伤病理学机制的各个环节。

第三节　脑梗死的病因病机

一、病因

本病多因素体禀赋不足。年老体衰，或劳倦内伤致气血内虚，或恣食肥甘损伤脾胃，痰浊内生，阻滞经脉，或情志不遂，诸因使气血逆乱运行不畅，脑脉瘀阻而发病。现分述于下。

（一）禀赋不足，正气虚衰

中年以上，元气渐亏，“年四十而阴气自半，起居衰”。或久病气血亏损，精血衰，脑髓失养；气虚血运无力。血流不畅，脑脉瘀滞不通；阴血不足则阴不制阳，复加以情志过极，使阴亏于下，阳亢于上，阳亢化风，挟痰浊瘀血上扰清窍，瘀滞脑脉，发为本病，此即《临证指南医案·中风》中的“肝血肾液内枯，阳扰风旋乘窍”之说。

（二）劳倦所伤，内风动越

一是指人身阳气若扰动太过则亢奋不敛，所谓“阳气者，烦劳则张”；再是指操劳太过，形神失养。以致阴血暗耗，虚阳化风上扰；三是房劳过度。纵欲伤精，精亏血少。虚火上浮。三者使阳气上张，引动风阳，内风旋动，气火俱浮，追血上涌，或夹痰浊瘀血上壅清窍。诚如《中风斠诠》中所说：“阴虚于下，阳浮于上，则风以虚而暗煽，津伤液耗，营养不充，则风以燥而猖狂。”

（三）饮食不节，痰浊内生

过食肥甘厚味或饮酒过度，以致脾胃受伤。脾失健运，痰浊内生，痰郁化热，引动肝风。夹痰上扰，蒙蔽清窍，壅滞脑脉。

（四）五志过极，气机郁滞

七情失调，气机不畅。血行瘀滞，阻于脑脉，心火暴甚，引动内风，风火相扇，或暴怒伤肝，肝阳暴涨，内风动越，气血逆乱，上冲犯脑，阻于脑窍。

（五）停痰留瘀，上逆犯脑

多由外邪入侵，损及心气，致使血行无力，气机不振。血停为瘀，湿凝为痰，瘀痰互结，伏于心脉，脉来迟涩结代，成为本病的继发因素。复由将息失宜，情志诱因，气血逆乱，引发伏邪，痰瘀随气血上逆犯脑，阻滞脑络，发为半身不遂，偏身麻木，口舌㖞斜，舌强不语诸症。

（六）气候变化

素体气血失调，阴阳失衡，风火、痰瘀等致病因素伏藏于内，一时骤然变换环境，或气候变化，可诱发本病。多见于节气多变之时。尤其入冬骤然变冷，或早春骤然转暖，或炎夏酷热之时多见。骤然寒冷，寒凝血滞，脉道不利，早春骤然转暖之时，正值厥阴风木主令，内应于肝，风阳暗动，或炎夏酷热，腠理开泄，出汗过多，津液耗伤，血虚液燥，血行不畅等，均可发为中风。

以上诸因，痰瘀内结为其关键，脏气虚弱是形成痰瘀互结的根本原因。痰瘀生成之后，可单独为患，也可相互结合致病。其伏于心脉血液之中，是为中风病“风”的物质基础之一。倘有诱因相引，气血逆乱，触动血脉中素有之瘀血痰浊，旋动裹挟，上犯清窍，阻塞脑络，而见中风之诸症。

二、病机

（一）发病过程

基于以上病因，元气之亏，瘀血之积，痰浊之结并非一日，故其多在安静时或睡眠后发病，起病急而渐进加重；轻者仅以半身不遂、言语不清等为主症，重者于发病几小时至数口内有神志不清。部分患者在发病前有发作性一侧肢体麻木无力等先兆症状。

（二）病位病性

病位在脑髓血脉，或可伴有全身多个脏腑功能紊乱；病性为本虚标实、肝肾亏损、气血不足为本，痰浊瘀血为标。急性期每以痰热、瘀血等标实为主，或可夹肝风；恢复期则多虚实夹杂；后遗症期则多以气阴不足为主，夹以痰浊瘀血阻络等症，部分以脑髓空虚为主要病机。

（三）病势转化

本病有中经络与中脏腑之分，若起病之初，仅见半身不遂，口眼㖞斜、言语不清、神志清醒，为中经络，病情较轻；若病情发展，神志渐昏，或起病即有神昏失语，则为中脏腑。中脏腑又分为闭症与脱证二种，中脏腑者神昏日渐加重，病情危笃，冷汗淋漓，目合口开，舌卷囊缩，气息低微，脉微欲绝为中风脱证。本病的病机转化决定于机体正气与痰浊、瘀血、内风等病邪的相争及变化。在急性期若中经络，邪气轻浅正气不虚易于康复；着邪气盛，脑脉痹阻。清窍蒙闭的中脏腑闭症。正气不衰，经辨证救治，痰热得化，内风平息，瘀血祛除，神昏渐苏，半身不遂诸症亦可减轻；若正气先衰，邪气过盛，或失治误治，窍闭不开，正气日衰，终至脏腑功能紊乱，元气败脱。在恢复期，半身不遂，言语不利等症依然存在，或伴有呆痴之症。多由于正气虚衰或肾精大伤，髓海空虚所致。

脑梗死为缺血性中风，其发病机制，因人体禀赋不同，生活环境有异，病理变化也不尽相同，归纳起来不外虚、火、风、痰（热痰、风痰、湿痰）、气（气虚、气郁、气逆）、血（血虚、血瘀）六端，其中尤以正气虚损为其根本。此六端在一定条件下互相影响，在年老体衰，正气不足以及饮食不节，五志过极，气候突变等致病因素作用下，导致脏腑气血失调，肝肾阳虚，肝阳上亢，内风旋动，夹痰夹瘀，横窜经络，蒙塞清窍，瘀阻脑络所引起的病变。轻则口眼㖞斜、语言不利、肢体麻木、半身不遂，重则神志昏迷、元气败脱，而难救治。另外现代医家王永炎院士结合中风后的病理变化提出“毒损脑络”，从毒论治的概念，是对中风中医病因的一种创新。

第四节　脑梗死的临床表现

一、前循环脑梗死

(一) 颈内动脉血栓形成

1. 分型

由于本病的病因、病变部位、范围、闭塞程度和发展速度及侧支循环状态各有不同，其临床表现也多种多样，根据患者发病的缓急及病情进展情况常分为如下几种类型。

(1) 完全卒中：也叫卒中型或急性型。此型突然发病，多因颈内动脉供血迅速被阻断，同时缺乏足够的侧支循环所致。临床表现为病前无任何先兆的急性偏瘫，常以头面部及上肢为重，下肢较轻，伴有偏身感觉障碍，有时伴有偏盲，主侧半球损害常有失语。

(2) 进展型卒中：也叫反复发作型或亚急性型。此型患者可在数小时内发生偏瘫，其后可有不同程度的恢复，经数小时后再加重，且可反复发生，直至偏瘫不再恢复。

(3) 缓慢进展型卒中：也叫慢性进行型或肿瘤型。此型患者的症状进展缓慢，病程可长达数周、数月甚至数年，病情可发作性加重，主要表现为头痛、偏瘫、偏身感觉障碍、抽搐、精神症状、性格异常、颅内高压等。此型由于临床症状进展缓慢，故常被误诊为颅内占位性病变、动静脉畸形或退行性变等。

(4) 短暂性脑缺血发作：此型临床表现为颈内动脉系统某一血管支供血范围内的不完全性功能缺失症状，历时短暂(数分钟、数小时，最长不超过24h)，完全恢复，可能反复发作，且伴有可以引起发作的基本条件。引起短暂性脑缺血发作的原因有很多，而颈内动脉小的血栓脱落造成血栓栓塞是常见的原因之一。

(5) 可逆性脑缺血发作：此型症状体征突然出现，可持续数天或2～3周，发作后症状可完全消失，也可反复多次发作。

2. 临床表现

(1) 交叉性视神经－锥体束性偏瘫：这是颈内动脉血栓形成的典型临床表现，为病变侧短暂性黑蒙或失明伴对侧偏瘫。此外有交叉性无脉－锥体束性偏瘫，即病变侧颈内动脉搏动消失或明显减弱，对侧中枢性偏瘫；交叉性霍纳氏征－锥体束性偏瘫，即病变侧出现霍纳氏征，对侧中枢性偏瘫。

(2) 发作性昏厥：当一侧颈内动脉发生狭窄或闭塞时，由于前交通动脉，眼动脉及大脑前、中、后动脉之间有侧支循环，当某种原因使对侧颈内动脉供血突然减少，而使全脑缺血时，便产生昏厥，一般经短时间血流改善后可恢复。

(3) 上睑下垂、复视、霍纳氏征：当颈内动脉虹吸部血栓形成时，可出现上睑下垂、复视、霍纳氏征。

(4) 痴呆：颈内动脉血栓形成及脑动脉硬化症是引起老年性痴呆最常见的原因。

(5) 无症状：颈内动脉血栓形成在临床上也有可能不出现任何症状，这是因为颈内动脉系统有丰富的侧支循环，足以满足缺血区的血液供应。

(二) 大脑中动脉血栓形成

大脑中动脉狭窄或闭塞患者影像学上可以表现为各种脑梗死类型，国外文献报道，近半数的症状性大脑中动脉狭窄或闭塞患者表现为深部小梗死。

大脑中动脉是颈内动脉的直接延续，供应大脑半球血流量的 80% 左右，是血栓形成与栓塞性脑梗死最常见的发病部位。它分为皮质支与中央支两大组，皮质支包括眶额动脉、前中央动脉、中央动脉、顶前动脉、顶后动脉、角回动脉、颞后动脉及颞前动脉 8 支；中央支包括内侧豆纹动脉与外侧豆纹动脉两支。若大脑中动脉及其分支主干闭塞，则可引起对侧偏瘫、偏身感觉障碍和偏盲 (三偏症)，主侧半球主干闭塞可有失语、失写、失读；若大脑中动脉深支或豆纹动脉闭塞，则可引起对侧偏瘫，上、下肢瘫痪程度一致，一般无偏身感觉障碍或同向偏盲；若大脑中动脉各皮质支闭塞，则可分别引起运动性失语、感觉性失语、失读、失写、失用，对侧偏瘫则以面部及上肢为重；若非主侧半球皮质支闭塞，则可引起感觉忽略及体象障碍。

(三) 大脑前动脉 (ACA) 血栓形成

大脑前动脉分为皮质支与中央支两大组，皮质支包括眶额动脉、额极动脉、胼缘动脉、胼周动脉、楔前动脉与后胼周动脉 6 支；中央支包括 Heubner 氏返动脉与近侧段中央支两支。大脑前动脉的梗死少见。

ACA 区脑梗死虽然较为少见，但其症状丰富多样，易引起误诊，值得临床医生重视。目前，围绕 ACA 区脑梗死的研究资料较少，最大的病例序列来源于 Kang 等对 100 例韩国患者的回顾性研究，国内多为单病例报道和小样本病例分析。两方国家的研究多认为 ACA 区缺血性梗死最常见的病因为栓塞，而 Kang 等提出 ACA 本身动脉粥样硬化血栓形成是亚洲人群发生此区缺血性梗死最常见的病因。

运动功能障碍为 ACA 供血区梗死最常见的症状，下肢重于上肢的偏瘫最常见，其次为单肢瘫。值得注意的是，部分患者以步态不稳为主诉，查体双下肢均存在肌力减退，可能误诊为脊髓病变或低钾性麻痹，需结合血管危险因素、起病方式和其他伴随症状加以鉴别。双下肢无力可能因患侧 ACA 通过前交通动脉向对侧盗血，造成双侧下肢运动皮质缺血所致。多数 ACA 梗死患者运动缺损症状较轻，但少数患者表现出严重偏瘫，甚至患侧肌力 0 级。有研究者推测额叶内侧面前运动皮质、辅助运动区皮质可能与对侧偏身躯体运动有关。也有研究认为上肢、躯干运动皮质恰位于前、中动脉分水岭区域，在一侧大脑前动脉闭塞时，分水岭区缺血、缺氧造成对侧上、下肢程度一致的瘫痪。总之，ACA 供血区梗死造成的运动功能障碍表现多样，可出现不同形式及不同程度的瘫痪，需注意鉴别。

ACA 供血区梗死特征性症状为意志减退、淡漠、反应迟钝等，严重时出现无动性缄默状态，应与抑郁症相鉴别。观察性研究资料显示，上述精神症状多见于优势半球前额叶内侧、胼胝体、扣带回受损，认为上述部位含大量边缘系统至前额叶的联系纤维，是主动意志、动机和行为产生的关键部位。

ACA 闭塞可产生语言障碍，但其中一部分并非失语，可能是意志缺失的表现。ACA 区梗死造成的失语能很快改善，提示额叶内侧可能参与语言起始和调节功能，因此造成一过性失语。

排尿障碍亦为 ACA 区域梗死的常见症状，多表现为尿失禁，也有患者仅表现为尿频、尿急，在排除尿路感染、前列腺肥大等疾病后考虑与梗死有关。经典观点认为，排尿障碍与旁中央小叶 (排尿运动和感觉成分代表区) 受损有关，但部分无旁中央小叶损伤的患者也有尿失禁表现。有报道提出，尿失禁与额上回、扣带回之间的白质受损有关，为边缘系统受累后出现的自主神经功能紊乱症状。

二、后循环脑梗死

后循环脑梗死的临床表现多样，缺乏刻板或固定的形式，临床识别较难。动脉粥样硬化是后循环脑梗死最重要的病因，椎动脉起始部为发生动脉粥样硬化最常见的部位，其次为椎动脉第 2 段 (即穿过横突孔部分) 以及与基底动脉起始部连接处，但后循环有症状的粥样硬化病变比颈动脉系统少见。其他原因包括椎－基底动脉迂曲、延长、扩张、痉挛，深穿支动脉病变，大动脉盗血，栓子脱落导致栓塞等。高血压是后循环脑梗死的重要危险因素。吸烟、糖尿病、饮酒、心脏病变、高脂血症、高纤维蛋白原血症等虽然也是常见的危险因素，但由于饮食生活习惯、社会经济地位及地域不尽相同，其排序在不同的研究中略有不同，颅外近段椎动脉病变的最常见危险因素是高血压、吸烟和冠心病。欧洲社区卒中计划多因素分析亦显示高血压、心肌梗死与后循环脑梗死相关。在我国，施国文等曾对后循环脑梗死的危险因素做过统计，高脂血症、既往卒中史较常见，而吸烟、饮酒则相反，糖尿病和心脏疾病无明显差异。

有研究认为，后循环的解剖特点是血管走行及分支生理变异较大，大约 60% 供应脑干的深穿支血管比较细，其中一支或数支闭塞不仅在 MRA 上，即使在空间分辨率更高的 DSA 中，也难以识别，常表现为正常。而许多小分支如内听动脉、小脑前下动脉及后下动脉等均为终末动脉，极易受血流动力学和血管管腔改变的影响。由于前庭核团在脑干的分布部位较广，位置表浅，传导通路长，导致前庭系统对缺血极其敏感，因此后循环脑梗死的患者常眩晕，还可伴有恶心、呕吐、眼震等症状。脑干是重要的神经活动部位，颅神经、网状上行激活系统和重要的上行传导束在其间通过，一旦损害，就会出现复杂多样的临床表现。后循环的血管腔在梗死前后可出现扩张性调节，因此后循环脑梗死的患者也可出现血管扩张性头痛。后循环脑梗死的临床表现复杂多样，尤其是多灶性后循环脑梗死的临床表现更加复杂，但有一些临床症状和体征是后循环脑梗死所特有的，如中脑病变导致的眼睑下垂，延髓病变导致的饮水呛咳，脑桥病变导致的周围性面瘫或交叉性瘫痪，外展神经麻痹、四肢瘫痪、枕叶病变导致的视物模糊，小脑病变导致的走路不稳等。

（一）大脑后动脉 (PCA) 血栓形成

由于枕叶为 PCA 终末支供血，故 PCA 缺血时枕叶梗死最多见。枕叶病变的主要临床表现是同向性偏盲，特点是：

(1) 中枢性偏盲。

(2) 对侧视野缺损，即偏视野中视为完全消失。

(3) 可为一致性或不一致性视野缺损，主要与枕叶受损的部位和范围有关。

单有此体征而没有其他症状者容易漏诊。剧烈的头痛常是患者的首要症状，表现为后枕部钝痛，搏动性，有时向同侧前额部放射，症状重且持续时间可长达数天，一般止痛剂效果欠佳，发病时如不仔细检查常误诊为偏头痛。其头痛原因考虑与大面积枕叶皮层缺血或累及硬脑膜有关，而非梗死后颅高压所致。因此，当患者出现头痛、头晕、视物不清时，应进行详细的视野检查，并注意黄斑回避现象及瞳孔光反应等，条件允许的患者应尽快做头部 CT，未见异常者可于 48 ～ 72h 后复查头颅 CT 或 MRI，尽快明确诊断，以便早期治疗，阻止病变进展加重。大脑后动脉脑梗死 (PCAI) 枕叶病变所致的偏盲，不同于颈内动脉系统病变造成的偏盲，后者因只破坏皮层下白质的分散的视放射纤维，通常治疗后恢复较快，而前者常不易恢复。感觉障碍主要与丘脑后外侧梗死有关，可表现为感觉过度、感觉减退、丘脑痛等多种形式，在所有 PCA 区梗死中有 20% ～ 30% 存在丘脑病变。偏瘫患者的病变常位于内囊后支和中脑大脑脚，为 PCA 深穿支梗死。瘫痪有如下特点：

(1) 偏瘫多较轻，多为一过性，完全性瘫痪者少见。

(2) 与偏盲、记忆缺失、精神异常等 PCA 区缺血表现同时出现。

(3) 均与枕叶、颞叶、丘脑、中脑、内囊后支的梗死灶并存。

偏身运动障碍恢复较快，考虑其原因为丘脑梗死后水肿压迫内囊后肢和 (或)PCA 的丘脑支发出分支供应内囊后肢，当丘脑支缺血时，影响到内囊后肢的血供，所以造成的偏瘫通常是一过性或轻微的，还可能与该处的血供大部分由颈内动脉系统供应有关，当椎基底动脉缺血时，通过颅底 Willis 环，颈内动脉系统发生盗血现象，出现同侧大脑中动脉缺血症状和体征，当补足血容量、侧支循环建立后，灌注得以恢复，故症状和体征很快有所改善。

精神症状和记忆障碍同为颞叶受损所致。PCA 供血区脑梗死患者通常表现为视觉障碍，常以头痛为主诉就诊，部分患者伴有偏身感觉、运动障碍。在“三偏征”中，偏盲相对重且不易恢复，是 PCAI 最凸出的症状，与张春玲等报道的结果一致。头颅 CT、MRI 检查是诊断 PCAI 的重要方法，发现枕叶病灶是可靠证据；但影像上应注意与颅内肿瘤、脱髓鞘、线粒体脑肌病 (MELAS 型) 相鉴别。

虽然临床上 PCAI 发病率不高，其引起的死亡并不常见，但其引起的中枢神经系统功能持久损害仍不可忽视。特别是偏盲和偏身感觉障碍不易恢复，可能对日常生活、工作造成不良影响。高血压动脉硬化是 PCAI 的主要病因，积极进行抗动脉粥样硬化治疗，可减少本病发生。

（二）椎动脉血栓形成

椎动脉 (VA) 起自锁骨下动脉，穿第 6 至第 1 颈椎横突孔，经枕骨大孔入颅腔，行于延髓腹，在脑桥下缘，左右椎动脉合成基底动脉。椎动脉走行过程被分为 5 部分，锁骨下动脉后部椎动脉起源的部分 (V0)；随后继续弯曲走行，到椎骨前方的部分 (V1)；通过第 6 颈椎横突孔到达第 2 颈椎处的椎间隙部分 (V2)；椎动脉围绕寰椎弧形走行的寰椎部分；颅内部分 (V4) 是椎动脉穿过寰椎脑膜、硬脑膜、蛛网膜后的部分，在斜坡部左右椎动脉合并为基底动脉。

颈动脉和椎动脉狭窄是缺血性脑血管病的重要病因。流行病学研究显示，颈动脉狭窄在 60 岁以上人群中发病率为 0.5%，在 80 岁以上人群中发病率为 10%。同时椎动脉狭窄也是椎基底动脉供血不足 (VBI) 患者的常见病因，而颈内动脉和椎动脉狭窄的年卒中发生率分别为 7.6% 和 7.8%，所以重视对颈、椎动脉狭窄的临床诊断对卒中的防治具有现实意义。由于 Willis 环的代偿作用，颈、椎动脉狭窄的临床症状可能并不明显，这极易导致临床医师的漏诊，而使患者错过临床治疗的最佳时机。血管狭窄会引起局部血流速率的增快和湍流，进而产生狭窄血管的杂音。

两侧椎动脉向上汇合成基底动脉，在汇合前发出 3 条分支小动脉为延髓供血，最大的一分支较易发生不全或阙如，发生率约为 25%，变异在后颅凹处常见。由椎动脉外侧橄榄体下缘发出的小脑后下动脉 (PICA)，行走于副神经与舌下神经根之间，向上发出小分支，分别为脉络膜支、小脑支、延髓支，终末支为延髓支，为延髓外侧 1/3 区域神经传导束、核团、网状结构供血，其余小分支形成多发吻合支。阻塞或供血发生于 PICA 时，受损最明显的是延髓背外侧，发生延髓背外侧综合征，会出现一些临床表现，主要为恶心伴呕吐、眩晕伴眼球震颤 (迷走神经背核和前庭神经下核)；出现同侧温觉减退及颜面痛 (累及三叉神经束及神经脊束核)，表现为声音嘶哑、吞咽困难、饮水呛咳等患侧舌咽迷走神经麻痹的症状；脊髓丘脑束受累则表现为病灶对侧偏身感觉障碍、共济失调及 Horner 综合征，Horner 综合征是病灶累及延髓网状结构、交感神经纤维的结果。吞咽困难是区别上下部延髓损害的主要症状，中延髓型的上部病变较下部重，损害为中等程度，疑核受累，临床表现为吞咽困难；上延髓型病灶范围广，病灶向腹部延伸，严重侵害疑核；病变较浅的是下延髓型，疑核未累及，经治疗后病情恢复较好。疑核受累的另一个临床症状是声音嘶哑，下延髓型无上延髓型多。在下延髓型中，眩晕伴头晕、眼震伴共济失调更明显，其原因是前庭与小脑的联络通路、绳状体和脊髓小脑束均受累。Horner 综合征及恶心、呕吐是延髓背外侧综合征 (LMS) 患者共有的症状和体征。LMS 最常出现的是感觉异常，病灶侵及前部上行的三叉神经感觉通路延髓腹内侧，导致同侧面部感觉异常。一般单纯性比复合性 LMS 预后良好，原因是复合性 LMS 累及脑桥，延髓病变部位较大，可因消化系统出血、呼吸衰竭和脏器衰竭等死亡；如伴大面积小脑梗死，可出现小脑扁桃体下移，第四脑室受压等症状，造成生命危险。总之，临床特点最为严重的是声音嘶哑和面瘫、吞咽困难，这是上部延髓损害的特点；共济失调、眼震和眩晕症状是下部延髓损害的临床特点，因病灶表浅，两者均可出现恶心伴呕吐和 Horner 综合征，如病变延伸到腹内侧，同侧面部均感觉异常。LMS 以单侧延髓损害为特征性表现，亦可累及同侧相邻部位。

三、基底动脉血栓形成

基底动脉是后循环中最重要的动脉，是后循环的轴心。它是由两侧椎动脉在脑桥和延髓交界处汇合而成的，位于脑桥腹侧，贯穿其全程，并发出正中分支、旁正中分支、短旋支和长旋支。基底动脉的供血区包括脑干这一生命中枢，而且在脑干内有全部的升降传导束。基底动脉全长约 3cm，起点一般位于桥延沟中点，由两侧椎动脉汇合而成，向上行于脑桥基底沟中。基底动脉至脑桥大脑脚沟中点延续为左右大脑后动脉，此点即基底动脉终点，位于左右动眼神经根之间，主要为脑桥、部分小脑和部分中脑供血。基底动脉闭塞患者的临床症状一般都很严重，可迅速致残或致死，预后与颈内动脉系统闭塞性卒中相比更差。以往对基底动脉闭塞死者尸检发现，动脉粥样硬化并狭窄是基底动脉闭塞的主要原因。结核、梅毒等导致的基底动脉血管内膜损伤也是基底动脉闭塞的病因之一。滥用可卡因、摇头丸等物质已经被认为是脑缺血和脑出血性卒中的重要危险因素之一，这些物质可减少突触前膜对去甲肾上腺素和多巴胺的再摄取，介导交感神经兴奋，引起脑血管强烈收缩痉挛，还会活化血小板的促凝功能，从而有可能引起基底动脉狭窄，并在狭窄部位形成血栓。Zivkovic 也认为药物滥用和心源性栓子的脱落是 45 岁以下较年轻患者的主要病因之一，而高血压、高脂血症、糖尿病、冠心病、心房颤动、短暂性缺血发作等是基底动脉闭塞的危险因素。某组患者中，18 例有高血压病史 6 例表现为短暂性缺血发作，做血管检查的 15 例患者全部有基底动脉或椎动脉的狭窄，由此再次证明，除高血压、高脂血症、糖尿病等是基底动脉闭塞的危险因素外，血管狭窄也是引起基底动脉血栓形成极其危险的因素。基底动脉血栓形成的临床表现取决于动脉闭塞部位、血栓范围和侧支循环状况。如果基底动脉近端闭塞，且闭塞是缓慢的进行性狭窄所致，便可形成小脑到基底动脉旋支的侧支循环，血流可从 PCA 逆流至基底动脉远端。当椎基底动脉交界处或基底动脉近端和中段受累时，基底动脉闭塞通常是动脉粥样硬化性血栓形成所致。通常情况下，动脉粥样硬化性闭塞患者的临床表现为椎基底动脉供血区断断续续的渐进性症状或短暂性脑缺血发作。文献报道，多达 50% 的患者在闭塞前数天到数周内出现 TIA 或时好时坏的病情。最常见的前驱症状包括：

(1) 运动功能缺损，包括面部轻瘫占 40% ～ 60%。

(2) 构音障碍和言语障碍，占 30% ～ 63%。

(3) 眩晕、恶心和呕吐，占 54% ～ 73%。

(4) 头痛，占 40% ～ 42%。

(5) 视觉障碍，占 21% ～ 33%。

(6) 意识改变，占 17% ～ 33%。

有时患者仅表现为孤立性眩晕或头晕而无其他神经系统主诉症状。

(一) 脑桥基底外侧综合征 (Millard–Gubler 氏综合征)

Millard–Gubler 氏综合征，以病灶侧外展神经瘫、周围性面瘫、对侧肢体偏瘫、中枢性舌下神经瘫为临床表现。Millard–Gubler 氏综合征的危险因素为高血压、动脉硬化、糖尿病、心脏病、脑动脉瘤、动脉炎、嗜烟酒等。基底动脉脑桥支 (短旋动脉) 供应脑桥基底部外侧区，闭塞时出现该综合征。脑干梗死的病因与常见脑梗死基本相同，病变部位主要在脑桥，因为脑桥是脑干最厚的部位，主要由基底动脉的穿支供血，基底动脉流经脑桥的路径长，是脑干梗死最好发的部位，尤其是由旁正中支供血的脑桥旁正中区。有人统计发现，脑桥旁正中梗死占椎基底动脉系统梗死的 28.3%，而脑桥基底外侧的梗死相对较少，但短旋动脉和脑桥旁正中动脉一样呈直角直接起自基底动脉，如同豆纹动脉直接起自大脑中动脉一样，易受高血压的影响而出现脂质透明样变或玻璃样变，所以也易出现脑梗死。而脑桥长旋动脉供血区与小脑上动脉和小脑下动脉供血区有吻合，侧支循环较丰富，发生梗死的概率较低。由以上的解剖特点可见，病灶侧动眼神经瘫、病灶侧周围性面瘫、对侧偏瘫、中枢性舌下神经瘫为 Millard–Gubler 氏综合征的典型临床表现。可以借助两眼向病灶侧的同向凝视麻痹以共济和感觉障碍为主，同其他脑桥综合征相鉴别。除典型的外展神经交叉瘫外，常有一些伴随症状，脑干内的前庭神经核较大且表浅，对缺血很敏感，于是当前庭神经核及相关的传导通路缺血时便出现头晕或眩晕，往往发生在发病早期；构音障碍和饮水呛咳现象发生率很高，可能是皮质延髓束交叉过中线前被破坏，或因脑干网状结构到运动辅佐区域的联系中断所致。

(二) 闭锁综合征

闭锁综合征是一种表现急、危、重的临床综合征，最早由 Plum 和 Posner 提出，又称去传出状态，是由脑桥基底部病变所致，双侧皮质脊髓束、皮质延髓束、外展神经核以下运动传出功能丧失，脑桥被盖网状结构未受侵及，中脑动眼神经、滑车神经功能保留。脑血管病是其主要病因，首先以双侧脑桥基底部梗死最常见；其次为脑干出血、肿瘤、脱髓鞘疾病、脑干脑炎、颅脑损伤等；少见的有外伤致脑脊液漏、有机磷中毒等。脑梗死导致的闭锁综合征是由于基底动脉脑桥分支双侧闭塞，导致脑桥基底部双侧受损。基底动脉由左、右椎动脉在脑桥下缘汇合而成，供应脑桥、中脑、部分小脑、枕叶、颞叶、丘脑、内囊后部，故亦可能合并其他部位梗死。闭锁综合征的临床表现：面颌、咽喉及舌肌麻痹，不能讲话和吞咽，面无表情，不能转头及耸肩，四肢瘫，但意识清楚，听力不受影响，能感知疼痛，偶有偏身感觉障碍，能通过视、听及眼球运动（睁、闭眼和眼球上下运动）示意和交流。病理改变为双侧脑桥基底部软化，严重者出现水肿，压迫延髓，可导致延髓麻痹而死亡。其出现四肢瘫痪是由于双侧皮质脊髓束纤维受损；不能讲话是由于构音障碍；累及双侧舌咽、迷走神经致吞咽困难；患者意识仍能保持清楚是由于脑桥被盖部和中脑的上行网状结构保持完整；听觉传导束和眼球运动核间传导束内侧纵束的完整，使患者能听到声音及用仅存的眼球运动和瞬目与外界沟通；脑桥旁正中网状结构是脑干内产生水平性快速扫描性眼球运动的基本神经结构，因而发生水平方向的眼球运动障碍以及头眼反射消失。此外，因为中脑被盖部的网状结构得以保存，眼球可以在垂直方向上运动。

（三）基底动脉尖综合征

基底动脉尖综合征 (TOBS) 的概念最早由 Caplan 在 1980 年提出，是指由各种病因所致的，以基底动脉顶端为中心组成“干”字形结构的 5 条血管（即双侧小脑上动脉、双侧大脑后动脉和基底动脉上端）出现血液循环障碍而引起的以中脑、丘脑、小脑、枕叶和颞叶不同程度损害为主的一组综合征。由于基底动脉尖部血供的特点，损害时多同时出现大于或等于 2 个梗死灶，临床表现多样，依次为眼球运动障碍及瞳孔异常 (91%)、意识障碍 (80%)、运动障碍 (68.6%)、共济失调 (34.3%)、眩晕 (30%)、言语障碍 (28.5%)、感觉障碍 (17%)、偏盲或皮质盲 (12.9%)。有 77.5% 的患者有病理特征。

1. 眼球运动障碍与瞳孔异常

(1) 眼球运动障碍是 TOBS 的特征性症状之一，也是 TOBS 最突出的症状。文献报道有 76.6% 的患者出现眼征，表现为双侧的动眼神经麻痹，亦可为动眼神经不全麻痹症、核间性眼肌麻痹、核性眼肌麻痹（帕里诺综合征）；眼球上下运动同时受累，双眼上视不能、双眼下视障碍、一侧或双侧眼球向下注视或分离性斜视等；眼球固定居中、双眼外展等。其中以上下运动同时受累最为常见，而单纯下视障碍较少。由于内侧纵束受累，也可出现眼球震颤。

(2) 瞳孔异常可表现为瞳孔散大，光反应消失或迟钝 (E-W 核受累)；瞳孔不圆或偏离中心位置（瞳孔反射弧传入纤维在视束至 E-W 核段受损）；小瞳孔，光反应为一过性，时且很弱（间脑病灶切断了瞳孔反射弧的传入支及双侧交感纤维功能障碍）。瞳孔异位（瞳孔可以从居中位很快变成偏位）是中脑梗死的表现之一。

2. 意识障碍

意识障碍也为常见症状之一，文献报道其发生率达 77% ～ 100%。一般多持续 6h 至 3d 不等，可表现为嗜睡、昏迷、睡眠倒错、无情感和对周围环境缺乏注意力。也有报道部分病例可出现深昏迷、去脑强直、无动性缄默等。其中以嗜睡最常见，意识障碍的发病机制主要是中脑网状结构上行激活系统功能受损，体内外的刺激不易上传至大脑皮质，导致大脑皮质兴奋性下降，丘脑梗死时亦可使意识水平降低，可能与丘脑板内核受损有关。

3. 运动感觉障碍

有报道 56.9% 的病例出现不同程度的偏瘫或四肢瘫，以轻偏瘫多见，多随意识障碍的恢复而恢复。发病机制可能为病灶侵入锥体束或病灶周围水肿累及锥体束。如大脑后动脉的分支丘脑膝状体动脉闭塞，可导致丘脑外侧核病变，出现对侧肢体的感觉障碍，累及丘脑腹外侧核与红核、小脑齿状核之间的联系时，可以出现共济失调；累及丘脑底核时，还可出现偏身投掷样动作。曾有因丘脑内侧核受累而导致患者同侧嗅觉功能下降的相关报道，国内尚无此类报道，可能因其发生率低且临床重视不够或症状被意识障碍及其他体征掩盖所致。另外还可出现假性延髓性麻痹、不自主动作等视觉障碍。

4. 视觉障碍

少见且持续时间短，发生率为 27.5%，大多数表现为视野缺损。若一侧大脑后动脉缺血，则致偏盲；双侧大脑后动脉缺血可引起 Balit 氏综合征 (又称皮质性注视麻痹，主要表现为整体失认、视觉失认、眼动失调与视觉注意障碍、视物扭曲变形、行为异常等，但保存自发性和反射性眼球运动)；当双侧枕叶受累时，可出现最严重的视觉缺损 (皮质盲)。少数患者出现幻觉，有报道患者看见老鼠在病床上蹿，还有见到夕阳西下、昆虫飞舞等相关的病例，尽管很真切，但患者一般都能清楚地判断出这一切是不真实的。这些幻觉中有些仅发生在黄昏时，称之为黄昏幻觉，具体的病变部位不是十分确切，可能与中脑网状结构异常和丘脑皮质下核及枕核的传导受阻有关。

5. 其他

(1) 睡眠障碍和特殊虚构症。睡眠障碍表现为睡眠过长，夜间失眠而白昼睡眠过多或者周期性睡眠或嗜睡。特殊虚构症较少见，主要表现为患者在回答问题时常表现得离奇古怪，答非所问，兴奋，说话不着边际等。其原因可能是非特异觉醒系统的异常，即中脑网状激活系统和丘脑核团对大脑半球刺激区的异常反应。

(2) 不同的大脑后动脉的周围支受损，亦可表现出不同的神经行为异常。

(3) 主侧半球大脑后动脉支配区缺血可出现命名性失语和失读 (无书写困难) 以及 Korsakoff 样遗忘 (以近记忆障碍为主，可伴虚构)。

(4) 烦躁不安，强哭和对视、听、触觉刺激产生夸大的不能控制的反应。

(5) 少数病例以丘脑、中脑综合征为表现，常见的有完全或不完全的丘脑综合征、红核上部综合征、大脑脚综合征、红核综合征等。

第五节 脑梗死的诊断

脑梗死的诊断要点有：中老年患者，有动脉粥样硬化、高血压病等脑卒中的危险因素，安静状态下或活动中发病，病前可有反复的TIA发作，症状常在数小时或数天内达到高峰，出现局灶的神经系统功能缺损，梗死的范围与脑动脉某一供血区相一致；头部CT在早期多正常，24～48h内出现低密度灶；脑脊液正常；SPECT、DWI、PWI等有助于诊断；血管造影可发现狭窄或闭塞的动脉。

一、脑梗死的诊断流程

急性缺血性卒中的诊断流程包括以下5个步骤。

(1) 是否为脑卒中：排除非血管性疾病。

(2) 是否为缺血性卒中：进行脑CT或MRI检查排除出血性脑卒中。

(3) 脑卒中严重程度：根据神经功能缺损量表评估。

(4) 能否进行溶栓治疗：核对适应证和禁忌证。

(5) 病因分型：参考TOAST标准，结合病史、实验室、脑病变、血管病变等检查资料确定病因。

二、脑梗死的诊断要点

(1) 急性起病，症状多在短时间内明显加重。

(2) 部分病例在发病前可有短暂性脑缺血发作。

(3) 症状持续超过1h，病情多在几小时或几天内达到高峰。部分患者的症状可进行性加重或波动。

(4) CT或MRI等影像学检查可发现缺血病灶，并排除脑出血等其他病变。

(5) 可排除非血管性脑部病变。

三、脑梗死的病因诊断

(一) 脑血栓形成

在血管病变的基础上，脑动脉粥样硬化或动脉炎导致动脉管腔狭窄、闭塞或血栓形成，引起脑局部血流减少或供血中断，约占全部脑梗死的60%。

(二) 脑栓塞

各种栓子随血流进入颅内动脉造成急性血管闭塞，占全部脑梗死的15%～20%。栓子来源可分为心源性(占全部脑栓塞的60%～75%)或非心源性。脑栓塞患者多有心脏病、动脉粥样硬化、骨折、心脏手术、大血管穿刺术的病史。

(三)腔隙性脑梗死

腔隙性脑梗死由高血压、动脉粥样硬化、微栓子所致脑组织内形成空腔，占全部脑梗死的 20% ～ 30%。

(四)颅内静脉血栓形成

主要临床表现为颅内压升高、癫痫发作和神经功能缺损。CT 检查提示有颅内静脉系统血栓，磁共振静脉显像 (MRV) 和 (或)DSA 显示颅内静脉窦显影不良。腰穿检查发现脑脊液压力增高，脑脊液常规、生化检查能排除其他疾病。CT 等能排除良性颅内压增高等其他疾病。脑血栓形成易与脑出血、脑栓塞、颅内占位性病变等引起的症状混淆，因此临床上必须做好鉴别诊断。

四、脑梗死的定位诊断

(一)前循环脑梗死

1. 颈内动脉闭塞

(1) 侧支循环代偿良好：可不产生任何症状和体征。

(2) 侧支循环不良：可引起同侧半球从短暂性脑缺血发作 (TIA) 到大面积梗死，从对侧肢体轻单瘫、轻偏瘫、同向偏盲到失语、失认、完全性偏瘫和偏身感觉障碍，即表现为不同类型的大脑中动脉综合征。

2. 大脑中动脉闭塞

(1) 完全大脑中动脉综合征 (MCA 近端主干闭塞)：深部 MCA 综合征 — 对侧偏瘫，偏身感觉障碍；浅部 MCA 综合征 — 对侧同向偏盲和向对侧注视障碍，在优势半球可有完全性失语。

(2) 按 OSCP 分型，完全性 MCA 综合征就是完全前循环综合征 (TACS)：

1) 脑损害对侧的偏瘫。

2) 对侧的同向性偏盲。

3) 新的高级皮质功能障碍 (言语困难、空间定向力障碍)。

一般均有意识障碍，常使神经系统检查无法准确进行。

(3) 深部大脑中动脉综合征 (单条至数条大脑中动脉中央支闭塞)：对侧偏瘫、偏身感觉障碍。如果从皮质吻合支来的血流很有效，也可以只表现中央支闭塞症状，即整个对侧偏瘫 (头面、上肢、下肢) 和偏身感觉障碍、构音障碍，而没有皮质功能缺损症状。

(4) 浅部 MCA 综合征：上部皮质支闭塞可出现中枢性面瘫和舌瘫，上肢重于下肢的偏瘫，在优势半球可有运动性失语，下部皮质支闭塞可有感觉性失语，头和双眼转向病灶侧，对侧同向偏盲或上象限盲或空间忽视。

3. 大脑前动脉闭塞

主干闭塞引起对侧下肢重于上肢的偏瘫、偏身感觉障碍，一般无面瘫，可有小便难控制。通常单侧大脑前动脉闭塞由于前交通的侧支循环代偿，症状表现常不完全。偶见双大脑前动脉由一条主干发出，当其闭塞时可引起两侧大脑半球内侧面梗死，表现为双下肢瘫、尿失禁、强握等原始反射及精神症状。

4. 脉络膜前动脉闭塞

闭塞常引起三偏症状群，特点为偏身感觉障碍重于偏瘫，而对侧同向偏盲又重于偏身感觉障碍，有的尚有感觉过度、患肢水肿等。

(二)后循环脑梗死(POCI)

1. 椎基底动脉闭塞

梗死灶在脑干、小脑、丘脑、枕叶及颞枕顶交界处。基底动脉主干闭塞常引起广泛的脑桥梗死，可突发眩晕、呕吐、共济失调，迅速出现昏迷、面瘫与四肢瘫痪、去脑强直、眼球固定、瞳孔缩小、高热，甚至呼吸及循环衰竭、死亡。

(1) 椎基底动脉体征的共同特点如下：

1) 交叉性瘫痪。同侧颅神经瘫痪(单或多)伴对侧运动和(或)感觉功能缺失。

2) 双侧运动和(或)感觉的功能缺失。

3) 眼的协同功能障碍(水平或纵向)。

4) 小脑功能缺失不伴同侧长束征。

5) 孤立的偏盲或同侧盲。

(2) 椎基底动脉系统梗死较常见的综合征如下。

1) 中脑腹侧综合征(大脑脚综合征)：供应中脑的基底动脉穿通支闭塞引起，表现为病灶侧动眼神经麻痹(瞳孔散大，对光反射消失，眼球向内、上、下活动受限)，对侧锥体束受损(对侧中枢性偏瘫)。

2) 脑桥上外侧综合征：小脑上动脉阻塞所致，故又称小脑上动脉综合征。主要临床表现为眩晕，恶心，呕吐，眼球震颤(前庭核损害)，两眼向病灶侧水平凝视不能(脑桥侧视中枢受损害)，同侧肢体共济失调(桥臂、结合臂、小脑齿状核损害)，同侧 Horner 综合征(下行交感神经损害)，同侧面部感觉障碍(三叉神经感觉束损害)和对侧痛觉、温度觉障碍(脊髓丘脑束损害)，对侧下肢深感觉障碍(内侧丘系外侧部分损害)。

3) 脑桥腹外侧(腹下部)综合征：供应脑桥的旁中央支闭塞，表现为病灶侧外展神经和面神经周围性麻痹，对侧锥体束受损，出现对侧中枢性偏瘫。若损害内侧丘系和脊髓丘脑束，可出现对侧偏身感觉障碍。

4) 延髓背外侧综合征(Wallenberg 综合征)：过去认为是小脑后下动脉(PICA)闭塞引起，故又称小脑后下动脉综合征，现证实 10% 由 PICA 闭塞引起，75% 由一侧椎动脉闭塞引起，余由基底动脉闭塞引起。典型表现为突发眩晕，恶心，呕吐，眼球震颤(前庭外侧核及内侧纵束损害)，同侧面部感觉障碍(三叉神经感觉束及核损害)，吞咽困难，构音障碍，同侧软腭上抬不能，声带瘫痪和咽反射消失(舌咽迷走神经受损)，同侧肢体共济失调(绳状体及脊髓小脑束损害)，同侧Horner综合征(下行交感神经损害)，对侧躯体痛觉与温度觉障碍(脊髓丘脑束损害)。

5) 延髓内侧综合征：椎动脉及其分支或基底动脉后部血管阻塞，引起延髓椎体发生梗死时发生同侧舌肌麻痹和萎缩，对侧上下肢中枢性瘫痪及触觉、位置觉、振动觉减退或丧失。

6) 基底动脉尖综合征：基底动脉顶端的主要分支(左右大脑后动脉，后交通支，左右小脑上动脉及供应丘脑下部、间脑和中脑的许多交通支)闭塞引起，临床表现为视觉障碍、不同程度的动眼神经损害、意识障碍、行为异常、意向性震颤、小脑性共济失调、偏侧投掷及异常运动、肢体不同程度的瘫痪或锥体束征等。

7) 闭锁综合征：主要病灶位于脑桥腹侧(双侧脑桥基底部损害)，大部分是由基底动脉脑桥旁中央支闭塞引起的，出现双侧皮质脊髓束和三叉神经以下的皮质脑干束损害，表现为患者四肢和面部的瘫痪，意识清楚，但不能张口说话及吞咽，仅能保留睁闭眼和眼球垂直运动功能，并能以此表达自己的意愿。

2. 大脑后动脉闭塞

(1) 主干闭塞：可引起双眼对侧同向性偏盲、偏瘫及偏身感觉障碍。中央支闭塞可导致丘脑梗死，表现为丘脑综合征：对侧偏身感觉障碍、感觉异常、丘脑性疼痛和锥体外系症状。有时半球病变可表现为失读症。

(2) 皮层支闭塞：因侧支循环丰富，很少出现症状，不容易被发现，仔细查体后可发现对侧同向性偏盲或象限盲，伴黄斑回避，双侧病变可表现为皮质盲，顶枕动脉闭塞可见对侧偏盲，有时半球受累还可出现命名性失语，矩状动脉闭塞出现对侧偏盲或象限盲。

(3) 深穿支闭塞：丘脑穿通动脉闭塞引起红核丘脑综合征，如病灶侧小脑性共济失调、肢体意向性震颤、短暂的舞蹈样不自主运动、对侧面部感觉障碍；丘脑膝状体动脉闭塞可出现丘脑综合征，如对侧感觉障碍(深感觉为主)以及自发性疼痛、感觉过度、轻偏瘫和不自主运动，可伴有舞蹈、手足徐动和震颤等锥体外系症状；中脑支闭塞则出现大脑脚综合征(Weber综合征)，如同侧动眼神经瘫痪、对侧中枢性面舌瘫和上下肢瘫；或Benedikt综合征，同侧动眼神经瘫痪，对侧不自主运动，对侧偏身深感觉和精细触觉障碍。

3. 小脑梗死

小脑梗死少见，临床上难以与小脑出血鉴别。除可伴有脑干体征外，典型表现为急性小脑综合征：偏侧肢体共济失调，肌张力降低，站立不稳，严重眼球震颤，眩晕，呕吐，但在最初数小时内无头痛和意识障碍，随后出现继发性脑水肿、颅内压增高等类似脑出血的表现。

4. 分水岭脑梗死

分水岭脑梗死是两支或两支以上动脉分布区的交界处或同一动脉不同分支分布区的边缘带发生的脑梗死。结合影像检查可将其分为以下几种常见类型。

(1) 皮质前型：如大脑前与大脑中动脉供血区的分水岭梗死，出现以上肢为主的中枢性偏瘫及偏身感觉障碍，优势侧病变可出现经皮质运动性失语。其病灶位于额中回，可沿前后中央回上部呈带状前后走行，可直达顶上小叶。

(2) 皮质后型：病灶位于顶、枕、颞交界处，如大脑中与大脑后动脉，或大脑前、中、后动脉皮质支间的分水岭区梗死。其临床表现以偏盲最常见，可伴有情感淡漠、记忆力减退和左侧角回综合征。

(3) 皮质下型：如大脑前、中、后动脉皮质支与深穿支或大脑前动脉回返支与大脑中动脉的豆纹动脉间的分水岭区梗死，可出现纯运动性轻偏瘫和(或)感觉障碍、不自主运动等。

值得注意的是，临床上许多患者的症状及体征并不符合上述单支脑动脉分布区梗死造成的典型综合征，而表现为多个临床综合征的组合。同时，脑动脉的变异以及个体化侧支循环代偿能力的差异也是临床表现不典型的重要因素。因而，临床医生需要结合一定的辅助检查手段以充分理解相应脑梗死的临床表现。

第六节　脑梗死的治疗

一、概述

脑梗死 (CI) 是缺血性卒中的总称。脑梗死是一种由于脑组织局部动脉血流的突然减少或停止，造成该血管供血区的脑组织缺血、缺氧导致脑组织坏死、软化，并伴有相应部位的临床症状和体征，如偏瘫、失语等神经功能缺失的症候，包括脑血栓形成、腔隙性梗死、脑栓塞等。发病 24 ～ 48h 后，脑 CT 扫描可见相应部位的低密度灶，边界欠清晰，可有一定的占位效应。脑 MRI 检查能较早期发现脑梗死，表现为在 T1 加权图像上病灶区呈低信号，在 T2 加权图像上呈高信号；能发现较小的梗死病灶。脑 MRI 弥散成像能反映新的梗死病变。颈内动脉或大脑中动脉栓塞可导致大面积脑梗死，引起严重脑水肿和继发脑疝，小脑梗死也易发生脑疝。

(一) 治疗目标

(1) 抢救生命，维持生命功能，抢救缺血脑组织，防止脑缺血的扩展和复发。

(2) 减轻脑损害，恢复正常功能，阻止、预防新血栓的形成。

(3) 防治并发症，降低病死率和致残率。

(二) 治疗原则

根据不同的病因、发病机制、发病时间、临床类型等制订针对性强的治疗方案，实施以分型、分期为核心的个体化治疗方案。主要采用溶栓、降压、扩张血管治疗，同时要尽量避免梗死后再出血的发生。在一般治疗的基础上，可选用改善脑循环、营养神经、抗血小板聚集治疗，实施脑保护、脱水、控制血压、降低颅内压、支持疗法、对症处理等。在急性期，应用抗凝及溶栓疗法，早期也可考虑适当给予亚低温治疗、康复治疗、调整血压等其他治疗。心房颤动患者可用抗心律失常药物治疗；心源性脑梗死发病后数小时内用血管扩张剂罂粟碱静脉滴注，可收到较满意的疗效。

(三)入院前急诊处理

对于刚入院的卒中患者，首先进行急诊处理。

1. 保持呼吸道通畅

血氧饱和度＜ 92% 或血气分析提示缺氧者应给予吸氧，必要时给予气管插管或气道切开，清除口、鼻腔呕吐物和分泌物。无低氧血症的患者无须常规吸氧。

2. 进行心电图检查或心电监护

心力衰竭、心律失常、心肌缺血要及时处理，同时避免或慎用增加心脏负担的药物。

3. 建立静脉通道

卒中后第一个 24h 建议使用生理盐水静脉滴注药物。

4. 对症治疗

应用调节血压药物，使用脱水、利尿剂等降颅压药物，应用止血药或输血治疗消化道出血，应用抗惊厥药物纠正血糖、水及电解质紊乱，对高热者进行物理降温或使用解热药物为发烧患者退热，同时低温保护脑组织。

5. 快速诊断

严格按照诊断步骤(是否为卒中 - 是缺血性还是出血性卒中 - 是否适合溶栓治疗)对疑似脑卒中患者进行快速诊断，尽快完成脑 CT、MRI 等基本评估及检查，并做出治疗决定。时间就是生命，尽可能为符合溶栓指征的患者在 6h 内进行溶栓治疗。

6. 卒中单元

脑卒中单元是组织化管理住院脑卒中患者的医疗模式，把传统治疗脑卒中的各种独立存在的系统，如药物治疗、肢体康复、语言训练、心理康复、健康教育等组合成一套综合的治疗系统。现已证实脑卒中单元明显降低了脑卒中患者的病死率和残疾率。收治脑卒中的医院应尽可能建立卒中单元，即由急救医学中心、神经介入治疗、神经内科、康复科、神经外科等多学科专业医护人员组成的医疗综合体，使所有急性缺血性脑卒中患者能尽早、尽可能地进入卒中单元接受规范化、流程化的治疗。

二、脑梗死的治疗

脑梗死如果处理或是治疗不及时的话，容易留下身体麻痹、言语障碍等后遗症。高龄脑梗死患者有可能出现认知障碍，严重降低其生活质量，加重社会负担。

腔隙性脑梗死占我国缺血性脑卒中的半数以上，一般无昏迷等全脑症状，只需对症处理，不必盲目使用复杂、特殊的治疗，一般预后较好。

腔隙性脑梗死的治疗应注意下列 3 点。

(1) 因无脑水肿的发生，所以避免应用脱水剂进行脱水治疗。

(2) 对腔隙性脑梗死应用溶栓、抗凝剂有诱发脑出血的可能。

(3) 患者收缩压高于 180mmHg 时，慎用抗血小板药物。

对新近发生腔隙性脑卒中的患者，阿司匹林与氯吡格雷联合的双重抗血小板治疗并没能明显降低脑卒中的复发；相反明显增加了颅内出血与死亡的风险。

脑血栓形成或脑栓塞引起的急性脑梗死中的全前循环梗死 (TACI) 和部分后循环梗死 (POCI)[英国 Bamford 等提出将急性脑梗死分为 4 个亚型：TACI、部分前循环梗死 (PACI)、POCI、腔隙性梗死 (LACI)，前循环是颈内动脉供血区包括大脑中和大脑前动脉的供血区，后循环则为椎基底动脉供血区] 这两个亚型多为进展性脑卒中，且病情较重，可根据其病程分为 4 期进行治疗，应根据患者发病时间和临床表现采用相应的治疗。

（一）超早期 (1 ~ 6h)

急性脑梗死治疗的成功与否，取决于能否及时恢复脑灌注。目前建立再灌注的措施主要为直接手术或血管成形术和溶栓药物治疗，对于严格筛选出的符合溶栓指征的患者应尽早给予静脉溶栓或者动脉溶栓。溶栓治疗旨在溶解已形成的微小血栓，在出现不可逆性损害之前实现再灌注，从时阻断缺血级联反应的发展，是目前拯救微循环障碍的最有效方法。溶栓药可直接激活纤溶酶原使其形成纤溶酶，从而溶解血栓中的纤维蛋白。

1. 溶栓药物的作用机制

目前已被食品和药物管理局 (FDA) 批准用于临床溶血栓治疗的溶栓药物有：尿激酶 (UK)、链激酶 (SK)、基因重组组织型纤溶酶原激活物 (rt-PA)、重组单链尿激酶型纤溶酶原激活物 (rscu-PA)、甲氧苯甲酰纤溶酶原链激酶激活剂复合物 (APSAC) 等。不推荐在临床试验以外使用其他溶栓药物。其作用机制都是利用外源性激活途径使血栓中纤维蛋白上的纤溶酶原 (PLG) 转变为纤溶酶 (PL)，纤溶酶使纤维蛋白降解成纤维蛋白降解产物 (FbDP)，这时血栓完全或不完全溶解；然而，伴随血浆中纤维蛋白原 (Fg) 的降解，也或多或少地产生了纤维蛋白原的降解产物 (FgDP)，这也是溶血栓药物易致出血症状的原因之一。

急性缺血件脑卒中溶栓治疗引起出血，尤其是脑出血的原因：

(1) 缺血后血管壁损伤，当血管再通，恢复血流后会引起血液外渗。

(2) 继发纤溶及止血、凝血功能障碍。

(3) 血流再通后灌注压增高。

急性缺血性脑卒中溶栓治疗引起的出血，其动脉给药与静脉给药的结果一致。出血性脑梗死很少与病情恶化有关，rt-PA 的剂量或血管再通与出血变化也并不相关，但与开始治疗时间关系密切，症状出现 6h 以后使用，并发出血的病死率则有所增加。溶栓治疗每延迟 20 ～ 30min，疗效大约降低 10%。

2. 溶栓方法

静脉溶栓是指通过静脉输注溶栓药。动脉溶栓是指通过介入溶栓疗法，经皮股动脉穿刺后，再经颈内动脉到达造影确定的栓塞部位，在血栓的近心端缓慢注入溶栓药以达到治疗效果，此法局部药物浓度高，能迅速溶解血栓或建立侧支循环，改善脑循环。术后配合抗凝、纤溶、常规治疗，可使肢体瘫痪等症状好转并逐渐恢复正常。

此法的适应证是脑血栓发病 6h 以内，病变位于颈内或颅内的主要动脉，临床产生明战神经功能障碍者。溶栓时间最迟不超过 48h。临床实践证明，在出现临床症状 6h 以内进行溶栓疗效最佳，12h 效果亦显著，若超过 48h，近期效果不明显，但有利于后期恢复。故介入治疗时间应尽早，一旦病情确诊，应及时行溶栓治疗。

(1) 静脉溶栓治疗方案：静脉溶栓是血管再通的首选方法。

1) 适应证：①在发病 3.0 ～ 4.5h(rt-PA 溶栓) 或者 6h 以内 (UK 溶栓)；②脑功能损害体征超过 1h；③年龄 18 ～ 80 岁；④脑 CT 已排除颅内出血，且无早期脑梗死低密度改变及其他明显早期脑梗死改变；⑤意识清醒或轻度嗜睡；⑥瘫痪肢体肌力 0 ～ 3 级；⑦临床表现为卒中综合征，神经功能缺损评分 NIHSS 大于或等于 4 分。

2) 禁忌证：①有既往脑出血或蛛网膜下隙出血史，近 3 个月有头外伤史；②近 3 个月有脑梗死或心肌梗死病史，但陈旧小腔隙未遗留神经功能体征者可入选；③近 3 周有胃肠或泌尿系统出血史，或有出血性倾向的疾病史。④严重心、肾、肝功能不全，严重糖尿病史或血糖＜ 2.7mmol/L 或血糖＞ 22.2mmol/L；⑤血小板计数＜ 10^{11}/L；⑥收缩压≥ 185mmHg，或舒张压≥ 110mmHg；⑦近 2 周内有大的外科手术史，近一周内有不可压迫止血的动脉穿刺；⑧口服抗凝药，48h 内接受过肝素治疗；⑨严重卒中，NIHSS ＞ 22 分。

3) 治疗方案：给予 rt-PA 的剂量为 0.9mg/kg(最大剂量 90mg)，先静脉推注 10%(1min)，其余剂量连续静脉滴注，共 60min。定期进行神经功能评估，在静脉滴注 rt-PA 过程中 1 次 /15min；随后 6h 内，1 次 /30min；此后 1 次 /60min，直至 24h。如果患者出现严重的头痛、急性血压增高、恶心或呕吐，应立即停用 rt-PA，紧急进行头颅 CT 检查。

对于发病 6h 不能使用 rt-PA 治疗的患者，给予尿激酶 100 万～ 150 万 IU，溶于生理盐水 100 ～ 200mL 中，持续静脉滴注 30min。尿激酶滴完后再观察 10 ～ 20min，若临床恢复仍不明显，且此时无脑出血等严重并发症的表现，则可追加尿激酶 25 万～ 50 万 IU，静脉滴注 10 ～ 30min，但总量一般不超过 200 万 IU。如 30min 内临床表现明显改善 (如肌力增加 2 级或以上)，则应放慢静脉滴注速率 2 ～ 3 倍。

(2) 动脉溶栓治疗方案。

1) 适应证：发病 6h 以内，由大脑中动脉闭塞引起的严重卒中，且不适合静脉溶栓 (如近期手术者) 的患者；发病 24h 内由后循环闭塞引起的严重卒中，且不适合静脉溶栓治疗的患者，均可考虑动脉溶栓。

2) 药物与静脉溶栓治疗药物相同，但剂量减少。

(3) 机械取栓：机械取栓在严格选择患者的情况下单用，或与药物溶栓合用可能对血管再通有效，但临床效果还需更多随机对照试验验证。对静脉溶栓禁忌的部分患者使用机械取栓可能是合理的；对静脉溶栓无效的大动脉闭塞患者，进行补救性动脉溶栓或机械取栓（发病 8h 内）可能是合理的。紧急动脉支架放置和血管成形术的疗效尚未证实，应限于临床试验的环境下使用。

3. 溶栓注意事项

(1) 由于基底动脉血栓形成的病死率非常高，而溶栓治疗可能是唯一的抢救方法，因而溶栓治疗的时间窗和适应证可适当放宽。

(2) 大脑中动脉闭塞导致的严重卒中且不适合静脉溶栓的患者，可在有条件的医院进行动脉溶栓。

(3) 定期进行血压观察，前 2h 内 15min 一次；随后 6h 内，30min 一次；此后，60min 一次，直至 24h。如果收缩压≥ 180mmHg 或者舒张压≥ 105mmHg，检查血压应更密集，并给予降压治疗。如果收缩压为 185 ～ 230mmHg 或舒张压为 110 ～ 120mmHg，给予拉贝洛尔 10mg，静脉推注，持续 1 ～ 2min；必要时，每 10 ～ 20min 重复使用一次；最大剂量 300mg。另一种方法为拉贝洛尔静脉推注后按 2 ～ 8mg/min 连续静脉滴注。如果血压仍然不能控制，可选用硝普钠。如果收缩压＞ 230mmHg 或舒张压＞ 140mmHg，应使用硝普钠，开始静脉滴注速率为 0.5mg/(kg·min)，然后根据血压调整速率。

(4) 溶栓后立即静脉滴注低分子右旋糖酐 500mL/d，共 10d，同时给予制酸及胃黏膜保护剂以防止胃出血。

(5) 溶栓 24h 内一般不用抗凝、抗血小板药物，24h 后无禁忌者开始口服或鼻饲阿司匹林 300mg/d，共 10d，以后改为维持量 75 ～ 100mg/d。如发生脑出血或全身大出血，则停用抗血小板聚集药。轻度皮肤、黏膜及胃肠道出血者，待出血停止一周后可继续应用。给予抗凝、抗血小板药物前应复查头颅 CT 检查。

(6) 目前考虑到溶栓治疗的安全性，禁用蛇毒类降纤制剂及抗凝剂。

(7) 合并脑出血时，按脑出血治疗。

(8) 鼻胃管、导尿管或动脉内测压导管应延迟放置。

脑梗死重症患者发病早期临床神经功能缺损严重，常存在大血管闭塞。有研究表明，静脉溶栓治疗对颈动脉闭塞的血管再通率仅约 10%，对大脑中动脉主干闭塞的血管再通率也不足 30%；而动脉溶栓治疗血管再通率高达 66%，其中有 20% 大脑中动脉闭塞获得完全血管再通，46% 获得部分血管再通。如果对这些大血管闭塞进行溶栓治疗，最好采用动静脉联合溶栓或动脉溶栓。

4. 老年脑梗死患者溶栓治疗

老年患者更容易合并症状性脑出血，在病例选择方面，除严格按照现在的溶栓指南方案外，有下列合并症状性脑出血高危因素的患者，应特别谨慎使用或避免使用溶栓治疗。

(1) 年龄太大，超过 80 岁：症状性脑出血的危险性随年龄增加而增加，年龄每增加 10 岁，危险性增加约 1.6 倍。

(2) 时间窗超过 3h：对于睡醒后发现卒中症状的患者，发病时间应假定为患者就寝前知道无症状的最后时刻。如果患者有轻微的症状，但在随后数小时加重，发病时间应假定为开始出现症状的时间。

(3) 意识障碍：急性缺血性卒中溶栓治疗时存在意识障碍，症状性脑出血的危险性增加 3.4 倍。

(4) NIHSS ≥ 20 分：尽管 rt-PA 治疗可增加重症卒中患者 (NIHSS 在 20 ～ 25 分) 完全或接近完全恢复的机会，但总体成功率较低，而症状性脑出血的危险性增加约 4 倍。

(5) 脑 CT 已显示早期脑梗死低密度改变或水肿占位效应：CT 表现为多个脑叶梗死或低密度影 (水肿或缺血) 超过大脑中动脉供血区 1/3 的患者，rt-PA 治疗后转归良好的可能性很小，而症状性脑出血的危险性增加 5 ～ 9 倍。

(6) 收缩压＞ 180mmHg 或舒张压＞ 100mmHg：溶栓治疗前、溶栓治疗过程中及溶栓治疗后高血压均是合并症状性脑出血的重要危险因素，尤其是溶栓治疗过程中高血压的管理特别重要。

(7) 其他因素：糖尿病、血糖＞ 11.1mmol/L、心房颤动及正使用阿司匹林等抗血小板药物。

(8) 检测项目：溶栓治疗前和结束后 2h、24h、1 个月进行神经功能缺失评分，治疗结束后 90d 进行 Barthel 指数评分；一次性溶栓治疗后随访头颅 CT。

5. 脑保护

脑保护药物：总评价是实验室有效，临床待定。

(1) 经典的脑保护药物：

1) 钙离子拮抗剂 (尼莫地平)，作为脑保护剂，临床疗效待定。

2) 兴奋性氨基酸拮抗剂，镁离子。

3) 自由基清除剂，依达拉奉 (必存)。

(2) 促代谢剂：脑保护机制不清，疗效不定，可根据情况适当选择。

1) 与蛋白代谢有关的制剂：各种动物脑蛋白水解物 (脑活素) 及小牛血清蛋白水解物。

2) 与脂类代谢有关的制剂：胞磷胆碱及神经节苷脂。

3) 与糖类代谢有关的制剂：果糖 -1，6- 二磷酸 (FDP)。

4) 与神经递质有关的制剂：吡拉西坦 (脑复康)。

(二) 早期 (急性期，6h ～ 2 周，病情严重可持续 4 周)

急性期应及早应用脑细胞保护剂并进行综合治疗，包括应用钙离子拮抗剂、自由基清除剂、兴奋性氨基酸 N- 甲基 -D- 天冬氨酸 (NMDA) 受体拮抗剂和其他脑细胞代谢激活剂，是超早期治疗措施的延续与调整。

(1) 抗血栓治疗：对不适于溶栓治疗者，急性期抗血栓治疗主要包括抗凝、降纤及抗血小板、改善血循环疗法。

(2) 对症治疗：应用脑保护剂、抗脑水肿、降颅压、调整血压、控制血糖、降低体温等。

(3) 预防并发症：常见并发症有高血压、脑水肿与颅内压增高、肺内感染、癫痫、吞咽困难、深静脉血栓等。

(4) 加强支持疗法：保持呼吸道通畅，保证营养，维持体液平衡等。

1. 抗血栓治疗

(1) 抗血小板药物：抗血小板药通过不同途径抑制血小板活性和聚集，减少血小板与血管壁的黏附。然而，抗血小板药对微循环内已形成的微血栓作用微弱，仅能阻止微血栓扩大和预防新的微血栓形成，因此主要用于脑梗死的预防。非脑出血而且不进行溶栓和抗凝治疗的脑梗死，应在发病 48h 内尽早使用阿司匹林，推荐剂量为 100 ～ 325mg/d。

1) 抗血小板药物种类：①抗血小板活化剂：抗 TXA2-ASA，抗 PAF- 银杏叶，抗 ADP- 氯吡格雷、噻氯匹定 (存在骨髓抑制建议慎用)、两洛他唑；②提高血小板 cAMP：双嘧达莫 (双嘧达莫)；③抑制血小板聚集药：阻止血小板的聚集，有助于预防脑内新血栓的形成，防止血管内血栓继续增生扩展，故在脑栓塞发病后就必须重视使用抗血小板聚集剂，通常可选用阿司匹林、双嘧达莫、磺吡酮 (苯磺唑酮) 等。阿司匹林在体内能抑制血小板的许多功能，包括二磷酸腺苷等的释放反应、自发性的血小板凝聚、前列腺素 G2 在血小板内的合成等，剂量为 50 ～ 75mg，每日一次，饭后服。服用时需观察胃肠道反应，溃疡患者禁用。妇女患者服用此药效果不好。右旋糖酐 40(低分子右旋糖酐) 可对抗血小板的凝聚，减低血液黏稠度和改善微循环，但高分子化合物会增加血容量，心脏病或肾病患者应减少一半剂量，以免引起心力衰竭。

2) 抗血小板药物的联合应用：①阿司匹林 (ASA)+ 双嘧达莫；② ASA+ 银杏叶；③ ASA+ 氯吡格雷 (噻氯匹定)。

(2) 抗凝治疗：适应证为进展性卒中、POCI、脑栓塞、脑静脉血栓形成，其中脑栓塞易出血，应用时应慎重。抗凝治疗可阻止微小血栓的进一步发展。肝素类物质主要通过抑制凝血酶而阻止微小血栓的发展。直接凝血酶抑制药，如水蛭素和阿加曲班，则可与已形成的血栓凝血酶结合使之失活，除能阻止微小血栓发展外，还可起到破坏微血栓的作用。由于临床上心源性脑栓塞最多见，为杜绝栓子的来源，预防心内新血栓的形成，同时防止脑血管内的栓子继续增大，以避免扩大脑梗死范围，多采用抗凝治疗。对慢性风湿性心脏病伴心房颤动者，抗凝治疗有助于防止脑栓塞再发，且有预防心脏手术并发脑栓塞的作用。对心肌梗死所致者只宜短期使用，通常为 6 个月或更短时间。炎症性病变所致的脑栓塞，如亚急性感染性心内膜炎等，禁忌应用。通常在严格观察出、凝血时间，凝血酶原活动度和时间的条件下，先给予肝素钙 (低分子肝素) 治疗脑梗死，也可选用双香豆素乙酯 (新双香豆素)，剂量应随时调整。最近证据表明，脑栓塞患者抗凝治疗导致梗死区出血，很少给最终转归带来不良影响。

不提倡对急性缺血性脑卒中患者常规应用任何类型的抗凝剂 (肝素、低分子肝素、类肝素药物)；可给予长期卧床、无禁忌证的缺血性脑卒中患者使用抗凝剂以预防深静脉血栓及肺栓塞；对于血压稳定、CT 除外出血和大面积脑梗死的急性缺血性脑卒中患者，如果其发生静脉血栓或卒中复发的风险远远大于抗凝治疗增加出血的风险，可以考虑抗凝治疗。

1) 病例入选标准：①急性缺血性中风，发病 6 ～ 72h(进展性卒中可适当延长)；②头颅 CT 或 MRI 排除脑出血；③无出血病史及出血倾向；④无严重肝、肾功能损害者。

2) 病例排除标准：①难治性高血压，合理联合使用 3 种或 3 种以上降压药 (包括一种利尿剂)，血压仍在目标水平以上 (＞ 140/90mmHg)；②脑 CT 示出血性梗死或大面积梗死伴脑水肿；③严重肝、肾功能不全；④两周内做过大手术；⑤血小板计数＜ 10^{11}/L 以下。

3) 给药方法：①低分子肝素 4100U 或 5000U 腹壁皮下注射，给药间隔 12h，共 10d；②普通肝素证实无效，不再推荐应用。

4) 终止治疗：①疑有脑出血，复查脑 CT 示有脑出血；②消化道、泌尿道出血。

5) 监测项目：应用抗凝药物时注意检测凝血 4 项。

(3) 降纤治疗：特别是高纤维蛋白血症者可选用降纤治疗。对于发病 3h 内的脑梗死患者，使用降纤药物可改善患者的预后。降纤药能裂解纤维蛋白原分子上的纤维蛋白肽，生成纤维蛋白单体，自身交联形成纤维蛋白多聚体，这种多聚体很容易被内源性纤溶系统破坏，进而被网状内皮系统清除。纤维蛋白原水平降低可减少血栓形成风险，并使血液黏滞度降低，从而加快血流速率，增加缺血区灌注，改善微循环。

1) 适应证：纤维蛋白原增高 (＞ 4g/L)。

2) 给药方法：降纤酶 (东菱克栓酶)10U(第一天)，5U(第三天)，5U(第五天)。

3) 检测项目：应用降纤酶时注意检查纤维蛋白原，在 1.6g/L 以下有效，1.0g/L 以下慎用，0.5g/L 以下停用。

(4) 抗血栓治疗的联合应用

1) 抗凝 + 抗血小板。

2) 降纤 + 抗血小板。

(5) 改善循环

1) 脑梗死患者脑部微血管形态结构受损严重，血管明显狭窄、变细，管腔内沉淀物较多。改善循环首先要修复血管壁和改善缺血从而阻止以血管内皮细胞为核心的血管壁病变。其次，在细胞水平上，线粒体损害是缺血性损伤级联反应的源头，因此，修复血管壁和线粒体对于维持脑微循环具有重要意义。除改善血氧供给外，近年来的实验研究表明，丁苯酞能修复受损血管壁以及血管内皮细胞的线粒体。丁苯酞改变脑微循环形态学实验对照组表现为：微血栓较常见；血管内皮细胞受损严重，出现肿胀、皱褶、重叠、破碎，突向管腔，细胞间紧密连接受损；基膜出现断裂、扭曲等。丁苯酞组表现为：微血管结构基本完整，管腔内仅见少量红细胞，促进血管发生。脑梗死后，缺血性损伤启动内源性血管发生。实验研究显示，丁苯酞能促进梗死区血管增多，免疫标记显示为新生血管。

2) 可酌情选用对血压及血容量影响小、作用缓和的改善血循环的治疗 (如丹参、川芎嗪、三七、银杏叶制剂等)。

3) 钙离子拮抗剂、低分子右旋糖酐的应用。钙离子拮抗剂阻止钙内流、解除血管痉挛、增加血流量，从而改善微循环。按血压情况选用尼莫地平、氟桂利嗪(西比灵)等同时达到改善脑部血液循环的疗效。

(6) 扩容治疗：对一般缺血性脑卒中患者，不推荐扩容。对低血压或脑血流低灌注所致的急性脑梗死，如分水岭梗死可考虑扩容治疗，但应注意可能加重脑水肿、心衰竭等并发症，此类患者不推荐使用扩血管治疗。

2. 对症治疗

改善脑营养代谢的药物或脑保护剂，如能量制剂、维生素制剂、胞磷胆碱、激素、甘露醇。

(1) 降低颅压：适应证为颅内压增高者。

1) 抗脑水肿降颅压药物：甘露醇、呋塞米、由蛋白、甘油果糖联合应用。个体化应用丁苯酞、人尿激肽原酶。甘油果糖降颅压持续时间比甘露醇长约 2h。激素利少弊多不建议使用。

2) 过度换气形成轻度呼吸性碱中毒者，应用呼吸机纠正。

3) 外科：伴有脑疝危象者须手术骨窗减压、脑室引流。

(2) 调整血压：多数患者不需要处理。下列情况需要处理：

1) 收缩压＞200mmHg(WHO 规定 220mmHg) 或舒张压＞110mmHg(WHO 规定：120mmHg)。

2) 高血压脑病、肾功能不全、心功能不全或 ECG 明显心肌缺血。

3) 降压速度不宜太快。

(3) 控制血糖

1) 空腹血糖高于 7.5mmol/L 时，可应用降糖药。

2) 急性期常规查血糖，必要时检测血糖变化。

(4) 降温治疗

1) 并发感染者，积极选用抗生素。

2) 物理降温包括冰袋、冰帽、降温床等。

3) 必要时行药物降温。

(5) 神经保护：神经保护剂的疗效与安全性尚需开展更多高质量临床试验以便进一步证实。理论上，给予急性缺血或再灌注后细胞损伤者药物(神经保护剂)可保护脑细胞，提高对缺血、缺氧的耐受性。依达拉奉是一种抗氧化剂和自由基清除剂，已证实其能改善急性脑梗死的病情，且使用安全。胞磷胆碱是一种细胞膜稳定剂，某 Meta 分析(4 个试验共 1372 例患者)提示，脑卒中后 24h 内口服胞磷胆碱的患者，3 个月后全面恢复功能的可能性显著高于安慰剂组，安全性与安慰剂组相似，是一种有神经营养和神经保护作用的药物。

(6) 降低血脂：高强度他汀类药物具有强化降脂作用，用于 LDL-C ≥ 100mg/dL，伴或不伴其他动脉粥样硬化心血管病 (ASCVD) 的缺血性卒中患者，可以减少缺血性卒中风险。缺血性脑卒中起病前已服用他汀类药物的患者，可继续使用。

3. 预防并发症

积极预防常见并发症，如高血压、脑水肿与颅内压增高、肺内感染、癫痫、吞咽困难、深静脉血栓等，一旦出现应迅速处理。

(1) 急性期并发症的治疗：严重脑水肿和颅内压增高是急性重症脑梗死的常见并发症，是死亡的主要原因之一。

脑水肿与颅内高压的处理：避免和及时处理引起颅内压增高的因素，如头颈部过度扭曲、用力、癫痫、发热、激动、呼吸道不通畅、咳嗽、便秘等。不宜用糖皮质激素治疗脑梗死所致的脑水肿与颅内高压，可用甘露醇或甘油治疗进行性加重的颅内高压，必要时也可用油果糖或呋塞米等。对于发病 48h 内、60 岁以下的恶性大脑中动脉供血区梗死伴严重颅内压增高患者，脑积水所致的颅内高压可行脑脊液引流术，大面积脑梗死伴脑干压迫症的小脑梗死可行手术减压治疗。60 岁以上患者手术减压可降低病死率和严重残疾发生率，但独立生活能力并未得到显著改善，因此应更加慎重。可根据患者年龄、患者及家属对这种可能结局的认可度来选择是否手术。

(2) 具体的处理措施

1) 限制液体，量出而入。

2) 卧床，床头可抬高 15° ～ 30°。

3) 纠正可能增加颅内压的因素 (如缺血、缺氧、高热等)。

4) 避免使用有脑血管扩张作用的降压药。

5) 机械通气时过度通气 (增大潮气量和增大氧浓度)。

6) 应用高渗利尿剂 (如甘露醇、甘油、清蛋白)。

7) 低温疗法 (病因、物理、药物、冰帽)。

8) 手术减压治疗。

(3) 脑梗死高血压

1) 当收缩压＜ 220mmHg 和 (或) 舒张压＜ 120mmHg 时，可密切观察，但不进行降压治疗。除非有高血压脑病、主动脉夹层、急性肾衰竭、急性肺水肿、急性心肌梗死等需要紧急处理的并发症。

2) 当收缩压≥ 220mmHg 和 (或) 舒张压≥ 120mmHg 时，建议谨慎使用降压药。拉贝洛尔 10 ～ 20mg/ 次，加入 10% 葡萄糖 20mL 静脉推注，持续 5 ～ 10min，尼莫地平每次 30 ～ 60mg，静脉滴注，以血压下降 10% ～ 15% 为目标。

3) 当舒张压＞ 140mmHg 时，建议立即静脉给予速效降压药 (硝酸甘油 10 ～ 20mg，硝普钠每次 50mg，静脉滴注)。

(4) 血压下降的目标

1) 有高血压病史者：血压控制在 180/100mmHg 左右。

2) 无高血压病史者：血压控制在 (160～180)/(90～100)mmHg。

(5) 梗死后出血 (出血转化)：脑梗死出血转化发生率为 8.5%～30.0%。症状性出血转化：停用溶栓 (抗血小板、抗凝) 治疗等致出血药物；与抗凝和溶栓相关的出血处理可参照脑出血指南。抗凝和抗血小板治疗时间：对需要溶栓治疗的患者，可于症状性出血转化病情稳定后 10d 至数周后开始，应权衡利弊；对再发血栓风险相对较低或全身情况较差者，可用抗血小板药物代替华法林。

(6) 癫痫：缺血性脑卒中后癫痫的早期发生率为 2%～33%，晚期发生率为 3%～67%。神经系统并发症癫痫的处理：避免预防性应用抗癫痫药物；孤立发作一次或急性期癫痫发作控制后，不提倡长期使用抗癫痫药物；卒中后 2～3 个月再发作的癫痫，建议按癫痫常规治疗进行长期药物治疗；卒中后癫痫持续状态，建议按癫痫持续状态治疗原则处理。

(7) 吞咽困难：在患者进食前采用饮水试验进行吞咽功能评估。吞咽困难短期内不能恢复者可早期安置鼻胃管进食，吞咽困难长期不能恢复者可行胃造口进食。

(8) 肺炎：误吸是发生肺炎的主要原因。意识障碍、吞咽困难是导致误吸的主要危险因素，其他包括呕吐、不活动等。肺炎是脑卒中患者死亡的主要原因之一，15%～25% 脑梗死患者死于细菌性肺炎。应早期评估和处理吞咽困难和误吸问题，对有意识障碍患者应特别注意预防肺炎。疑有肺炎的发热患者应积极给予抗生素治疗，避免预防性使用抗生素。

(9) 排尿障碍与尿路感染：排尿障碍在脑卒中早期很常见，主要包括尿失禁与尿潴留。对排尿障碍进行早期评估和康复治疗，记录 24h 排尿情况。尿失禁者应尽量避免留置导尿管，留置导尿管的患者出现败血症，与脑梗死预后不良有关。可定时使用便器，白天间隔 2h 一次，晚上间隔 4h 一次。尿潴留者应监测膀胱残余尿，排尿时可在耻骨上施压加强排尿，必要时可间歇性导尿或留置导尿管。有尿路感染者应给予抗生素治疗，避免预防性使用抗生素。

(10) 深静脉血栓形成 (DVT) 和肺栓塞：静脉系统内皮损伤、静脉血流瘀滞和血液高凝状态、年老、瘫痪时间较长及心房颤动患者发生 DVT 的比例较高。对于瘫痪、长期卧床患者，可早期做 D– 二聚体筛查实验，阳性者可进一步进行多普勒超声、磁共振等检查。鼓励患者尽早活动，抬高下肢；尽量避免下肢 (尤其是瘫痪侧) 静脉滴注。对于发生 DVT 及肺栓塞风险高且无禁忌者，可给予低分子肝素或普通肝素，有抗凝禁忌者给予阿司匹林治疗。可联合加压治疗 (长筒袜或交替式压迫装置) 和药物治疗预防 DVT，不建议常规单独使用加压治疗；但对于溶栓禁忌的缺血性卒中患者，单独应用加压治疗可预防 DVT 和肺栓塞。对于无抗凝和溶栓禁忌的 DVT 或肺栓塞患者，首先建议肝素抗凝治疗，对症状无缓解的近端 DVT 或肺栓塞患者可给予溶栓治疗。

(11) 高血糖：血糖紊乱。缺血性卒中后，患者可通过糖化血红蛋白 (HbA1c)、空腹血糖检测或口服葡萄糖耐量试验，进行糖尿病筛查。时机的选择及测试方法应该根据临床经验。总体来说，HbA1c 在事件后不久的检测中可能更准确。

1) 脑卒中高血糖产生的原因：①本身有糖尿病；②脑内机制与生理应激。皮质醇、生长激素、胰高血糖素、儿茶酚胺等激素分泌增加，血清胰岛素浓度下降，组织对胰岛素的敏感性下降，糖调节中枢受损或受到影响；医源性因素，如含糖液体或药物输入过多、糖皮质激素的使用等。

2) 脑梗死急性期高血糖的处理如下：①血糖的控制。降血糖的速率为每小时 3.3 ～ 5.6mmol/L；糖尿病患者的血糖应控制在空腹＜ 6.7mmol/L，餐后＜ 10mmol/L；非糖尿病患者的血糖应控制在正常范围内；②限制含糖液的输注。发病后 12h 内最好不用葡萄糖液体，可用羟乙基淀粉 (706 羧甲淀粉) 或林格液加三磷腺苷 (ATP)、辅酶 A、维生素 C 等，避免在急性期用高糖液体以免加重酸中毒和脑损害。

(12) 上消化道出血：是脑血管病的严重并发症之一，即应激性溃疡。发生机制为下丘脑和脑干病变，现在认为与视丘下前部、后部、灰白结节及延髓内迷走神经核病变有关。自主神经中枢在视丘下部，但其高级中枢在额叶眶面、海马回及边缘系统。消化道出血的机制与上述部位原发或继发的病灶有关，应给予禁食、负压引流。

(13) 压疮：压疮主要是躯体长期不变动体位致局部皮肤及组织受到压迫时间过长而发生缺血、坏死的一系列表现。由于脑血管病高龄患者较多，肢体瘫痪，长期卧床，活动不便，容易压迫骨隆起等部位，使局部组织缺血及缺氧，因此应定期翻身，翻身时禁止推、拉、拖、拽；给予压疮贴局部减压，应用气垫床，并保持床铺干燥整洁。

(14) 脑血管病后抑郁症和焦虑反应：脑血管病后抑郁是脑血管病较为常见的情感障碍，临床上应予以高度重视。应用抗抑郁药，必要时给予心理治疗。

1) 抑郁反应的特征性症状：①心情不好，心境悲观，自我感觉不良；②睡眠障碍，失眠、多梦或早醒；③食欲减退，不思饮食；④兴趣和愉快感丧失，对任何事情均动力不足，缺乏活力；⑤生活不能自理，自责自罪，消极欲死；⑥体重迅速下降；⑦性欲低下，甚至没有性欲。

2) 焦虑反应的特征性症状：①持续性紧张不安和忧虑的心境；②有精神疾病的症状，如注意力不集中、记忆力下降，对声音敏感和容易被激惹；③有躯体症状，包括交感神经兴奋症状，如血压升高、心跳加快、胸闷、呼吸加快、烦躁、坐卧不宁等和副交感神经兴奋的症状，如多尿、胃肠活动增加而致腹泻等。

4. 加强支持疗法

(1) 静脉滴注

1) 静脉滴注量。前一天尿量 +500mL。

2) 输液种类。

脑梗死患者发病 24 ～ 48h 内原则上不静脉滴注高渗葡萄糖液体，代之生理盐水或复方氯化钠溶液 1000 ～ 1500mL，但要根据心脏功能、肾脏功能及血糖适当调整，必要时加入胰岛素抵消外源性葡萄糖的摄入。

(2) 维持呼吸道通畅：及时吸痰、供氧，必要时行气管切开。

(3) 保证营养：48h 内可以靠静脉输液维持，48h 后仍不能进食者应插鼻饲管。如患者吞咽困难持续，可保留鼻饲管 4 ～ 6 周。如患者难以恢复到安全的吞咽状态，数周后可实施经皮内镜胃造口术。意识清醒无吞咽困难的患者，经口进食应从半流食逐渐过渡到软食。

此期可酌情加用中药、针灸治疗。同时继续或调整改善脑血循环和应用脑保护剂的措施，进行规范化的康复治疗，包括认知、语言、肢体等功能的康复。

5. 其他治疗

(1) 调整血压：一般强调将血压降到病前基础血压水平，不宜过低。在高血压脑病时也应注意此点。常选用 25% 的硫酸镁 10mL，静脉滴注，或其他比较缓和的降压药物。

(2) 脑代谢激活剂：广泛应用于急性脑血管病患者，常用的有脑蛋白水解物、胞磷胆碱、三磷腺苷、辅酶 A 等。

(3) 抗感染治疗：对于由亚急性感染性心内膜炎、败血症及其他感染所致的脑栓塞，必须根据可能的病原体，采用足量有效的、敏感的抗生素治疗。最好根据药物敏感试验来选择适当的抗感染药物。

(4) 气栓处理：患者应取头低、左侧卧位，如为减压病应尽快行高压氧治疗，以减少气栓，增加脑含氧量。气栓常引起癫痫发作，应严密观察并抗癫痫治疗。脂肪栓处理可用扩容剂、血管扩张剂静脉滴注。

(5) 亚低温治疗：在急性期，如条件允许可考虑早期适当给予亚低温治疗。亚低温治疗对缺血性脑损伤亦有肯定意义，不仅能减轻梗死后的病理损害程度，而且能促进神经功能恢复，且不产生严重的并发症。治疗尽量在发病 6h 内进行。

(6) 妊娠期患者的治疗：高危状态的缺血性卒中妊娠患者需要进行抗凝治疗。妊娠期间每日注射 2 次低分子肝素 (LMWH)，调节剂量注射，注射后 4h 可达到抗凝血因子 - Ⅹ a(抗 - Ⅹ a) 峰值；妊娠期间皮下注射调节剂量的普通肝素 (UFH)，12h 一次；维持抗 - Ⅹ a 肝素水平在 0.35 ～ 0.70U/mL；先使用 UFH 或 LMWH 直到第 13 周，随后使用维生素 K 拮抗剂 (VKA) 替代，直至分娩再重新应用 UFH 或 LMWH；缺血性卒中妊娠患者，因高危状态需要接受调节剂量的 LMWH 治疗，若计划分娩，则引产或剖宫产前应停用 LMWH ≥ 24h；对于抗血小板治疗风险较低的妊娠期患者，应根据临床情况在妊娠早期进行 UFH、LMWH 同意治疗或拒绝治疗的选择。哺乳患者的治疗：妊娠期高危状态需要接受抗凝治疗的患者，在哺乳期推荐应用华法林、UFH 或 LMWH；妊娠期抗血小板治疗风险较低的患者，在哺乳期可考虑使用低剂量阿司匹林。

(7) 非药物治疗措施

1) 一般处理治疗。脑梗死患者需要卧床休息，一般的处理治疗方法便是让患者卧床休息，保持室内安静，避免患者情绪波动。同时加强对患者的口腔、呼吸道和皮肤的护理，及时清理大小便，预防尿道感染。注意进食和营养补充，要严格遵循低脂、高营养、易消化的原则。注意纠正水、电解质、酸碱失衡。起病 48h 后仍不能进食者，应进行鼻饲饮食。

2) 注意病情观察，严密监测神志、瞳孔、体温、脉搏、呼吸、血压、血气分析、颅内压、血氧饱和度、血糖、内皮素 (ET)、血小板等，注意消炎、降温、降低高血糖等；定时呼唤患者或进行疼痛刺激，以了解患者意识状态；观察瞳孔变化判断脑疝的发生；保持呼吸道通畅；监测血压并观察肢体末端皮温及颜色。

3) 记录 24h 出入量，必要时留置胃管、导尿管。

（三）恢复期 (2/4 周至 1 年）

一般治疗：按患者经济条件可适当使用改善脑循环、营养神经、促代谢的口服药和中医中药、针灸等辨证施治。

康复治疗：有神经功能缺损（语言障碍、瘫痪等）者应尽早开始康复治疗。

预防新梗死：控制高危因素，同时应用抗血小板药物。急性期脑梗死复发的风险很高，卒中后应尽早开始二级预防。

1. 中医中药、针灸等辨证施治

(1) 中药治疗：阳闭者可用安宫牛黄丸、醒脑静脉注射液，脱证者可用参附或参麦、生脉针静脉滴注。活血化瘀、降脂抗凝的长效口服中药有防治新发、修复梗死灶周边脑细胞的功能，可防止脑梗死进一步扩展，从而改善症状、体征，防止进展。常用中药制剂有含有丹参、川芎、麝香、体外培育牛黄等名贵药材的血栓心脉宁片，复方丹参滴丸，灯盏花注射液，七叶皂苷钠等。

(2) 中西医结合治疗：针灸、按摩、推拿、气功、药浴、理疗、中药加光量子血疗、高压氧舱、康复锻炼（包括认知功能、语言功能和肢体运动）、精神调养等相结合有助于脑梗死症状和体征的缓解。

2. 康复治疗

(1) 作用：早期规范化康复治疗和消除危险因素的治疗，可预防再发。继续使用和酌情调整细胞保护剂或细胞激活剂以及神经递质替代剂，如右苯丙胺可促进瘫痪肢体运动功能恢复，溴隐亭和卡比多巴加左旋多巴可治疗失语。

(2) 康复训练

1) 康复训练宜早期进行，越早训练肢体功能恢复越好。早期康复训练是指患者在患病后，生命体征稳定，意识清醒，神经系统症状不再恶化的 48h 后即可进行，一般在发病后一周内。对脑梗死偏瘫患者，早期的活动应在一定的限度内进行，并要特别注意保持肢体生理功能位置和适宜的被动活动，尽可能在发病后 1 ～ 7 周开始训练，一直持续到病后 14 周。同时要使脑梗死患者及其家属了解有关康复的知识。

2) 康复不简单，不能把其等同于锻炼而急于求成，结果导致关节肌肉损伤，骨折，肩部和髋部疼痛痉挛加重。异常痉挛模式和异常步态以及足下垂内翻等问题即误用综合征。

目前认为脑卒中引发肢体运动障碍的患者经过正规的康复训练可以明显减少或减轻瘫痪的后遗症。不适当的肌力训练可以加重痉挛，适当的康复训练可以使这种痉挛得到缓解，从而使肢体运动趋于协调。一旦使用了错误的训练方法，如用患侧的手反复练习用力抓握则会强化患侧上肢的屈肌协同，使得负责关节屈曲的肌肉痉挛，加重肌肉畸形，使得手功能恢复更加困难。其实肢体运动障碍不仅是肌肉无力的问题，肌肉收缩的不协调也是导致运动功能障碍的重要原因，因此不能误以为康复训练就是力量训练。在脑卒中后遗症患者运动功能障碍的康复治疗中，传统的理念和方法只是偏重于恢复患者的肌力，忽视了对患者的关节活动度、肌张力及拮抗之间协调性的康复治疗。即使患者肌力恢复正常也可能遗留异常运动模式，从而妨碍其日常生活能力和活动能力的提高。

3) 足趾训练的初期可由治疗师或家属帮助进行，用双手握住患者脚趾，令其反复感觉足趾的屈和伸动作。同时摩擦足背面肌肉，以刺激患者感觉足趾的屈伸。每次 20min，每日训练两三次。

当患者能够感受足趾屈伸位置后，在治疗师或家属的帮助下，逐渐促进患者加大自主运动的力量，完成足趾伸展及踝关节背屈动作，然后带动整个足的背屈。这个过程需要每日坚持，循序渐进，患者及家属都要有耐心。脑梗死偏瘫的患者足趾训练宜早期开始，危险期过后即可进行。当然对偏瘫的运动疗法须是全方位的，不仅足趾和踝关节，而且应包括膝关节的伸展、髋关节的内收外旋、上肢的关节运动等，这样方能使患者在较短的时间内得到最高程度的恢复。

4) 逐步加强功能锻炼，达到生活自理。在能自己行走后，走路时将腿抬高，做跨步态，并逐渐进行跨门槛、在斜坡上行走、上下楼梯等运动，逐渐加长距离；下肢恢复较好的患者，还可进行小距离跑步等。对上肢的锻炼，主要是训练双手的灵活性和协调性，如自己梳头、穿衣、解纽扣、打算盘、写字、洗脸等，以及参加打乒乓球、拍皮球等活动，逐渐达到日常生活能够自理。在进行功能性康复锻炼的同时应坚持可靠的常规方法防治，还可配合针灸、按摩等，以减轻病残率提高生存质量。注意除应树立患者康复信心外，陪护家属还要有耐心和恒心，切不可操之过急或厌烦灰心，半途而废。只要坚持不懈，大多数脑梗死患者是能收到理想效果的。

5) 逐渐开步走路并做上肢锻炼：在上述阶段基本巩固后，可常做些扶物站立、身体向左右两侧活动、下蹲等活动；还可在原地踏步，轮流抬两腿，扶住桌沿、床沿等向左右侧方移动步行，一手扶人一手持拐杖向前步行。锻炼时，应有意使患肢负重，但要注意活动量应逐渐增加，掌握时间，不宜过度疲劳。同时可做患侧上肢平举、抬高、上举等运动，以改善血液循环，消除水肿；可主动屈伸手臂，屈伸手腕和并拢、撑开手指，手抓乒乓球、小铁球等。

6) 按摩与被动锻炼：对早期卧床不起的脑梗死患者，由家人对其瘫痪肢体进行按摩，预防肌肉萎缩；对大小关节做屈伸膝、屈伸肘、弯伸手指等被动运动，避免关节僵硬。

稍能活动的患者可在他人搀扶下坐在凳椅上做提腿、伸膝、扶物站立等活动，以防止心血管功能减退。

7) 动作锻炼具体操作如下：①洗脸动作。开始时用健侧手洗脸、漱口、梳头，以后逐步用患侧手协助健侧手；②更衣动作。衣服宜宽大柔软，样式简单。穿上衣时先穿瘫痪侧，然后穿健侧；脱衣服时先脱健侧，然后再脱患侧。穿裤子动作的顺序同穿上衣一样；③洗澡动作。最初需有人协助，淋浴或盆浴均可，洗澡时间不宜过长，逐渐增加次数，然后再逐渐让患者单独试行洗浴；④进食动作。发病早期实行喂食，以后逐步试行自食。康复期以半流质为主，逐步向正常饮食过渡。吞咽困难者要用鼻饲，以后可带着鼻饲管练习用口进食。仍用流质或糊状饮食，待进食无呛咳或反流时，方可去掉鼻饲管；⑤排便训练。如患者出现便秘、尿潴留或大小便失禁，需给予相应处理。患者一般早期在床上排便，由家属协助或训练有关动作后，再由患者自理；⑥家务劳动。在部分生活自理的基础上，可从事简单家务劳动，如叠被、洗碗、开关门窗等活动，或在室外进行晒被、种花等脑梗死康复锻炼活动。脑梗死恢复期进行适当的训练，可帮助改善和缓解脑梗死的症状，使之达到最佳状态，同时可降低脑梗死的高复发率。

实验及临床研究表明，由于中枢神经系统存在可塑性，因此大脑损伤后的恢复过程具有功能重建的可能性。

3. 脑梗死的综合预防

脑梗死往往会造成肢体无力、头晕等症状。家人要及时发现其病情变化，尽早送医治疗，而且要进行长期的脑保护治疗。同时要注意其他疾病的预防，如高血压、高血脂、心房颤动、糖尿病、无症状颈动脉狭窄等，还要纠正不良生活方式（吸烟、酗酒等），并要注意休息，避免劳累及病原体感染。

(1) 高血压（血压＞ 140/80mmHg）：脑梗死的患者血压适当高于正常血压，可增加脑血液灌流，减轻脑缺血。一些研究显示：

1) 舒张压降低 5 ～ 6mmHg，脑卒中的发生率可降低 42%。

2) 单纯收缩压增高的患者经降压治疗后，脑卒中的发生率可降低 36%。

3) 有效的降压治疗，各类脑卒中的发病率可降低 38%，病死率可降低 58%。

(2) 心房颤动：非瓣膜性心房颤动使脑卒中患病率增加 6 倍。大样本研究表明，华法林可减少脑卒中发生率的 68%，阿司匹林可减少 21%。当前推荐的方案是：大于 75 岁，无论有无危险因素（高血压、糖尿病、冠心病、左室功能不全及卒中或短暂缺血性发作）均选择华法林；65 ～ 75 岁有危险因素者选择华法林，无危险因素者选择华法林或阿司匹林；小于 65 岁有危险因素者选择华法林，无危险因素者选择阿司匹林。

(3) 糖尿病：糖尿病通过多种机制导致血栓形成。

1) 糖基化导致的损伤。

2) 低密度脂蛋白－胆固醇的双重不良作用。

3) 高胰岛素血症导致斑块形成。多中心的研究显示，严格控制血糖可以减少小血管并发症，如视网膜病变、肾病及周围神经病。

(4) 高脂血症：高脂血症和高甘油二酯血症均是脑卒中的独立危险因素。他汀类降胆固醇药物可降低发生脑卒中的危险，被誉为“新一代阿司匹林”。其可能的机制为：

1) 降脂。

2) 改善血管内皮功能及炎症反应。

3) 稳定斑块和血栓。

(5) 无症状颈动脉粥样硬化性狭窄：颈动脉内膜切除 (CEA) 手术的指征，前提是患者能维持正常生活大于或等于 5 年，围手术期风险小于 3%。其关键在于颈动脉狭窄的程度，狭窄一般在 60% ～ 99%，CEA 一般不作为颈动脉狭窄的一级预防治疗措施。关于颈动脉狭窄的支架治疗，国内外尚处于研究阶段。一项新技术的实施，首先要确保其安全性、近期或远期疗效，因此，颈动脉内支架的使用应限制在设计良好、条件优越的大医院进行，暂不宜推广应用。

(6) 吸烟：吸烟是动脉硬化斑块增厚的决定因素，能增加血凝度、血黏度及纤维蛋白原水平，促进血小板聚集，使血压升高。戒烟 2 ～ 5 年后脑卒中的危险性才会下降。

(7) 饮酒：饮酒与出血性脑卒中呈量效关系。大量饮酒可导致高血压、血液高凝状态、心律失常及脑血流量减少，而少至中量饮酒能增加高密度脂蛋白、减少血小板聚集及降低纤维蛋白原水平。

(8) 体育锻炼：通过降低纤维蛋白原及血小板活性，增加血浆纤溶酶的活性及高密度脂蛋白水平，从而减少脑卒中的发生率。

(9) 饮食：不良饮食习惯也是脑卒中的危险因素。钠摄入过多与高血压有关，高脂饮食会加重动脉粥样硬化，而水果、蔬菜能增加抗氧化剂及钾的摄入而减少脑卒中的发生，故要合理饮食，避免饱食。少食和相对饥饿能使寿命延长。

（四）后期（后遗症期，一年以后）

脑梗死后期的治疗原则是：预防复发，功能锻炼，继续康复治疗。

脑梗死发病一年后仍有肢体、语言障碍等就属于后遗症了，30% 的脑梗死患者会留下不同程度的后遗症，在我国 30% ～ 40% 的脑梗死患者面临复发。后遗症期的治疗重点以防止脑梗死复发和改善症状为主。有的患者在发病一年内能够坚持服药，一年后就忽视了可靠用药；有的患者认为只要坚持锻炼，控制好饮食，吃不吃药没关系。只靠锻炼和饮食调节，这是一级预防，是对尚未发生脑梗死病变但存在危险因素的人的一种防病措施。对已经发生了脑梗死的患者来说，要防止复发并继续改善症状，让它一直向好的方向发展，除注意清淡饮食、功能锻炼、控制好血压血脂外，最重要的还是可靠用药对脑梗死病因的持续性防治。脑梗死后 5 年的复发率是 30% 以上，一旦复发，患者及家属将面临更沉重的精神及经济负担，所以一定要重视未发先防。脑梗死是慢性病，而且多发于 60 岁左右的老年人，选择用药的重点，除应对脑梗死病因，如动脉粥样硬化等有针对性的防治作用外，还应具备长效、安全、无耐药性、剂型合理、剂量小的优势，这才是真正适合中老年脑梗死患者长期服用的最佳二级预防用药。而能够着眼二级预防进行二次研发的临床重点用药，就是脑梗死恢复期及后遗症期的首选用药。

脑梗死发生后，只有及时及早地预防复发、新发，才能尽可能地降低脑梗死的致残率与病死率，改善患者的预后情况。引起的屈指、拇指内收、屈腕等畸形，手指屈肌痉挛严重时可使用分指板。为配合早期功能康复训练可使用通用型 AFO 矫形器，中、重度小腿三头肌痉挛可使用踝铰链双向可调式 AFO。功能重建手术应慎用，应以功能活动需要为出发点。

第七节　脑梗死的预防

脑卒中是当今世界三大致死疾病之一，是一类高发病率、高致残率、高病死率的疾病。发病中老年人居多，该疾病严重危害到了中老年人的健康和生活质量，且目前有日益年轻化的趋势，给家庭和社会带来了沉重的经济负担。大部分脑卒中患者一旦发病，其病理生理过程就很难逆转，有效的治疗方法不多。卒中是导致功能性障碍的主要原因，它改变了患者的生活，同时还影响了家庭成员及照护者的生活。在所有的卒中病例中，缺血性卒中即脑梗死占将近 85% 的比例。尽管目前可以通过再灌注疗法等治疗缺血性卒中患者，但有效的预防措施仍是降低缺血性卒中发病率的最佳方式。有研究表明，如果每个人都能得到合理预防，那么脑卒中的发生率将降低 31%，平均寿命将增加 1.3 年，生活质量也较目前有所提高。因此，有效预防脑卒中的发生至关重要。

一、一级预防

对于减少卒中带来的疾病负担，最佳的方式还是预防，特别是一级预防，即针对卒中的危险因素主动、早期进行干预，以减少卒中的发生。

一级预防指发病前控制脑梗死的病因及危险因素，亦称病因预防。鉴于超过 76% 的卒中为首次发作，可知卒中的一级预防尤为重要。脑卒中的危险因素包括不可干预的危险因素，如年龄、性别、种族、家族遗传性等，和可干预的危险因素，如高血压、高血脂、糖尿病、心脏病、无症状性颈动脉疾病、高同型半胱氨酸血症、吸烟、饮酒、缺乏体育活动等。对未发生脑梗死但存在脑卒中危险因素的人群或个体，针对可干预的危险因素采取早期干预措施，如定期随访、强化宣教等，通过教育改变其不良生活习惯，控制各种危险因素，达到预防脑卒中的目的。

（一）对首次缺血性卒中的危险因素进行评估

使用卒中风险评估工具（如 AHA/ACCCV 风险计算工具）对缺血性卒中进行评估，有助于区分通过干预手段可预防的患者与无法通过单一风险因素预防的患者。卒中风险评估工具可以评估患者整体风险，为患者制订治疗方案。

1. 病史

(1) 家族史和现病史：详细了解患者的家族史，包括冠心病史和缺血性卒中史，尤其注意 60 岁以前是否有直系亲属患过脑梗死、心肌梗死病。

(2) 用药史：注意降脂药、降糖药、降压药、抗凝药等的用药史。女性是否服用口服避孕药，绝经前后是否使用了激素治疗等。

(3) 生活、饮食习惯：包括饮酒史、吸烟史等。

(4) 体力情况评估：是否锻炼及其强度、频次等。

2. 体格检查

体格检查包括性别、身高、体重、腰围、体重指数 (BMI) 以及血压情况、脉压、动脉杂音、下肢动脉搏动情况。

3. 实验室检查

(1) 心电图检查：注意有无心律失常，尤其是心房颤动的发生。

(2) 血管彩色超声检查：检查血管斑块情况。

(3) 血脂：40 岁以下人群，血脂正常的每 2 ～ 5 年检查一次；40 岁以上人群，每年检查一次；心脑血管高危人群，每 6 个月检查一次 LDL- 胆固醇、总胆固醇、HDL 胆固醇、甘油三酯。

(4) 血糖：健康人群从 40 岁开始，每年检查一次空腹血糖；小于 45 岁的有糖尿病风险的人群或具有代谢综合征的人群，以及 45 岁以上者应口服葡萄糖，进行葡萄糖耐量试验 (OGTT) 筛查，并于 3 年后再次复查葡萄糖耐量试验。在血糖异常增高但尚未达到糖尿病诊断标准时，为明确是否为糖尿病可以采用该试验。也可以进行糖化血红蛋白测试，因为糖化血红蛋白测试通常可以反映患者近 8 ～ 12 周的血糖控制情况。

（二）不可干预的危险因素

不可干预的危险因素有年龄、性别、低出生体重、种族、遗传因素等。

(1) 年龄：在 55 岁以后，每增加 10 岁，卒中风险成倍增加。性别：脑梗死男性多于女性。遗传因素：询问家族史，有助于识别缺血性卒中风险增高的患者。低出生体重也会使卒中风险增加。不同种族，卒中发病率不同。

(2) 对于少见遗传病因的缺血性卒中患者，可以进行遗传咨询。

(3) 法布里病可以考虑酶替代疗法，但其降低卒中风险的作用不明显，并且效果未知。

(4) 不建议为预防首次缺血性脑卒中而对常规人群进行遗传学筛查。

(5) 当考虑使用他汀类药物治疗时，不建议通过遗传学筛查疾病风险。

（三）可以干预的危险因素

1. 非脑血管动脉粥样硬化性血管病

冠心病、心力衰竭、有症状的周围动脉疾病。

2. 缺乏体力活动，缺乏体育锻炼

(1) 建议进行体育活动，因为它与卒中风险的降低相关。

(2) 健康成年人，每周应该进行至少 3 ～ 4 次体育锻炼，每次至少持续 40min 的中等程度 / 高强度的有氧运动。

3. 血脂异常

(1) 2013 年“ACC/AHA 控制血液胆固醇降低成年人动脉粥样硬化性心血管疾病 (ASCVD) 风险指南”中提到，对于具有 10 年心血管事件风险的患者，除改变生活方式外，HMG 辅酶 A 还原酶抑制剂 (他汀类药物) 还可用于缺血性卒中的一级预防。

(2) 对于高密度脂蛋白 (HDL) 胆固醇降低或脂蛋白 a 较高的患者，可以考虑应用烟酸治疗，但它对这些患者缺血性卒中的预防效果尚未明确。烟酸能够增加心肌病风险，应谨慎使用。

(3) 可以考虑将纤维酸衍生物用于高甘油二酯血症患者的治疗，但预防缺血性卒中尚未明确效果。

(4) 除他汀类药物外的其他降脂疗法，如纤维酸衍生物、胆汁酸螯合剂、烟酸和依泽替米贝，可以考虑用于无法耐受他汀的患者，但是它们预防缺血性卒中的效果尚未证实。

4. 饮食与营养

(1) 饮食因素：多钠少钾。若要降低血压，应该增加钾摄入，降低钠摄入。

(2) 推荐 DASH 饮食，强调低脂乳制品、全谷食物、蔬菜和水果的摄入，减少饱和脂肪酸、食盐、糖类的摄入以降低血压。

(3) 富含水果与蔬菜的饮食有助于增加钾的摄入，有可能降低缺血性卒中的风险。

(4) 富含坚果的饮食有可能使缺血性卒中风险降低。

5. 高血压

(1) 建议进行血压的常规筛查，改变生活方式、饮食习惯，坚持使用药物治疗等手段对高血压患者进行合适的治疗。

(2) 高血压前期者 (收缩压 120 ～ 139mmHg/ 舒张压 80 ～ 89mmHg)，应每年进行高血压的筛查，坚持遵循健康的生活方式。

(3) 高血压患者需要进行降压治疗，保证血压值＜ 140/90mmHg。

(4) 血压相比其他危险因素更加重要，降压有利于降低缺血性卒中风险，应该进行个体化治疗。

(5) 指导患者进行血压监测：定血压计、定肢体、定体位，每日不同时段连续监测，以便调整降压药物的使用剂量、时间、种类，改善血压的控制。

6. 肥胖与脂肪分布

(1) 减轻体重可以降低血压，超重 (BMI25 ～ $29kg/m^2$) 与肥胖 (BMI ＞ $30kg/m^2$) 的个体，建议减轻体重。

(2) 对于超重与肥胖者，应实行减重治疗，从而降低缺血性卒中风险。

7. 糖尿病

(1) 应控制 1 型、2 型糖尿病患者的血压，与 AHA/ACC/CDC 高血压管理的目标一致，目标血压值＜ 140/90mmHg。

(2) 对糖尿病患者，尤其是伴其他缺血性卒中风险因素的患者来说，应使用他汀类治疗，从而降低首次缺血性卒中风险。

(3) 对 10 年心血管风险因素较低的糖尿病患者来说，阿司匹林预防首次缺血性卒中的效果未知。

(4) 使用他汀类药物联用贝特类药物治疗糖尿病患者对缺血性卒中风险的降低无益。

8. 吸烟

(1) 建议联合烟碱、安非他酮或伐尼克兰的替代治疗，帮助吸烟者戒烟。

(2) 基于流行病学研究显示，吸烟与蛛网膜下隙出血和缺血性卒中具有相关性。

(3) 烟内产生的有毒物质可损害血管内膜，并能引起小血管收缩，管腔变窄，因而容易形成血栓。嗜烟者需戒烟，戒烟可以降低缺血性卒中以及心肌梗死的风险。

9. 心房颤动 (AF)

(1) CHA2DS2-VASC 评分≥ 2 分的瓣膜性心房颤动患者，罹患缺血性卒中的风险高，而出血性并发症风险较低，可以长期口服华法林进行抗凝治疗。

(2) 对 CHA2DS2-VASC 评分≥ 2 分的非瓣膜性心房颤动患者，依据其出血的危险因素 (尤其是具有颅内出血风险的患者)、耐受性、能否进行抗凝监测、费用、药物间潜在相互作用等，决定是否给予抗凝药物，进行抗血栓药物的个体化选择以预防卒中。

(3) 年龄大于 65 岁的患者，应主动进行心房颤动的筛查，检查脉搏及心电图。

(4) CHA2DS2-VASC 评分 =0 分的非瓣膜性心房颤动患者，无危险因素，可以使用阿司匹林 75 ～ 325mg/d 或不用药，更推荐使用前者进行抗栓治疗。

(5) CHA2DS2-VASC 评分 =1 分的非瓣膜性心房颤动患者，罹患出血性并发症的风险较低，可以考虑抗凝或阿司匹林抗栓治疗。另外，根据患者出血的危险因素 (尤其是具有颅内出血风险的患者)、耐受性、能否进行抗凝监测、费用、药物间潜在相互作用等，决定是否给予抗凝药物，进行抗血栓药物的个体化选择以预防卒中。

(6) 对于不适宜抗凝的高危心房颤动患者，可以考虑行左心耳封堵术。

10. 其他心脏问题

(1) 二尖瓣狭窄伴栓塞事件的，二尖瓣狭窄伴左心房血栓的；重度二尖瓣狭窄伴左心房增大；ST 段抬高型心肌梗死 (STEMI) 合并前尖壁失运动或反向运动者需进行抗凝治疗；超声心动图显示左房径≥ 55mm 及严重二尖瓣狭窄无症状的患者则需要抗凝治疗。

(2) 心力衰竭不伴有心房颤动或血栓栓塞病史的患者，可以进行抗凝或抗血小板药物治疗。

(3) 华法林以及低剂量阿司匹林推荐用于主动脉瓣膜置换术 (双叶机械瓣 / 机械瓣)、

二尖瓣置换术(机械瓣)以及危险因素：心房颤动(AF)、血栓栓塞事件、左心室功能不全及血液高凝状态患者。

(4)心房黏液瘤者，弹力纤维瘤＞1cm或出现移动者(即使无症状)需行外科手术治疗。

(5)阿司匹林可用于主动脉瓣或二尖瓣置换术(生物合成瓣)，而华法林适用于该手术后头3个月。

(6)急性STEMI及无症状的左心室附壁血栓患者，可用维生素K拮抗剂治疗。

(7)作为缺血性卒中的一级预防，卵圆孔未闭(PFO)患者不推荐使用抗凝治疗。

11. 无症状性颈动脉狭窄

(1)无症状性颈动脉狭窄患者应该筛查其他可治疗的缺血性卒中危险因素，并遵循医嘱，每日服用阿司匹林或他汀类药物，同时进行合适的治疗并改变生活方式。

(2)行颈动脉内膜剥脱术(CEA)的患者，除禁忌证外，围手术期与手术后建议服用阿司匹林。

(3)动脉粥样硬化狭窄大于50%的患者，应每年行多普勒超声检查，评估病情变化及治疗效果。

(4)重度狭窄患者，可根据患者的情况确定是否行CEA或血管介入治疗。

(5)对低危人群，不必要行无症状性颈动脉狭窄的筛查。

(四)潜在可以干预的危险因素

1. 偏头痛

降低偏头痛的频率，可降低卒中风险。女性先兆性偏头痛者需要戒烟。替代口服避孕药(OCS)疗法(尤其含雌激素)可治疗女性先兆性偏头痛。

2. 代谢综合征

使用代谢综合征的管理方法：改变生活方式(锻炼、适当减轻体重、合理饮食)及药物疗法(降压药、降脂药、控制血糖、抗血小板治疗等)。

3. 饮酒

酗酒是引起脑梗死的诱因之一，重度饮酒者应减少饮酒或戒酒。

4. 药物滥用

与卒中相关的药物滥用者(包括可卡因、安非他命、阿拉伯茶)应该参与合适的治疗项目。

5. 睡眠呼吸紊乱

(1)因为睡眠呼吸紊乱与卒中风险相关，所以需详细询问病史，筛查睡眠呼吸暂停综合征。

(2)通过治疗睡眠呼吸暂停综合征能够降低卒中风险。

6. 高同型半胱氨酸血症

高同型半胱氨酸血症患者可以考虑将复合维生素B、叶酸、钴胺素(维生素B_{12})和维

生素 B_6(吡多辛) 用于缺血性卒中事件的预防，但效果尚未证实。

7. 脂蛋白 a[LP(a)] 升高

(1) 对于高 LP(a) 的患者，使用烟酸可降低 LP(a) 从而预防缺血性卒中，但是烟酸的效果尚未证实。

(2) 使用 LP(a) 预测卒中风险的效果尚未确定。

8. 高凝状态

(1) 使用遗传学筛查手段，检测遗传性高凝状态，从而预防首次卒中的效果尚未确立。

(2) 无症状性遗传性或获得性易栓症患者通过特异治疗，预防首次卒中的效果尚未明确。

(3) 抗磷脂抗体持续阳性者，不推荐使用低剂量阿司匹林 (81mg/d) 进行首次卒中预防。

9. 炎症与感染

(1) 慢性炎症 (类风湿性关节炎或系统性红斑狼疮) 可以使卒中风险升高。

(2) 每年接种流感疫苗能够有效降低高危卒中患者罹患卒中的风险。

(3) 没有心血管疾病的患者，可以考虑使用炎症标志物，如血清高敏 C- 反应蛋白 (HS-CRP) 或脂蛋白相关磷脂酶 A2 鉴定卒中风险的增加，但这在临床工作中的效果尚未明确。

(4) 可以考虑用他汀类药物治疗 HS-CRP ＞ 2.0mg/L 的患者，以降低卒中风险。

(5) 不推荐使用抗生素治疗慢性感染以预防卒中。

(五) 急诊室内卒中的一级预防

(1) 建议在急诊室开展戒烟计划和干预。

(2) 在急诊室进行 AF 的鉴定与抗凝评估。

(3) 对急诊室内患者进行高血压的筛查。

(4) 若患者有药物或酒精滥用问题，应开展脑梗死的一级预防。

(5) 在急诊室环境内，进行糖尿病、生活方式 (肥胖、酒精、药物滥用、久坐方式) 的筛查，以及简单干预与治疗等手段的有效性尚未明确。

(六) 预防性卫生服务

应该通过合适方案的实施，对具有罹患卒中风险的患者进行系统性鉴定与治疗。

(七) 辅助检查

年龄大于 50 岁，有血脂异常、高血压、吸烟史，或有两项以上其他动脉粥样硬化的危险因素 (肥胖、早发冠心病家族史、持续精神紧张、缺少体育锻炼) 者，或者年龄大于 60 岁，应评估及无创检测其动脉结构和功能，正常情况下，至少每 5 年复查一次。

1. 颈总动脉内中膜厚度 (C-IMT)

使用高频 B 超探头测定颈动脉腔 - 内膜界面与中膜 - 外膜界面之间的距离，OIMT ＞ 0.9mm 为内中膜增厚。C-IMT 增厚和颈动脉硬化斑块是心脑血管事件的独立危险因素。

2. 踝臂指数 (ABI)

ABI 也叫踝 / 臂血压比值，为踝与臂收缩压的比值，是评价外周动脉疾病简便而重要的指标。患者仰卧 10min 后，用血压计袖带、多普勒或示波法测量胫后动脉与足背动脉的收缩压，并与较高一侧的肱动脉收缩压进行比较，正常时应该不低于肱动脉收缩压。ABI < 0.9 为异常，用于确定或排除从心脏到踝部之间存在的严重循环阻塞性疾病。年龄小于 45 岁的糖尿病患者伴有一项其他动脉粥样硬化的危险因素，或年龄大于 45 岁的糖尿病患者，至少每年测定一次。研究显示，ABI 与缺血性脑卒中密切相关，脑动脉硬化时，周围血管压力不平衡，ABI 比值降低，是预测缺血性卒中的重要因素。ABI 降低应考虑外周动脉疾病，为缺血性卒中的危险信号，此时应积极进行缺血性卒中的一级预防。

3. 动脉脉搏波传导速率 (PWV)

PWV 指脉搏波由动脉的一特定位置沿管壁传播至另一特定位置的速率。这是一个用来反映动脉弹性、早期硬化的非侵入性、早期敏感指标，PWV 值越高表明血管壁硬度越高，是动脉硬化性心血管事件的独立危险因素。颈股脉搏波传导速率 (cfPWV) 增大提示主动脉硬度高，上臂脚踝脉搏波传导速率 (baPWV) 增大提示大动脉和外周大动脉的硬度增加。

（八）确定不同的干预手段

1. 选择适当的干预措施

(1) 无缺血性卒中危险因素或危险因素很少的低危人群：以健康宣教为主，保持健康的生活方式。

(2) 有多种缺血性卒中危险因素的中危人群：健康宣教、改变生活方式、低强度药物治疗同时进行。

(3) 缺血性卒中发生风险因素高的高危人群：健康宣教、改变生活方式、高强度药物治疗同时进行。

2. 药物控制危险因素

(1) 调节血脂：血脂、脂蛋白 [总胆固醇 (TC)、甘油三酯 (TG)、HDL-C、LDL-C 和脂蛋白 a] 影响缺血性卒中风险。总胆固醇水平高是缺血性卒中发生率高的相关因素，降脂药物可显著降低卒中高风险。

1) 血脂控制目标：根据不同的危险分层，确定不同的控制目标，联合应用非药物和药物治疗。①低危：无高血压且其他危险因素小于 3 个。治疗目标值：TC < 6.22mmol/L (240mg/dL)，LDL-C < 4.14mmol/L(160mg/dL)；②中危：高血压或其他危险因素大于等于 3 个。治疗目标值：TC < 5.18mmol/L(200mg/dL)，LDL-CO.37mmol/L(130mg/dL)；③高危：糖尿病或合并其他心血管危险因素。治疗目标值：TC < 4.14mmol/L(160mg/dL)，LDL-C < 2.60mmol/L(100mg/dL)。

2) 他汀类降脂药物：阿托伐他汀、辛伐他汀、洛伐他汀、普伐他汀和氟伐他汀，在相同剂量下，其降低 LDL-C 的作用依次递减。

已知的冠状动脉疾病和高危高血压患者，无论 LDL-C 水平是否正常，均建议改善生活方式，应用他汀类药物。

卒中一级预防人群应定期检查血脂水平，若 LDL-C > 3.9mmol/L(150mg/dL)，应进行治疗性生活方式改变，并开始他汀类药物治疗。

如果 LDL-C < 3.9mmol/L 但伴有颅内外大动脉粥样硬化证据，可以给予他汀类药物。

糖尿病患者，尤其是伴有其他危险因素者，推荐联合应用降糖药物加他汀类药物以降低首次卒中的风险。

3) 贝特类调脂药物：当 TG ≥ 5.65mmol/L(500mg/dL) 时，应降低 TG，使 TG < 1.70mmol/L(150mg/dL)，首选贝特类药物。

已知的冠心病和 LDLC 水平降低患者，除了治疗性改善生活方式，可应用调脂药物，如烟酸或吉非贝特。

(2) 控制高血压：抗高血压药物可有效预防卒中，可降低脑卒中发病率的 35% ～ 44%。治疗目标值：血压< 140/90mmHg。糖尿病合并高血压患者，治疗目标值：血压< 130/80mmHg。

1) 抗高血压药物：根据患者情况选择个体化治疗方案，采用单独或联合用药。

2) 常用药物：血管紧张素Ⅱ受体拮抗剂 (ARB)、血管紧张素转换酶抑制剂 (ACEI)、钙拮抗剂、β- 受体阻滞剂和噻嗪类利尿药。

为全面降低缺血性卒中风险，1 型和 2 型糖尿病患者需严格控制高血压，其使用的降压药物中，ACEI 和 ARB 可明显降低心脑血管事件。

(3) 治疗糖尿病：为降低糖尿病患者的卒中风险，需对高血糖和微清蛋白尿症进行干预。

(九) 药物预防

1. 抗血小板药物 — 阿司匹林 (乙酰水杨酸)

(1) 如果卒中风险足够高，治疗益处高于风险且 10 年风险为 6% ～ 10% 的个体，建议使用阿司匹林预防脑卒中。

(2) 口服阿司匹林 (81mg/d 或隔日 100mg) 可以用于预防女性首次卒中，包括糖尿病患者，治疗效果远超过风险。不建议低危男性使用阿司匹林用于首次卒中的预防。

(3) 无症状的颈动脉狭窄：筛查可治疗的卒中病因和危险因素，强化治疗已确定的危险因素。除非有禁忌，建议使用阿司匹林进行抗血小板治疗。对重度狭窄患者，综合考虑患者情况，确定是否行血管内介入治疗或预防性颈动脉内膜剥脱术 (CEA)。

(4) 极低危的心房颤动患者 (年卒中风险小于 2%) 可给予阿司匹林。

(5) 西洛他唑可用于预防外周动脉疾病患者首次卒中。

(6) 阿司匹林对低危个体、缺少其他高危因素的糖尿病患者、糖尿病伴无症状性 (踝臂压力指数≤ 0.99) 外周动脉疾病的患者首次卒中的预防无效。

(7) 由于缺少相关临床试验，除阿司匹林与西洛他唑外的抗血小板药物，不建议用于首次卒中的预防。

2. 抗凝药物—华法林

华法林的使用在本章“一、一级预防”第三项“可以干预的风险因素”第9、10条心房颤动、其他心脏问题中已提及。

(十)介入和手术治疗

1. 颈动脉内膜剥脱术(CEA)

(1) 应用指征：新发(6个月内)TIA伴症状性内动脉狭窄大于70%，年龄40～75岁(预期寿命＞5年)；颈内动脉中度狭窄(50%～69%)的患者，如药物治疗无效也可考虑行CEA；无症状性颈内动脉狭窄＞70%，全身状况良好者。

双侧颈内动脉狭窄者：有症状的一侧先手术；症状严重伴明显血流动力学改变的一侧出现狭窄者，应慎重选择手术治疗。

(2) 手术时间：宜在最近一次缺血性事件发生后两周内进行。

(3) 术后用药：建议手术后继续给予抗血小板治疗。

2. 血管内介入治疗

(1) 应用指征：动脉粥样硬化性颅内动脉或椎基底动脉狭窄的TIA患者，经内科治疗无效者；颈内动脉狭窄大于70%，且有与之相关的神经系统症状，或颈内动脉狭窄小于70%，但有明显与颈内动脉狭窄相关的临床症状。

(2) 动脉血管成形术(PTA)应用指征：有症状的老年(大于或等于75岁)患者，伴有其他外科手术的高风险；复发性颈内动脉狭窄或放射所致狭窄；进行性脑卒中伴有严重的系统性疾病；配合溶栓治疗。

(3) 血管内支架(CAS)：选择适当的指引导管，将颈动脉支架放置在颈总动脉、椎动脉或颈内动脉狭窄的部位。

1) 应用指征：新发(6个月内)TIA，伴症状性颈内动脉狭窄大于70%，年龄40～75岁(预期寿命＞5年)；手术不能到达或CEA禁忌；CEA早期再狭窄、放疗后狭窄及颈内动脉中度狭窄(50%～69%)的患者，如药物治疗效果不佳，也可考虑行CAS。

2) 手术时间：宜在最近一次缺血性事件发生后两周内进行。

3) 围手术期药物：CAS术前至少给予氯吡格雷加阿司匹林联合治疗3d，持续至术后至少一个月，以后单用氯吡格雷至少持续12个月。

(十一)非药物预防措施

1. 患者的健康教育

(1) 每次随访都应包含相关医学常识教育，同时为患者制订教育计划。

(2) 确保患者理解健康和生活方式的关系，帮助患者了解阻碍其改善生活方式的因素。

(3) 和患者一起制订防治计划，与患者反复讨论，以使患者不急于一次进行多种生活方式的调整。

(4) 在一级预防的教育过程中，让患者家属介入，监督、辅助患者实施计划。

(5) 注意病情变化和进展，必要时请营养师、心理医师及其他医务人员加入。

2. 控制饮食

(1) 饮食干预：可非常有效地预防心、脑血管意外的发生，是最经济有效的干预方式。

(2) 基本目标：采用健康的均衡饮食，包含多种蔬菜、水果、豆类、谷物、鱼、低脂或无脂乳制品、家禽、瘦肉等健康饮食，以蔬菜、海产品和谷物为主，避免油炸食品。

(3) 目标人群：所有心、脑血管疾病的高危人群。

(4) 饮食摄入量：胆固醇＜ 300mg/d，血脂异常者摄入＜ 200mg/d；钾盐摄入＞ 4.7g/d；钠盐 (氯化物) 摄入＜ 6g/d。

3. 增加体力活动和锻炼

(1) 保持身体健康对血管病损的发生具有直接的预防作用，还可直接或间接地影响其他危险因素 (升高 HDL- 胆固醇，降低 LDL- 胆固醇、甘油三酯，同时降低血压、减轻体重。

(2) 基本目标：中等强度有氧运动＞ 30min/ 次，5 次 / 周 (每日进行更理想)，包括快步走、游泳、慢跑、爬山、各种球类运动等。

(3) 医师应评估患者的身体状况，给予运动强度指导。心血管疾病患者需进行运动危险评估，最好做运动负荷试验后再开始体育锻炼。

4. 控制体重

(1) 肥胖患者的冠心病发病率和病死率均增加。肥胖也可以影响其他冠心病的危险因素 (如低 HDL-C、高血压、糖耐量减低)。腹型肥胖者的心、脑血管疾病危险明显升高，因此应评估腰围和腰臀比。

(2) 所有超重患者均需控制体重和加强运动。

(3) 目标体重指数：18.5 ～ 24.9kg/m^2。超重和肥胖患者在 6 ～ 12 个月内减轻体重的 5% ～ 10%。女性腰围≤ 85cm，男性腰围≤ 90cm。

5. 戒烟

评估患者的吸烟量，积极鼓励患者及其家属戒烟，避免被动吸烟。制订吸烟计划，必要时可采用药物治疗、参加戒烟组织和活动、心理咨询等方式。

6. 控酒

限制酒精摄入量，男性≤ 20 ～ 30g/d，女性≤ 10 ～ 20g/d。

7. 心理问题的干预

注意发现和治疗焦虑、抑郁、惊恐发作、躯体化感觉障碍、疑病症、睡眠障碍、强迫思维等心理障碍。

二、二级预防

脑梗死是 5 年内平均复发率在 40% 以上的缺血性脑血管疾病，它的病理基础是动脉硬化，是属于发病率高的进展性慢性疾病。脑梗死的二级预防，是指对已经发生了脑梗死的患者尽早明确致病因素，早期积极干预，目的是改善症状、降低病死病残率，预防或降低再次发生缺血性卒中的危险。预防措施无论对脑梗死患者还是脑梗死高危人群都十分必要。主要措施有两个：寻找和控制危险因素及持续可靠的药物治疗。

脑梗死的预防应该从饮食、锻炼、用药、危险因素控制等进行综合性的防治，尤其对已发生脑梗死的患者而言，预防的目的就是改善症状，防止进展及复发。脑梗死的防治应该贯穿脑梗死急性后期、恢复期、后遗症期的各个阶段，二级预防能针对病因进行治疗，可有效降低复发率。

针对发生过一次或多次脑血管意外的患者，通过寻找意外事件发生的原因，治疗可逆性病因，纠正所有可干预的危险因素，在中青年(小于 50 岁)患者中显得尤为重要。

(一)二级预防——评估缺血性卒中再发的危险因素

(1) 根据危险因素对卒中患者进行分层，针对不同的患者采取相应的预防和治疗措施。

(2) 根据 ESRS 进行危险分层，可鉴别低、高危患者以预防卒中再发。

1) ESRS 为 0 ～ 2 分者为低风险者，其每年卒中复发风险小于 4%。

2) ESRS ＞ 3 分者为高风险患者，其每年卒中复发风险大于 4%。

(3) 目前常用 ABCD2 评分系统来评估 TIA 发作后发生脑卒中的风险。

1) 高风险：6 ～ 7 分，2d 内卒中发生风险为 8.1%。

2) 中风险：4 ～ 5 分，2d 内卒中发生风险为 4.1%。

3) 低风险：0 ～ 3 分，2d 内卒中发生风险为 1.0%。

(二)不可干预的危险因素

1. 年龄

随着年龄的增长，缺血性卒中危险因素递增，伴随心血管系统的累积效应，可显著增加缺血性卒中风险。在 55 岁以后，年龄每增加 10 岁，卒中风险都会倍增。大多数缺血性卒中发生于 65 岁以上，卒中发生率：老年人＞中年人或青年人＞儿童。

2. 性别

患缺血性卒中的男性较女性更多见，而且男性年龄特异性卒中发病率(根据人种/种族分层计算出的年龄特异性卒中发病率)普遍高于女性，约为 30%。但 35 ～ 44 岁和大于 85 岁年龄段的例外，在这两个阶段女性的年龄特异性卒中发病率略高于男性。

3. 家族史

脑血管病家族史是易发生卒中的一个因素。父母双方直系亲属发生卒中或心脏病时小于 60 岁即为有家族史，父系和母系卒中史均与卒中风险增高有关。

4. 种族

不同种族的卒中发病率不同，可能与遗传因素、社会因素、环境和生活方式有关。卒中发生率西班牙裔＞白人或非洲裔＞亚洲裔。

5. 低出生体重

低出生体重人群的成年卒中病死率较高。

(三)可干预的危险因素

1. 血压

高血压是脑梗死最重要的危险因素。控制高血压有助于预防或减少其他靶器官损害，同时明显减小脑卒中及充血性心力衰竭的发病率。基础收缩压每升高 10mmHg，脑卒中的发病相对危险增加 49%；舒张压每升高 10mmHg，脑卒中的发病相对危险增加 46%。高血压的治疗目标主要是提高控制率以减少脑卒中等并发症的发生。患者收缩压与舒张压的达标同等重要，重点应放在收缩压的达标上。当血压水平＜ 140/90mmHg 时，可明显减少脑卒中的发生。有肾病和糖尿病的高血压患者，降压目标应更低一些，以血压水平＜ 130/80mmHg 为宜。

2. 心脏病

各种类型的心脏病都与脑卒中的发生密切相关。对缺血性卒中而言，高血压性心脏病和冠心病者其相对危险度最高，先天性心脏病者次之。心房颤动是脑卒中的一个非常重要的危险因素，非瓣膜病性心房颤动的患者每年发生脑卒中的危险性为 3% ～ 5%，大约占血栓栓塞性卒中的 50%。其他类型心脏病包括扩张型心肌病、瓣膜性心脏病 (如二尖瓣脱垂、人工瓣膜和心内膜炎)、先天性心脏病 (如房间隔缺损、卵圆孔未闭、房间隔动脉瘤) 等也在一定程度上增加了发生血栓栓塞性卒中的危险。据总体估计，缺血性卒中约有 20% 是心源性栓塞。

3. 高血糖 / 糖尿病

糖尿病是缺血性卒中独立的危险因素，2 型糖尿病患者的动脉粥样硬化易感性和动脉粥样化危险因素，尤其是高血压、血脂异常和肥胖的患病率均增高；但是严格控制血糖是否能降低卒中的危险性尚不明确。2 型糖尿病患者发生卒中的危险性增加 2 倍。

4. 血脂异常

(1) 血清总胆固醇 (TC)、低密度脂蛋白 (LDL) 升高，高密度脂蛋白 (HDL) 降低与脑动脉粥样硬化有密切关系。

国际上公认的异常血脂治疗标准强调：①应根据患者有无心脑血管病危险因素而制订相应分级诊断及治疗标准。②糖尿病患者无论是否有冠心病均应被列为积极治疗的对象。③降低 LDL-C 为治疗的首要目标，目标值＜ 100mg/dL。

(2) 处理原则

1) 对已有卒中或冠心病危险因素 (或病史) 的患者以及家族型高脂血症患者应定期 (3 ～ 6 个月) 进行血脂检测 (TC、LDL-C、TG、HDL-C 等)。

2) 根据患者有无脑卒中或冠心病的危险因素以及血脂水平决定治疗方式。患者持续的治疗性生活方式改变 (TLC) 是治疗血脂异常的首要步骤。TLC 包括：选择能加强降低

LDL 效果的食物、减少饱和脂肪酸 (小于总热量的 7%) 和胆固醇 (小于 300mg/d) 的摄入、减轻体重、戒烟、增加有规律的体力活动等。

3) 药物选择应根据患者的血脂水平以及血脂异常的分型决定。单纯 TC 增高或以 TC、LDL 增高为主的混合型患者选用他汀类药物治疗，单纯 TG 增高或以 TG 增高为主的混合型患者选用贝丁酸类药物治疗，必要时可联合用药。治疗过程中应严格监测药物不良反应，包括肝、肾功能，必要时测试肌酶，避免发生肌纤维溶解症。

5. 颈动脉狭窄

65 岁以上人群中有 7% ～ 10% 的男性和 5% ～ 7% 的女性颈动脉狭窄大于 50%。经 5 年以上观察，狭窄程度为 60% ～ 99% 的人群中卒中年发病率为 3.2%。卒中年发病危险在同侧狭窄为 60% ～ 74% 的患者中为 3.0%，在狭窄程度为 75% ～ 94% 的患者中上升为 3.7%，而在狭窄程度为 95% ～ 99% 的患者中则降为 2.9%，在颈动脉完全闭塞的患者中仅为 1.9%。手术可以减轻无症状性颈动脉狭窄患者同侧脑卒中的发病率，但临床上选择手术的病例很少，因为采用内科治疗本身发生卒中的危险就很低，所以目前无症状性颈动脉狭窄多采用内科治疗。

6. 高同型半胱氨酸血症

高同型半胱氨酸血症与脑卒中发病有相关关系。高同型半胱氨酸血症的血浆浓度随年龄增长而升高，男性高于女性。一般认为空腹血浆半胱氨酸水平在 5 ～ 15μmol/L 属于正常范围，大于或等于 16μmol/L 可诊断为高同型半胱氨酸血症。高同型半胱氨酸血症的人群特异危险度：男性 40 ～ 59 岁为 26%，大于或等于 60 岁为 35%；女性 40 ～ 59 岁为 21%，大于或等于 60 岁为 37%。叶酸与维生素 B_6 和 B_{12} 联合应用，可降低血浆半胱氨酸水平，但是否减少卒中发目前还不清楚。

一般人群应以饮食调节为主，减少动物蛋白摄入量。对高同型半胱氨酸血症患者来说，可考虑应用叶酸和维生素 B_{12}、B_6 族进行治疗，治疗的界值以 9μmol/L 为宜。

7. 肥胖

肥胖人群易患心脑血管病，这与肥胖导致高血压、高血脂、高血糖是分不开的。超过标准体重 20% 的肥胖者患糖尿病、高血压，或冠心病的危险性明显增加。男性腹部肥胖和女性 BMI 增高是卒中的一个独立危险因素。

8. 代谢综合征

代谢综合征是一种近期才被认识并引起广泛重视的综合征，包括腹型肥胖、胰岛素抵抗 (伴或不伴糖耐量异常)、血压升高、血脂异常等。胰岛素抵抗是其主要的病理基础，故又称为胰岛素抵抗综合征。该综合征聚集了多种心脑血管病的危险因素，对其诊断、评估以及适当干预有重要的临床价值。

9. 吸烟

吸烟是一个公认的缺血性脑卒中的独立危险因素。吸烟主要影响全身血管和血液系统，如加速动脉硬化、促使血小板聚集、升高纤维蛋白原水平、降低高密度脂蛋白水平等。

吸烟不仅能使血栓形成和栓塞性卒中的风险增高，而且可使那些低动脉粥样硬化负荷和无心源性栓子证据者原因不明性卒中的风险增高约 3 倍。长期被动吸烟也可增加脑卒中的发病危险。

10. 饮酒

酒精摄入量对出血性卒中有直接的剂量相关性，它可能通过多种机制导致卒中的发病率增加，包括心律失常、血压升高、高凝状态、脑血流量降低等。长期大量饮酒和急性酒精中毒是导致青年人脑梗死的危险因素，同样在老年人中大量饮酒也是缺血性卒中的危险因素。国外研究认为，饮酒和缺血性卒中之间呈“J”形曲线关系，即与不饮酒者相比，每天喝酒 22 ～ 28g(酒精含量)，每周饮酒 4d 以上时对心脑血管可能有保护作用。也就是说，男性每天喝白酒不超过 50mL(1 两，酒精含量＜ 30g)，啤酒不超过 640mL，葡萄酒不超过 200mL(女性饮酒量需减半) 可能会减少心脑血管病的发生。而每天饮酒大于 55 ～ 70g 者，发生脑梗死的危险性明显增加。

11. 缺乏体育活动

规律的体育锻炼对减少心脑血管病大有益处，可以改善心脏功能，增加脑血流量，改善微循环，也可通过控制卒中主要危险因素，如降低升高的血压、控制血糖水平、降低体重等的作用起到保护性效应。规律的体育活动还可提高血浆 t-PA 的活性和 HDL-C 的水平，并可使血浆纤维蛋白原和血小板活动度降低。

建议成年人每周至少进行 3 ～ 4 次适度的体育锻炼活动，每次活动的时间不少于 30min(如快走、慢跑、骑自行车或其他有氧代谢运动等)。需重强调的是，增加规律、适度的体育运动是健康生活方式的一个重要组成部分，其防病作用是非常明显的。

12. 饮食营养不合理

脂肪和胆固醇的过多摄入可加速动脉硬化的形成，继而影响心脑血管的正常功能，易导致脑卒中。食盐量过多可使血压升高，并导致动脉硬化形成。提倡每日的饮食种类多样化，使能量的摄入和需求达到平衡，各种营养素摄入趋于合理，并应控制钠盐摄入量 (小于 6g/d)。

13. 口服避孕药

对雌激素含量较低的第二代和第一代口服避孕药，多数研究并未发现其会导致卒中危险性增加。但对 35 岁以上，同时伴有高血压、偏头痛、糖尿病的吸烟女性，或以前有血栓事件者，应用口服避孕药可能会增加卒中的危险。因此应尽量避免长期应用口服避孕药。

14. 促凝危险因素

与脑卒中密切相关的主要促凝危险因素包括血小板聚集率、凝血因子、Ⅶ纤维蛋白原等。调控促凝危险因素对心脑血管疾病的预防具有不可忽视的作用，但促凝危险因素 (或称高凝状态) 与脑卒中的确切关系仍需进一步研究。

（四）药物治疗

除上述危险因素的控制干预外，已经发生脑梗死的患者，即脑梗死的二级预防方面，需长期服用药物。

1. 抗血小板药物

对于动脉粥样硬化性血栓来源的 TIA 患者，抗血小板药物是预防复发性卒中的特异性药物。研究表明，3 种不同的抗血小板药物对卒中和（或）其他血管病的预防有良好的效果。

(1) 阿司匹林：是预防及治疗卒中的最经济、最常用的抗血小板药物，通过干预血小板活化时的环氧化酶通路发挥作用。阿司匹林可使卒中的危险性降低 25%。阿司匹林剂量介于 160 ～ 325mg/d 具有最广泛的抗血小板功效，可能也是最有益的剂量。美国食品药品监督管理局倡导阿司匹林预防卒中的剂量为 50 ～ 325mg/d。

阿司匹林的主要不良反应为胃肠道毒性和出血，与剂量相关。但是低剂量的阿司匹林（如 50 ～ 70mg/d）也有增加出血的危险性，尤其是胃肠道出血。对由于消化不良不能耐受 325mg/d 的患者，可采用随饭服用、使用肠溶片或低剂量阿司匹林等措施。

(2) 氯吡格雷：抑制由 ADP 诱导的血小板聚集，在预防房速 (AT) 患者的血管性事件方面，其略优于阿司匹林。对既往有缺血性卒中、糖尿病、心肌梗死史，接受降脂治疗等高危患者，卒中二级预防应首选波利维。推荐剂量：氯吡格雷 75mg/d。较常见的不良反应为腹泻和皮疹，骨髓毒性较小。

(3) 双嘧达莫和阿司匹林：从理论上讲，环氧化酶抑制剂阿司匹林与环核苷酸磷酸二酯酶抑制剂双嘧达莫联合的药理作用优于两者中任何单一药物。研究也证实，阿司匹林与双嘧达莫 (225mg/d) 联合应用可使卒中的危险度下降 37%，明显高于单纯阿司匹林组 (25mg bid) 的 18% 及双嘧达莫缓释剂组 (200mg bid) 的 16%。阿司匹林与双嘧达莫缓释剂联合应用耐受性较好，为卒中预防提供了另一种选择。

2. 降脂药物

SPARCL 研究为他汀类药物预防卒中再发提供了强有力的证据，并巩固了指南中他汀类药物在卒中二级预防中的地位。中国的指南将卒中二级预防分为3 层。

(1) 极高危Ⅰ：即有缺血性卒中 /TIA，同时有动脉栓塞证据或有脑动脉粥样硬化易损斑块证据的患者，立即启动他汀治疗，要使用强化降脂剂量，使 LDL-C 降至 2.1mmol/L (80mg/dL) 或 LDL-C 降低幅度大于 40%。

(2) 极高危Ⅲ：即有缺血性卒中 /TIA，伴有冠心病、糖尿病、不能戒烟或代谢综合征之一者，使用他汀类药物要根据血浆胆固醇水平，当 LDL-C ＞ 2.1mmol/L(80mg/dL) 时，开始使用他汀药物，剂量和目标值与极高危 T 相同。

(3) 其他：所有缺血性卒中 /TIA 患者为高危患者，当 LDLC 水平＞ 2. 6mmol/L (100mg/dL) 时，开始使用他汀药物，使用标准降脂剂量，使 LDL-C 降低 30% ～ 40%，如用立普妥则为 10 ～ 20mg，LDL-C 靶目标值为小于 2.6mmol/L(100mg/dL)。

3. 抗凝药物

(1) 对心源性卒中的影响：心房颤动是心源性卒中最常见的原因，10%～20% 的心房颤动患者将在其未来病程中发生严重的致残性脑卒中。华法林是一种剂量调整性的口服抗凝药物，可用于有心房颤动的缺血性卒中患者。研究表明，有抗凝药物对有心房颤动及近期 TIA 和小卒中患者的预防作用优于阿司匹林。对于有心源性栓塞，同时禁忌口服抗凝剂的患者，建议选用阿司匹林治疗。

关于抗凝的最佳强度问题，近期研究发现，当 INR 低于 2.0 时，口服抗凝药物的效能明显下降。INR 的靶值在 2.5(2.0 ～ 3.0)，为抗凝的适宜指标。

(2) 对动脉粥样硬化血栓形成性卒中的影响：尚无充足证据证明抗凝药物对动脉粥样硬化血栓形成性卒中有影响。

一些专家也建议对正在服用抗血小板药物而发生 TIA 的患者，与逐渐加重的 TIA 患者应进行抗凝治疗。颅外颈动脉夹层动脉瘤、动脉内膜切除术前严重颈动脉狭窄、抗磷脂抗体综合征或脑静脉窦血栓形成患者可能支持抗凝治疗。

(五)脑动脉狭窄及其治疗

脑动脉狭窄或闭塞是缺血性脑血管病重要的发病基础。它通过 3 种途径引起缺血性事件的发生：低血压诱导狭窄远端低灌注；斑块局部出血或斑块表面血栓形成导致管腔闭塞；斑块破裂，栓子脱落阻塞远端的血管，导致急性闭塞。具有中、重度狭窄的患者是缺血性脑血管病的高危患者，可引起严重的临床后果。研究发现，中、重度颅内动脉狭窄 (50% ～ 99%) 单纯服用阿司匹林治疗，随访 1 ～ 3 个月脑卒中的发生率为 24%，心肌梗死及突然死亡的发生率为 17%。另有研究发现，颅内动脉狭窄 3 ～ 9 年的病死率高达 50%。因此早期识别脑动脉狭窄并采取相应的治疗是预防缺血性脑血管病发生的关键，也是降低缺血性脑血管病的致残率及病死率的根本措施。

1. 狭窄的分级

(1) 正常。

(2) 轻度狭窄：低于 49%。

(3) 中度狭窄：50%～69%。

(4) 重度狭窄：70% ～ 99%。

(5) 完全闭塞：100%。

2. 颈动脉狭窄的治疗

(1) 危险因素的调控。

(2) 药物治疗。

(3) 颈动脉内膜剥脱术。

(4) 脑动脉支架。

3. 手术适应证

(1) 反复单侧颈动脉系统一过性 TIA，颈动脉狭窄≥ 70%。如双侧颈动脉均有狭窄，狭窄重侧先行手术；如双侧颈动脉狭窄程度相似，前交通充盈良好侧先手术；如颈动脉近、远端均有狭窄，近端先手术。

(2) TIA 表现为一过性失明或轻型完全性脑卒中，或轻型进行性脑卒中内科治疗无效，CT 无大的梗死或出血性梗死及占位征，增强 CT 无血脑屏障破坏表现者，病因考虑为同侧颈动脉狭窄，尽管狭窄程度未达上述标准，亦建议手术。

(3) 单纯椎基底动脉系统 TIA，椎动脉 3、4 段狭窄严重，伴颈动脉系统侧支供血，且侧支位于颈动脉狭窄远端，可以手术。

(4) 无症状颈动脉狭窄者应根据狭窄程度、病变特点 (斑块状态：纤维帽薄或破裂，溃疡形成，斑块内脂质成分过多或出血等)、侧支循环、溃疡斑部位、CT 或 MRI 梗死灶、患者一般情况等决定手术与否。

(六) ABCDE

二级预防提倡"双有效"，即有效药物、有效剂量。间断吃药是脑梗死二级预防的禁忌，不仅效果不好，而且危险增加。二级预防有两个"ABCDE"，缺一不可。

1. 治疗上的"ABCDE"

A. 阿司匹林：主要作用是抗血小板凝集和释放，改善前列腺素与血栓素 A_2 的平衡，预防动脉硬化血栓形成。从临床上看，每天常规服用阿司匹林肠溶片 100mg，能够防止脑梗死的复发。但有 47% 的人存在阿司匹林用药抵抗，所以常与长效中药一起服用，以增加疗效，降低不良反应及抗药性。

B. 血压血脂控制：高血压可加快加重动脉硬化发展的速率和程度，血压越高发生脑梗死或复发脑梗死的机会越大；高血脂一方面使得血液黏稠，血流缓慢，供应脑的血液量减少，另一方面损伤血管内皮，沉积在血管壁形成粥样硬化斑块，直接导致心脑血管疾病的发生和发展。两者都属于原发性高危因素，有效控制可预防心脑血管病的复发。

C. 中药防治：大复方道地取材的现代中药防治脑梗死有确切而全面的临床效果，包括具有传统医药特色的活血化瘀、芳香开窍、降脂抗凝类中药。

D. 控制糖尿病：80% 以上的糖尿病患者存在脂质代谢异常，常伴动脉硬化、高血脂并发心脑血管病，而且血内葡萄糖含量增多也会使血黏度和凝固性增高，利于脑梗死形成。糖尿病患者宜低糖低热量饮食，适当用降糖药。

E. 康复教育：通过网络宣传、定期康复指导、赠阅实用读物等方式，加强脑梗死、冠心病、动脉硬化、高血压预防知识的普及。积极干预危险因素，让患者能耐心接受长期的防治措施，主动配合药物治疗。

2. 生活中的"ABCDE"

A. 积极运动：适当的锻炼可增加脂肪消耗，提高胰岛素敏感性，减少体内胆固醇沉积，对控制体重、预防肥胖、增强循环功能、降低血压、降血脂和减少血栓形成均有益处，是防治脑梗死（脑血栓的形成、脑腔梗、脑栓塞）的积极措施。脑梗死患者应根据个人的身体情况选择，进行适当适量的体育锻炼及体力活动，以不感疲劳为度；不宜做剧烈运动，如登山、快跑等，可进行散步、柔软体操、慢跑、打太极拳等有氧运动。

B. 控制体重：保持或减轻体重，使 BMI 维持在 18.5 ～ 24.9kg/m^2，腰围小于 90cm。

C. 戒烟限酒：香烟中含 3000 多种有害物质，烟中的尼古丁进入人体内，能刺激自主神经，使血管痉挛、心跳加快、血压升高、血中胆固醇增加，从而加速动脉硬化。

D. 合理饮食：食物多样，谷类为主；多吃桃、橙、香蕉、菠菜、毛豆、甜薯、马铃薯等富含钾的食物，可降低血压，预防卒中；缺钙可致使小动脉痉挛，血压升高，每天摄入 1g 以上的钙，可使血压降低；镁与钙的作用相似，应多吃粗粮、坚果、海藻等富含镁的食物；多吃蔬菜、香蕉、薯类和纤维素多的食物；每天进食奶类、豆类或其制品；常吃适量鱼禽蛋、瘦肉，少吃肥肉、肉皮、蹄和荤菜；食量与体力活动要平衡，保持适宜体重；保持清淡少盐、少糖膳食，把食盐量降至每天 6g 左右。

E. 情绪稳定：乐观、稳定的情绪，平衡、舒畅的心态是预防心脑血管病的重要因素。

患有心脑血管疾病，需进行二级预防的患者，家庭应和睦，家属监督他们这两个“ABCDE”预防措施是否到位，监督他们按时有效地服药，有效地锻炼，有效地控制危险因素等。

三、三级预防

预防病死、病残及防止复发。

脑血管病发作后 6h 内开始治疗，致残率最低。三级预防主要指卒中后康复问题，涉及心理、瘫肢、失语、记忆的康复。急性期只要生命体征稳定，就应进行功能训练，这有利于神经元功能重建。坚持药物治疗、康复训练（包括肢体、心理、记忆力、语言）、定期复查等，可以明显减少复发，以减轻、降低致残率，减少卒中带来的有害影响，尽可能提高生活质量。

以上就是对脑梗死一级预防、二级预防和三级预防的介绍，在积极预防的同时更要保持良好的心态，多锻炼、多运动，少吃油腻、多脂肪的食物。适当的调理能够有效地促进相关脑部区域的血管扩张，使局部脑血流量增加，达到良好的预防效果。

第八章　脑血栓

脑血栓形成是脑梗死的临床常见类型之一。脑梗死 (CI)，又称缺血性脑卒中，约占全部脑卒中的 80%，是指由于脑部血液供应障碍，缺血、缺氧引起的局限性脑组织的缺血性坏死或脑软化以半身不遂、口眼㖞斜、语言不利为临床特征。脑梗死的临床常见类型有脑血栓形成、脑栓塞和腔隙性梗死等。

脑梗死与中医学“中风病”相类似，归属于“中风”范畴。脑栓塞、脑血栓形成和腔隙性梗死分属脑梗死的不同类型，但中医的病因病机、辨证论治基本相同，现重点阐述脑血栓形成的诊治等，脑栓塞和腔隙性梗死等疾病可与之互参。

脑血栓形成，是脑梗死中最常见的类型，通常指脑动脉的主干或其皮层支因动脉粥样硬化及各类动脉炎等血管病变，导致血管的管腔狭窄或闭塞，并进而发生血栓形成，造成脑局部供血区血流中断，脑组织缺血、缺氧，软化坏死，出现相应的神经系统症状和体征。

第一节　脑血栓形成的病因病理

一、西医病因病理

（一）病因及发病机制

动脉管腔狭窄和血栓形成最常见的原因是动脉粥样硬化。脑动脉粥样硬化是全身性动脉粥样硬化的局部表现，可发生于颈内动脉和椎－基底动脉系统的任何部位，但以脑部的大动脉、中动脉的分叉处以及弯曲处多见。约 4/5 的脑梗死发生于颈内动脉系统，发生于椎－基底动脉系统者仅占 1/5。发生梗死的血管依次为颈内动脉的起始部和虹吸部、大脑中动脉起始部、大脑后动脉、大脑前动脉及椎－基底动脉中下段。脑动脉有丰富的侧支循环，管腔狭窄需达 80% 以上才能影响脑血流量。因此，动脉硬化性脑血栓常是在血管壁病变的基础上合并有血液黏稠度增高和凝血机制异常、血流动力学改变时诱发的，如睡眠、休克、高血压、低血压和心脏功能障碍时。血栓形成后，可向近心端逐渐发展，使栓塞的范围逐渐扩大，最终使动脉完全闭塞。所供血的局部脑组织则因血管闭塞的快慢、部位及侧支循环能提供代偿的程度而发生不同程度的梗死，有时，动脉粥样硬化斑块的碎片脱落可造成其远端动脉闭塞，使短暂性脑缺血发作，也可引起脑梗死，此称为血栓－栓塞机制。血管痉挛亦可诱发动脉硬化性脑血栓，常见于蛛网膜下隙出血、偏头痛、子痫和头外伤等患者。尚有一些病因不明的脑梗死，部分病例有高抗磷脂抗体以及抗血栓Ⅲ缺乏伴发的高凝状态。

由红细胞增多症、血小板增多症、脑淀粉样血管病和颅内外夹层动脉瘤(颈动脉、椎动脉和颅内动脉)等引起的脑血栓少见。

(二)病理

脑缺血病变发下后，闭塞血管内可见血栓形成或栓子、动脉粥样硬化或血管炎等改变病理分期为：

1. 超早期(1～6h)

病变区脑组织常无明显改变，可见部分血管内皮细胞、神经细胞和星形胶质细胞肿胀，线粒体肿胀空化，属可逆性。

2. 急性期(6～24h)

缺血区脑组织苍白，轻度肿胀，神经细胞、星形胶质细胞和血管内皮细胞呈明显缺血性改变。

3. 坏死期(24～48h)

可见大量神经细胞消失，胶质细胞坏死，中性粒细胞、单核细胞、巨噬细胞浸润，脑组织明显水肿。如病变范围大，脑组织高度肿胀时，可向对侧移位，甚至形成脑疝。

4. 软化期(3天～3周)

病变区液化变软。

5. 恢复期(3～4周后)

液化坏死的脑组织被吞噬、清除，胶质细胞增生，毛细血管增多，小病灶形成胶质瘢痕，大病灶形成中风囊，此期可持续数月至2年。

大多数表现为上述缺血性梗死病理改变者称白梗死，如梗死区继发出血则称为出血性梗死或红梗死，风湿性心脏病伴发的脑梗死、接近皮质的脑梗死容易继发出血。

急性脑梗死病灶由中心坏死区及其周围的缺血半暗带组成。中心坏死区由于严重的完全性缺血致脑细胞死亡；而缺血半暗带因仍有侧支循环存在，可获得部分血液供给，尚有大量可存活的神经元，理论上认为如果血流迅速恢复，损伤仍为可逆性，脑代谢障碍可得以恢复，神经细胞仍可存活并恢复功能。但实际上并不尽然，尚存在一个有效时间即再灌注时间窗问题如脑血流超过了再灌注时间窗的时限，则脑损伤可继续加剧，此现象称之为再灌注损伤，再灌注损伤的机制主要是自由基的过度形成及“瀑布式”自由基连锁反应、神经细胞内钙超载、兴奋性氨基酸的细胞毒作用和酸中毒等一系列代谢影响，导致神经细胞的损害，缺血半暗带和再灌注损伤的提出，使得急性脑梗死的临床治疗观念有了新的改变，即超早期治疗的关键在于抢救缺血半暗带，采取脑保护措施减轻再灌注损伤目前，普遍把脑缺血的超早期治疗时间窗定为6h之内。

二、中医病因病机

中风病，多因素体禀赋不足，年老正衰，肝肾不足，阳亢化风，或劳倦内伤导致气血内虚、血脉不畅；或因嗜饮酒浆，过食肥甘，损伤脾胃，内生湿浊，进而化热，阻滞经脉，复加情志不遂、气候剧烈变化等诱因，以致脏腑功能失调，气血逆乱，风夹痰瘀，扰于脑窍，窜犯经络发为中风。

（一）肝阳偏亢，风火上扰

平素肝旺易怒，或肝肾阴虚、肝阳偏亢，复因情志相激，肝失条达，气机不畅，气郁化火，更助肝阳化风，风火相煽，冲逆犯脑，发生中风。

（二）风痰瘀血，痹阻脉络

年老体衰或劳倦内伤，致使脏腑功能失调，内生痰浊瘀血，适逢肝风上窜之势；或外风引动内风，皆使风夹痰瘀，窜犯经络，留滞于虚损之脑脉，则成中风。

（三）痰热腑实，浊毒内生

饮食不节，嗜好膏粱厚味及烟酒之类，易致脾胃受伤，运化失司，痰热互结，腑气壅结，内生浊毒，夹风阳之邪，上扰清窍，神机失灵而见㖞僻不遂。

（四）气虚血瘀，脉络不畅

平素体弱，或久病伤正，正气亏虚，无力行血，血行不畅，瘀滞脑络，则成中风。

总之，本病以正虚为本。主要有肝肾阴虚，气血不足等；邪实为标，以风火痰浊瘀血为主。病位主要在脑，可涉及肝、脾、肾等。

第二节　脑血栓形成的临床表现

一、一般特点

由动脉粥样硬化所致脑血栓形成者以中、老年人多见，尤其见于有高血压、糖尿病、心脏病病史者；由动脉炎所致者以中青年多见，常在安静或休息状态下发病，约25%病例发病前有肢体无力及麻木、眩晕等前驱症状。神经系统局灶性症状及体征多在发病后10h或1～2天内达到高峰。多数患者意识清楚或仅轻度意识障碍；严重病例可有意识障碍，形成脑疝，甚至死亡。神经系统定位体征因脑血管闭塞的部位及梗死的范围不同而表现各异。

（一）根据症状和体征的演进过程分类

1. 完全性卒中

完全性卒中指发病后神经系统功能缺失症状较重，常于数小时内（6h）达到高峰。病情一般较严重，伴癫痫发作，甚至昏迷，或出现病灶侧颞叶沟回病。多为颈内动脉或大脑中动脉主干等较大动脉闭塞所致，约占 30%。

2. 进展性卒中

指发病后神经功能缺失症状在 48h 内逐渐进展或呈阶梯式加重，可持续 6h 至数天，直至患者完全偏瘫或意识障碍。

3. 缓慢进展性卒中

起病后 1 ～ 2 周症状仍逐渐加重，常与全身或局部因素所致的脑灌流减少，侧支循环代偿不良，血栓向近心端逐渐扩展等有关。此型应与颅内占位性病变如肿瘤或硬膜下血肿相鉴别。

4. 可逆性缺血性神经功能缺失

后神经缺失症状较轻，常持续 24h 以上，可于 3 周内恢复，不留后遗症。多数发生于大脑半球卵圆中心。

（二）根据梗死的特点分类

1. 大面积脑梗死

大面积脑梗死通常是颈内动脉主干、大脑中动脉主干或皮层支的完全性卒中，患者表现为病灶对侧完全性偏瘫、偏身感觉障碍及向病灶对侧的凝视麻痹，可有头痛和意识障碍，并呈进行性加重。

2. 分水岭脑梗死 (CWI)

分水岭脑梗死是指相邻血管供血区之间分水岭区或边缘带的局部缺血。一般认为，分水岭梗死多由于血流动力学障碍所致；典型者发生于颈内动脉严重狭窄或闭塞伴全身血压降低时，亦可由心源性或动脉源性栓塞引起。临床发病，多无意识障碍，症状较轻，恢复较快。结合 CT 可分为皮质前型、皮质后型及皮质下型。

3. 出血性脑梗死

出血性脑梗死是由于脑梗死供血区内动脉坏死后血液漏出而继发出血，常发生于大面积脑梗死之后。

4. 多发性脑梗死

多发性脑梗死是指两个或两个以上不同供血系统的脑血管闭塞引起的梗死，多由反复发作的脑梗死造成。

三、不同动脉闭塞的症状和体征

（一）颈内动脉闭塞

可出现病灶侧单眼一过性黑蒙，偶可为永久性视力障碍（因眼动脉缺血所致），或病灶侧出现 Horner 征这一特征性病变；颈动脉搏动减弱，听诊可闻及颈部收缩期血管杂音。常见症状有对侧偏瘫、偏身感觉障碍和偏盲等（大脑中动脉或大脑中、前动脉缺血）；主侧半球受累可有失语症，非主侧半球受累有体象障碍现象；亦可出现昏厥发作或痴呆。

（二）大脑中动脉闭塞

大脑中动脉闭塞是血栓性梗死的主要血管，发病率最高，占脑血栓性梗死的70%～80%。

1. 主干闭塞

以三偏症状为特征，病灶对侧中枢性面舌瘫及偏瘫，偏身感觉障碍和同向偏盲或象限盲；上下肢瘫痪程度基本相等；可有不同程度的意识障碍；主侧半球受累可出现失语症，非主侧半球受累可见体象障碍，亦可出现昏厥发作或痴呆。

2. 皮层支闭塞

上分支闭塞时可出现病灶对侧偏瘫和感觉缺失，面部及上肢重于下肢，Broca失语（主侧半球）和体象障碍（非主侧半球）；下分支闭塞时常出现Wernicke失语、行为障碍和命名性失语等，并无偏瘫。

3. 深穿支闭塞

对侧中枢性上下肢均等性偏瘫，可伴有面舌瘫；对侧偏身感觉障碍，有时可伴有对侧同向性偏盲；主侧半球病变可出现皮质下失语。

（三）大脑前动脉闭塞

1. 主干闭塞

发生于前交通动脉之前，因对侧代偿可无任何症状；发生于前交通动脉之后可有对侧中枢性面舌瘫及偏瘫，以面舌瘫及下肢瘫为重，可伴轻度感觉障碍；尿潴留或尿急（旁中央小叶受损）；精神障碍可见淡漠、反应迟钝、欣快、始动障碍和缄默等（额极与胼胝体受累），常有强握与吮吸反射（额叶病变）；主侧半球病变可见上肢失用，Broca失语则较少见。

2. 皮层支闭塞

对侧下肢远端为主的中枢性瘫，可伴感觉障碍；对侧肢体短暂性共济失调、强握反射及精神症状。

3. 深穿支闭塞

对侧中枢性面舌瘫及上肢近端轻瘫。

（四）大脑后动脉闭塞

临床上较少见如闭塞部位在发出交通动脉以前，可不出现症状。若丘脑膝状动脉闭塞时，可见丘脑综合征：对侧感觉障碍，以深感觉为主，有自发性疼痛、感觉过度、轻偏瘫，共济失调和不自主运动，可有舞蹈、手足徐动症和震颤等锥体外系症状；大脑后动脉阻塞引起枕叶梗死时，可出现对侧同向偏盲，瞳孔反应保持，视神经无萎缩；优势半球胼胝体部的损害可引起失读症。

（五）椎－基底动脉闭塞

梗死灶在脑干、小脑、丘脑、枕叶及颞顶枕交界处。基底动脉主干闭塞常引起广泛性脑桥梗死，可突发眩晕、呕吐、共济失调，迅速出现昏迷、面部与四肢瘫痪、去脑强直、眼球固定、瞳孔缩小、高热、肺水肿、消化道出血，甚至呼吸及循环衰竭而死亡。椎－基底动脉的分支闭塞，可导致脑干或小脑不同水平的梗死，表现为各种病名的综合征体征的共同特点是下列之一：

(1) 交叉性瘫痪。

(2) 双侧运动和 (或) 感觉功能缺失。

(3) 眼的协同运动障碍。

(4) 小脑功能的缺失不伴同侧长束征。

(5) 孤立的偏盲或同侧盲另可伴失语、失认、构音障碍等。

常见的综合征有。

1. 基底动脉尖综合征

由 caplan 首先报道基底动脉尖端分出两对动脉即小脑上动脉和大脑后动脉，其分支供应中脑、丘脑、小脑仁部、颞叶内侧及枕叶。可出现以中脑病损为主要表现的一组临床综合征，多因动脉粥样硬化性脑血栓形成、心源性或动脉源性栓塞引起。临床表现有以下几种。

(1) 眼球运动及瞳孔异常：一侧或双侧动眼神经部分或完全麻痹，眼球上视不能 (上丘受累)，瞳孔对光反射迟钝而调节反射存在，类似 Argyll-Robertson 瞳孔 (顶盖前区病损)。

(2) 意识障碍：一过性或持续数天或反复发作 (中脑及 / 或丘脑网状激活系统受累)。

(3) 对侧偏盲或皮质盲。

(4) 严重记忆障碍 (颞叶内侧常受累)。

存在卒中危险因素的中老年人，突然发生一过性意识障碍，虽无明显运动、感觉障碍，但有瞳孔改变、动眼神经麻痹、垂直注视障碍，应想到该综合征；如有皮质盲或偏盲、严重记忆障碍则更支持；CT 及 MRI 见中脑、双侧丘脑、枕叶、额叶病灶即可确诊。

2. 中脑支闭塞

出现 Weber 综合征、benedit 综合征，脑桥支闭塞出现 Millard-Gublet 综合征 (外展、面神经麻痹，对侧肢体瘫痪)、Foville 综合征 (同侧凝视麻痹、周围性面瘫，对侧偏瘫)。

3. 小脑后下动脉或椎动脉闭塞综合征或称延髓背外侧 (wallenberg) 综合征

其是脑干梗死中最常见的类型。主要表现：

(1) 眩晕、呕吐、眼球震颤 (前庭神经核)。

(2) 交叉性感觉障碍 (三叉神经脊束核及对侧交叉的脊髓丘脑束受损)。

(3) 同侧 horner(交感神经下行纤维受损)。

(4) 吞咽困难和声音嘶哑 (舌咽、迷走神经受损)。

(5) 同侧小脑性共济失调 (绳状体或小脑受损)。

由于小脑后下动脉的解剖变异较多，使临床症状复杂化，有不典型的临床表现。

4. 小脑梗死

由小脑上动脉、小脑后下动脉、小脑前下动脉等闭塞所致。常有眩晕恶心，呕吐、眼球震颤、共济失调、站立不稳、颅内压增高等症状。

第三节　脑血栓形成的实验室检查

一、CT

多数脑梗死病例于发病后 24h 内 CT 示密度变化，24 ～ 48h 后逐渐显示与闭塞血管供血区一致的低密度梗死灶，如梗死灶体积较大则可有占位效应。如病灶较小，或脑干、小脑梗死则 CT 可能不显示。

二、MRI

脑梗死数小时内，病灶区即有MRI信号改变，与CT相比，MRI具有显示病灶早的特点，能早期发现大面积脑梗死，清晰显示小病灶及后颅凹的梗死灶，病灶检出率 95%。功能性 MRI 如弥散加权 MRI 可在缺血早期发现病变，发病后半小时可显示长 T1、长 T2 梗死灶。增强 MRI 平扫更为敏感。

三、血管造影

DSA 或 MRA 显示血管狭窄和闭塞的部位，可显示动脉炎、Moyamoya 病、动脉瘤和血管畸形等。

四、脑脊液检查

通常情况下脑脊液压力、常规及生化检查正常，大面积脑梗死时压力可有增高，出血性脑梗死时脑脊液中可见红细胞。如已经确诊为脑梗死，则不必进行脑脊液检查。

五、其他

彩色经颅多普勒超声检查 (TCD) 可发现颈动脉及颈内动脉的狭窄，动脉粥样硬化斑或血栓形成。虽然 SPECT 能早期显示脑梗死的部位、程度和局部脑血流改变，PET 能显示脑梗死灶的局部脑血流、氧代谢及葡萄糖代谢，并检测缺血半暗带及对远隔部位代谢的影响，但由于费用昂贵，难以在脑梗死诊断中广泛应用。

第四节　脑血栓形成的诊断与鉴别诊断

一、诊断要点

诊断要点如下：

(1) 起病较急，多发病于安静状态下。

(2) 多见于有高血压病、动脉粥样硬化、糖尿病及心脏病病史的中老年人。

(3) 一般无头痛、呕吐、昏迷等全脑症状。

(4) 有颈内动脉系统和（或）椎－基底动脉系统的体征和症状，这些症状与体征可在发病后数小时至数天内逐渐加重。

(5) 头颅 CT、MRI 可发现梗死灶，排除脑出血和炎症性疾病等。

二、鉴别诊断

（一）脑出血

临床上脑梗死主要应与脑出血进行鉴别。比较而言，脑出血起病更急，常有头痛、呕吐等颅内压增高症状及不同程度的意识障碍，血压增高明显，典型者不难鉴别。但大面积梗死与脑出血，以及轻型脑出血与一般脑梗死的临床症状相似，鉴别困难，往往需要进行 CT 等检查才能鉴别。

（二）脑梗死

起病急骤，一般临床症状常较轻，常有心脏病史，特别是有心房纤颤、感染性心内膜炎、心肌梗死或其他易产生栓子的疾病时可考虑脑栓塞。

（三）颅内占位病变

某些硬膜下血肿、颅内肿瘤、脑脓肿等发病也较快，可出现偏瘫等症状，类似梗死症状，应注意有无高颅内压的症状及体征，CT 及 MRI 检查可鉴别。

第五节　脑血栓形成的治疗

一、一般治疗

包括维持生命功能、处理并发症等基础治疗。

(1) 卧床休息，监测生命体征，尤其是血压变化；加强皮肤、口腔、呼吸道及排便的护理；起病 24 ～ 48h 仍不能进食者，应鼻饲饮食。

(2) 维持呼吸道通畅及控制感染：有意识障碍或呼吸道感染者，应保持呼吸道通畅，吸氧，必要时可行气管切开，人工辅助呼吸；并给予适当的抗生素防治肺炎、尿路感染和压疮；对卧床患者可给予低分子肝素 4000IU，每日 1 ～ 2 次，皮下注射，预防肺栓塞和深静脉血栓形成；控制抽搐发作，及时处理患者的抑郁或焦虑障碍。

(3) 进行心电监护 (3 天以上) 以预防致死性心律失常和猝死；发病后血压高于 200/120mmHg 者宜给予降压药治疗，如卡托普利；血糖水平宜控制在 6 ～ 9mmol/L，过高或过低均会加重缺血性脑损伤，如超过 10mmol/L 时宜给予胰岛素治疗；并注意维持水电解质的平衡。

(4) 脑水肿高峰期为发病后 2 ～ 5 天，可根据临床表现或颅内压监测给予 20% 甘露醇 250mL 静脉滴注，6 ～ 8h1 次；亦可用速尿 40mg 或 10% 蛋白质 50mL 静脉注射。

二、超早期溶栓治疗

超早期溶栓治疗目的是溶解血栓，迅速恢复梗死区血流灌注，减轻神经元损伤，溶栓应在起病 6h 治疗时间窗内进行，才有挽救缺血半暗带的可能。

1. 临床常用的溶栓药物

尿激酶 (UK)、链激酶 (SK)、重组人组织型纤溶酶原激活剂 (rt-PA)。

(1) 尿激酶：在我国应用最多，常用量 25 万～ 10 万 U，加入 5% 葡萄糖或 0.9% 生理盐水静脉滴注，30min ～ 2h 滴完，剂量应根据患者的具体情况来确定，也可采用 DSA 监视下超选择性介入动脉溶栓。

(2) 重组人组织型纤溶酶原液活剂：是选择性纤维蛋白溶解剂，与血栓中纤维蛋白形成复合体后增强了与纤溶酶原的亲和力，使纤溶作用局限于血栓形成的部位；每次用量为 0.9mg/kg，总量不超过 90mg，有较高的安全性和有效性，宜在发病后 3h 内进行。

2. 关于溶栓的适应证目前尚无统一标准，以下可供参考。

(1) 年龄＜ 75 岁。

(2) 无意识障碍，但椎 - 基底动脉系统血栓形成因预后极差，故即使患者昏迷较深也可考虑。

(3) 发病在 6h 内，进展性卒中可延长至 12h。

(4) 治疗前收缩压小于 200mmHg 或舒张压小于 120mmHg。

(5) CT 排除颅内出血，且本次病损的低密度梗死灶尚未出现，证明确为超早期。

(6) 排除 TIA。

(7) 无出血性疾病及非易出血体质。

(8) 患者或家属同意。

3. 常见并发症

(1) 脑梗死病灶继发出血：UK 有诱发出血的潜在危险，用药后应监测凝血时间及凝血酶原时间。

(2) 致命的再灌注损伤及脑组织水肿也是溶栓治疗的潜在危险。

(3) 再闭塞：再闭塞率可达 10% ～ 20%。

三、抗凝治疗

目的在于防止血栓发展和新血栓形成。常用药物有：

(1) 肝素，100mg 溶于 5% 葡萄糖溶液或生理盐水 500mL 中，静脉滴注，每分钟 20 滴，8 ～ 12h 一次，共 3 天；之后口服噻氯匹定，每日 250mg，维持疗效。

(2) 低分子肝素 4000IU，脐周或臂深部皮下注射，每日 1 次，不影响凝血机制，可用于进展性卒中起病后 1 ～ 2 天，或溶栓治疗后短期应用以防止再闭塞。

由于个体对抗凝药物的敏感性、耐受性差异较大，因此治疗剂量宜个体化。治疗期间应监测凝血时间和凝血酶原时间，备有维生素 K、硫酸鱼精蛋白等拮抗剂，以便处理可能的出血并发症。抗凝治疗应以脑出血、活动性内脏出血以及亚急性心内膜炎为绝对禁忌证，舒张压大于 100mmHg 的高血压患者应慎用。

四、脑保护治疗

脑保护治疗是在缺血瀑布启动前，超早期针对自由基损伤、细胞内钙离子超载、兴奋性氨基酸毒性作用、代谢性细胞酸中毒、白细胞因子作用和磷脂代谢障碍等进行的联合治疗，包括采用钙离子通道阻滞剂、镁离子、抗兴奋性氨基酸递质、自由基清除剂（过氧化物歧化酶、维生素 E 和 C、甘露醇、激素、21- 氨基类固醇、巴比妥盐类、谷胱甘肽等）、酶的抑制剂、抑制内源性毒性产物（金钠多、可拉瑞啶）、神经营养因子、神经节苷脂、腺苷与纳洛酮和亚低温治疗等。

五、降纤治疗

降解血中纤维蛋白原，增强纤溶系统活性，抑制血栓形成。可供选择的药物有降纤酶、巴曲酶、安克洛酶和蚓激酶等；发病后 3h 内给予安克洛酶可改善预后。

六、抗血小板聚集治疗

发病后 48h 内对无选择的急性脑梗死患者给予阿司匹林，每日 100 ～ 300mg，可降低病死率和复发率，但在进行溶栓及抗凝治疗时不能同时应用，否则会增加出血的风险。

七、手术治疗和介入治疗

如颈动脉内膜切除术、颅内外动脉吻合术、开颅减压术、脑室引流术等，对急性脑梗死患者有一定疗效。

八、高压氧治疗

可增加脑组织供氧，清除自由基，提高脑组织氧张力；并具有抗脑血肿，提高红细胞变形能力，控制血小板聚集率，降低血黏度和减弱脑血栓形成等作用。

九、康复治疗

其原则是在一般和特殊疗法的基础上，对患者进行体能和技能训练，以降低致残率，增进神经功能恢复，提高生活质量，在患者生命体征平稳后应尽早进行。

十、预防性治疗

对已确定的脑卒中危险因素应尽早给予干预治疗。抗血小板聚集剂阿司匹林、噻氯匹定用于防治缺血性卒中已受到全球关注，并在临床广泛应用。国内临床试验证实，阿司匹林的适宜剂量为每日 50 ～ 100mg，噻氯匹定为每日 250mg。要注意患者有无使用该类药物的禁忌证，不能长期不间断地用药，胃病及出血倾向者慎用。

十一、其他

脑梗死急性期，缺血区血管呈麻痹状态及过度灌流，血管扩张剂可加重脑水肿，宜慎用或不用。可选择适当的神经细胞营养剂，临床常用的神经细胞营养剂包括三类：影响能量代谢如 ATP、细胞色素 C、胞二磷胆碱、辅酶 A、辅酶 Q10 等；影响氨基酸及多肽类如 Y- 氨基丁酸、脑活素、爱维治等；影响神经递质及受体如溴隐亭、麦角溴烟酯等。最新的临床及实验研究证明，脑卒中急性期不宜使用影响能量代谢的药物，这类药物可使本已缺血缺氧的脑细胞耗氧增加，加重脑缺氧及脑水肿，应在脑卒中亚急性期 (病后 2 ～ 4 周) 使用。

第六节　脑血栓形成的预后及预防

一、预后

脑梗死是常见的脑血管病，但病死率相对较低，急性期病死率约为 5% ～ 15%，其中 1/3 由脑部病变直接引起，2/3 因严重肺部感染、心肾功能不全等并发症而死亡。伴发严重意识障碍、出血性梗死、脑干损伤者预后差。存活患者致残率较高，仅 30% 可部分或完全恢复正常。另外，有 25% ～ 35% 的脑梗死会复发，复发者病死率更高。

二、预防

首先应对脑梗死的危险因素积极防治，对已有的高血压、高脂血症、动脉硬化、糖尿病等疾病进行规范诊治。对已有动脉硬化者应防止血压急骤降低，对短暂性脑缺血发作者应积极治疗，从而减少脑梗死的发生及复发。对于已发生中风的患者应给予清淡易消化饮食，保持大便通畅。

第九章 短暂性脑缺血发作

第一节 短暂性脑缺血发作的概述

短暂性脑缺血发作 (TIA) 是一种反复发作的局部脑供血障碍引起的短暂性神经功能缺损。从 20 世纪 50 年代提出其概念至今已有 50 余年，概念也几经修订。TIA 的研究起于 20 世纪 50 年代，1951 年美国神经病学家 Fisher 首先将暂时出现的短暂的神经定位体征命名为短暂性脑缺血发作，1975 年美国国立卫生研究院 (NIH) 脑血管病分类修订版将 TIA 定义为大脑局灶性或区域性缺血产生的神经功能的缺损症状，并在 24h 内完全消失。这个标准的提出，在当时来说具有重要的临床意义，几十年来一直影响着神经科医生对于 TIA 的认识和处理。随着医学的发展，尤其是神经影像学的高速发展，人们逐渐认识到这个单纯以时间基点定义的传统概念存在许多不足与局限，如时间窗设置不合理、低估 TIA 的危害、将一些脑梗死误诊为 TIA 等，并且已经影响到临床医生对于 TIA 患者的诊断和治疗。2002 年，由美国斯坦福大学医学院 Albers 等组成的 TIA 工作组提出了一种 TIA 的新定义，指出 TIA 是由局灶性脑或视网膜缺血所致的短暂性神经功能障碍，临床症状持续时间一般不超过 1h，且无急性脑梗死证据。2009 年 6 月美国心脏协会 (AHA)、美国卒中协会 (ASA) 发表了最新的指南，提出了新的 TIA 定义为脑、脊髓或视网膜局灶性缺血所致的、未伴发急性脑梗死的短暂性神经功能障碍。与 2002 年定义相比，2009 年定义主要有以下两方面的改动：第一，取消了对症状持续时间的限制。在此定义下，症状持续的时间不再是关键，是否存在脑梗死才是区别 TIA 与缺血性卒中的关键，新概念彻底抛弃了传统的时间基点，全面采用组织学基点来定义 TIA。新概念下，TIA 与脑梗死的关系更像是心绞痛与心肌梗死的关系，两者的区别并不在于胸痛持续时间的长短，而在于后者存在心肌损伤的证据，而前者没有。在此概念指导下，临床不会出现如传统定义或 2002 年定义时难以区别 TIA 与缺血性卒中的情况。第二，将脊髓短暂缺血也列为 TIA 的范畴。新定义中除脑、视网膜外，首次将脊髓也定为缺血的局灶部位，从而把脊髓短暂性缺血发作也列为了 TIA 的范畴，这在以前的定义中均未涉及。而脊髓短暂缺血的典型临床症状为间歇性跛行和下肢远端发作性无力，临床上诊断脊髓缺血要难于诊断脑缺血，目前积累的经验也远远少于后者。短暂性脑缺血发作的中国专家共识更新版 (2011 年) 推荐采用 2009 年 ASA 颁布的组织学新概念，但鉴于脊髓缺血的诊断临床操作性差，暂推荐采用以下定义：“脑或视网膜局灶性缺血所致的、未伴急性梗死的短暂性神经功能障碍”。

短暂性脑缺血发作是脑梗死的先兆，本病多发于中老年，男性多于女性。已有这种发作，如未经适当治疗，25%～50%于5年内发生脑梗死，其中半数在TIA发病后一年内，20%在30天内发生脑梗死。近期内TIA频发是脑梗死的特级警报。所以临床上及早诊断和正确处理TIA是预防脑梗死、降低脑梗死后病死率和致残率的关键一环。

第二节　短暂性脑缺血发作的病因与病机

一、现代医学研究

TIA的主要病因有高血压、动脉狭窄、糖尿病、高脂血症、动脉粥样硬化、冠心病及吸烟、饮酒等可干预因素，而性别、年龄和种族可作为TIA不可干预性病因。另外有研究证实维生素B_6、C-反应蛋白及CD40也是TIA的独立危险因素。

（一）微栓子学说

20世纪50年代末Fisher等观察发现一过性单眼失明患者之眼底视网膜中央动脉内有白色块状物，停留数分钟可移向远端，它移去后恰好该分支供血区视野复明。经病理检查，此白色块状物主要由血小板组成。以后日益增多的证据表明，血小板在动脉粥样硬化的发病及微血栓形成过程中均起重要作用。主动脉、颅脑动脉粥样硬化斑块及其发生溃疡时的附壁血栓凝块，由血小板、纤维素、胆固醇结晶等组成。溃疡表面的沉积物本身裂解，或受挤压而易脱落，随血流进入视网膜和脑小动脉，造成小血管腔闭塞，引起局部缺血症状。因栓子很小且易被溶解或被血流击碎成为更小的栓子，最后被溶解，或因栓塞远端血管缺血扩张，使栓子移向末梢而不足为害，则血供恢复，症状消失。微栓子可多次脱落，血管内血流呈分层流动，故可将同一来源的微栓子一次又一次地送入同一脑小动脉，而引起一次又一次相似的临床症状和体征。因而有人提出“流线”学说，用以解释栓子流动的定向性。

（二）血流动力学的改变

当动脉主干狭窄或闭塞时，侧支循环的血流受全身血压的影响很大，如血压下降而血流量减少20%～50%时，即可严重影响侧支循环，引起局灶性脑缺血症状，即TIA。颈内动脉管腔狭窄至少要超过90%才明显影响脑血流量，此时全身血压下降引起脑缺血症状，即昏厥；仅局部脑组织缺血而其余脑组织不缺血者临床上相当少见。椎-基底动脉狭窄或阻塞时血压下降可引起远端动脉的局灶性缺血，从而导致TIA。Fields用脑血管造影证实，椎-基底动脉狭窄而缺血时，常形成很不充分的侧支循环，只要轻度低血压，即可发生供血不足，他认为在椎-基底动脉TIA病因中，血流动力学因素起着更为重要的作用。颈椎病转动头部或后伸时，有的可诱发短暂性眩晕。称为颈性眩晕，系椎动脉受压引起的 TIA。

血流动力学改变学说：患者原有某一动脉严重狭窄或闭塞，平时依靠侧支循环尚可以维持该处的血液供应，一旦发生血压降低，脑血流量减少，依靠侧支循环的供血区即可发生短暂性的缺血症状，从而出现临床症状。

（三）脑血管痉挛

脑血管痉挛可引起 TIA 的假说提出最早，后来许多学者持否定态度，认为老年人动脉硬化严重，血管壁已失去痉挛能力，但支持血管痉挛学说的许多学者认为血管痉挛，无疑可发生于颈内动脉和脑底动脉环。脑血管造影的刺激可引起脑血管痉挛，蛛网膜下隙出血 (SAH) 患者可引起广泛的和局灶性的血管痉挛，已被证实。特别是在 SAH 后 3 ～ 10 天内易于发生，约占 36.7%；另外如持续严重的高血压，偏头痛早期，脑膜感染，局部损伤，微栓子的刺激等，均可引起脑血管的痉挛。近年来，有研究证实，血液涡流和内皮素增多为脑血管痉挛引起 TIA 的主要原因。

(1) 由于颈内动脉系统或椎－基底动脉系统动脉有硬化斑块，管腔狭窄，使该处产生血流旋涡，以维持血流量。当血流加速时，旋涡加重，对该区动脉壁引起机械性刺激导致动脉局部痉挛而出现短暂性脑缺血症状。当旋涡减轻时，症状就消失。动脉壁因旋涡反复刺激而反复出现痉挛，临床上表现为 TIA 发作。

(2) 内皮素对血管来说特别敏感。动脉粥样硬化斑块处血管平滑肌细胞增生，内皮素增多，钙离子内流，H^+ 浓度减低，发生血管痉挛。

（四）血液成分的改变

虽然颈内动脉，椎－基底动脉系统正常，血液成分异常亦可引起 TIA。常见于以下几种情况。

1. 红细胞变化

真性红细胞增多症与镰状细胞病可引起红细胞在脑微循环中的瘀滞和聚集，以及严重贫血、血细胞携氧能力降低。

2. 血小板变化

血小板异常增大或血小板黏附性增高，或血小板数超过 500×10^{12}/L，可引起血管阻塞导致 TIA。

3. 骨髓增生性疾病及白血病

可有成簇成堆的细胞团块浸润小动脉壁或通过血管腔，导致 TIA。

（五）心脏疾病

(1) 见于心脏瓣膜病，如风湿性瓣膜病，二尖瓣脱垂，主动脉瓣病变。

(2) 心律失常与传导阻滞。

(3) 心肌炎或感染性心内膜炎。

(4) 心肌梗死。

(5) 心血管手术所致的空气、脂肪、去沫剂等栓子。

(6) 心脏内肿瘤，如黏液瘤的瘤栓。

(7) 心力衰竭导致肺循环淤血、血栓形成栓子等，心源性休克并有脑动脉硬化时，也能触发 TIA。

(六) 颈部动脉受压

主要出现椎－基底动脉供血不足，尤其是 MRI 应用于临床后，对椎动脉颅外段也有不少研究，可以证实这些动脉是否狭窄或受压。椎动脉粥样硬化时，不但管腔狭窄，还可出现迂曲合并颈椎病时，尤其是突然转头或过伸，即可压迫椎动脉出现 TIA。文献报道，椎－基底动脉发生 TIA 时，脑干诱发电位在转颈试验时其异常率可由 44% ～ 48% 增加到 80%，说明转颈试验可促使椎动脉一过性缺血，诱发脑干功能异常的电生理改变。此外，某些先天畸形如枕大孔附近畸形，寰枢椎半脱位等亦可在头部活动过度时出现脑供血不足症状。

(七) 其他

引起血液凝固的某些因素，动脉炎等也可诱发 TIA。其他尚有虽经全面而详尽的检查仍未能发现 TIA 的病因者，这种患者的病变有可能位于脑微循环之中。这一系统虽占脑血管病的 80% ～ 90%，但在脑血管造影上却不能显示。

二、中医学认识

中医学无短暂性脑缺血发作这一病名，但历代文献中有微风、中风之渐、小中风、中风先兆、小卒中、中风先期等称谓，皆从不同角度描述了该病的证候特点，强调了与中风的区别，目前多数医家采用中风先兆这一病名，认为它不但可以囊括中风先兆症的诸多症候表现，也通俗易懂，切合临床实际，便于推广应用。但也有学者认为该病中的一部分很可能就已经是中风病的一个临床亚型，因此认为将本病称为中风先兆不妥。

中风先兆证与中风病病因病机大致相同，仅是程度上的差异而已。比较统一地认为是由于脏腑气血虚损而致内生痰、火、风、瘀等实邪，病机可归纳为虚、火、痰、风，而又以虚为本病之关键。但孰为中风先兆证发病过程的关键环节，仍众说纷纭，莫衷一是。邹忆怀认为中风先兆证的病机为本虚标实，而以标实为主，其标实的重要部分为内风旋动，动在血中，血中风动是中风先兆的直接病因。解庆凡等认为气虚血瘀是致病的根本，瘀久化火，火盛动风，风挟痰浊阻闭经络而为病。刘红石认为中风先兆多因正气虚弱，络脉空虚，风邪中经络所致。刘启庭等认为其病机为气阴两虚，津液亏损，气运失职，气血瘀阻。陈长江认为肾阴不足而导致肝阳偏亢是中风先兆的主因。中风先兆的病机主要是脏腑内虚，阴血不足，阳气疲惫，推动无力，血瘀凝滞，以致肝木之风阳袭络乘窍。魏江磊等认为中风先兆病机重在热，热极为火，火旺生毒，火入气分上冲清窍，火入血分上扰清窍而致。

第三节　短暂性脑缺血发作的临床诊断

一、辨病诊断

(一)临床诊断

TIA 患者很难在发作时就诊，而发作过后又无神经系统的定位体征，其诊断靠典型的病史和神经系统的检查正常这两项即可。其诊断要点为：

(1) 突然出现短暂的神经功能缺失，多数持续时间不超过 1h。

(2) 神经功能障碍必须局限于某脑血管分布范围。

(3) 临床症状常反复、刻板地出现，发作间期无任何神经系统阳性体征。

(4) CT 或 MRI 未发现责任病灶。

为了预防以后再发或发生脑梗死，需要寻找病因，进行治疗。首先要注意检查是否有高血压病、动脉粥样硬化、高脂血症、心脏病等；注意两侧颈动脉搏动情况、颈动脉处和锁骨上窝处是否有杂音；可行视网膜中央动脉压测定、血液流变学测定、颈椎双斜位 X 线平片、颈彩、TCD 及 CT 检查，有条件时应行 MRI 检查。至于 MRA、CTA 或 DSA 则根据需要选择进行。

(二)现代仪器诊断

1. 多普勒超声

可以了解有无血管狭窄及动脉硬化程度。国内现已广泛开展颈动脉彩超及 TCD 检测，对诊断脑血管狭窄有相当价值；TCD 还可进行微栓子检测，这些均有助于 TIA 的病因诊断。

2. 血管检查

Ramenz 等发现，外周动脉多处搏动消失或减弱，且有颈动脉杂音者，脑血管造影罕见正常。颈动脉搏动消失表示颈内动脉颅外段阻塞。在颈动脉分卫处可闻及Ⅲ级以上高调收缩一舒张双期杂音者，提示高度颈动脉狭窄。有资料证实，TIA 闻及颈动脉血管杂音者占 10% ～ 64%，有 15% 的 TIA 患者血管杂音是唯一的阳性体征。闻及血管杂音，而未发生 TIA 者，其后 25% 发生了 TIA，其 15% 发生非致命性卒中，20% 发生致命性卒中。

3. 眼底检查

对见到栓子，胆固醇结晶栓子是橘红色，多位于动脉分叉处，可向前移动，常于数小时消失；血小板与纤维蛋白栓子呈灰白色，常固定不动，易引起梗死后出血。

4. 脑电图

TIA 患者脑电图检查大多正常，可用于鉴别癫痫发作。

5. 脑干听觉诱发电位 (BAEP)

能敏感地反映脑血管供血障碍所导致的脑干功能异常改变，文献报告 TIA 患者 BAEP

异常率为32%～76.3%，发作期较高达89.8%，缓解期为52.9%，转颈试验可提高异常率。

6. 磁共振血管成像(MRI)、CT 血管成像(CTA)和数字减影血管造影(DSA)

若经颈动脉彩色多普勒超声、TCD 等发现脑动脉(颅外或颅内段)有狭窄或阻塞，可行 MRA 及 CTA 检查，若动脉狭窄较重、TIA 发作频繁考虑手术或介入治疗时，可进行 DSA 检查。DSA 能准确显示脑动脉的狭窄部位、程度及侧支循环特点、动脉粥样硬化斑块及溃疡的部位。颈内动脉或椎-基底动脉狭窄、闭塞或粥样硬化斑块溃疡是 TIA 常见的病灶或栓子的来源。椎-基底动脉系 TIA 者可见椎动脉起源处或锁骨下动脉狭窄，少数可见锁骨下动脉盗血。

7. CT 扫描与 MRI

CT 扫描及 MRI 检查一般无异常，20% 患者可表现有小灶性低密度腔隙性梗死，被称为 TIA 型脑梗死，椎-基底脉系 TIA 患者颈椎片大部分可有骨质增生和椎间隙变窄。SPFXT 有诊断价值，其对 TIA 的敏感度为88%，可利用 SPECT 测脑血流量(CBF)/脑血容量(CBV)的比率，发现脑血流动力学对脑功能的影响，进行中风预报。

TIA 临床特征的影像学评价，TIA 是一种不稳定的脑血管征象，易进展为完全性卒中。因此，需要对 TIA 进行及时而准确的评价，寻找 TIA 的病因，及时启动正确的治疗。不断发展的神经影像学手段为 TIA 评价提供了一条有利途径。一旦症状发生，在条件允许的情况下应在当日进行相关神经影像学检查。尽管非血管性因素导致的 TIA 不足1%，但 CT 扫描仍然非常必要，以排除直接脑实质出血、硬膜下血肿和肿瘤等非血管性因素引起的类似症状。

二、辨证诊断

中风先兆的临床表现多种多样，症状繁复多变，中医学对中风先兆的诊断描述也颇为详尽，如《医林改错》中记载的中风先兆症状就多达34个，这些论述不仅为临床早期诊治该病提供了诊断及鉴别诊断的客观依据，而且也为我们更深入地探讨本病的病变本质和临床特征奠定了基础，纵观历代医家对中风先兆症的论述，其诊断要点可归纳为以下特点：

其一，患者年龄多在40岁以上，既往多有肝阳上亢、肝肾不足、消渴或气血虚损病史、烟酒嗜好及饮食不节史。

其二，近期内反复发作一过性、可逆性症状如下：突然出现头昏目眩，视物旋转、甚则头晕欲仆，恶心呕吐或头脑发胀，头重脚轻、摇晃不稳；突然感到一侧或两侧肢体麻木、抽动、挛急、感觉减退、软弱无力或一侧肢体蚁行感；突然出现语言謇涩，甚则失语、失读；突发视物黑蒙或失明、复视、幻视；突发吞咽困难或口眼㖞斜、不自主口角流涎或口眼抽搐；突然出现全身异常疲惫，倦怠懒言、嗜睡；突发一过性嗅觉异常；突发一过性肢体矛盾运动，如一手穿袜子一手脱袜子；突发一过性体像障碍，如感到三条腿或抱着孩子等；反复口舌咬伤等。

其三，脉象当弦硬而长或滑数，少数患者可见沉细脉，两侧脉象弦数不一，舌质多晦暗。

利用中医四诊合参辨证：

望诊：多见精神恍惚或神情淡漠或急躁易怒、手足颤抖、面红目赤、舌红苔黄或舌上见瘀斑瘀点。

闻诊：发时可有言语不清，移时缓解，口中或有臭秽之气或正常，伴有消渴者可有烂苹果气味。

问诊：发时可有一侧手足无力、麻木、言语不清、黑蒙、视物不清，平素多有头晕目眩、头胀、头痛、失眠健忘，烦躁易怒，发作时多在活动下，也可在安静时，可有情绪异常激动如大喜、大怒、大悲等情绪刺激。

切诊：脉多见弦或弦数或弦滑，也可见脉弱无力等。

中风先兆证大多由元气亏损、肾精不足或气虚血瘀、痰瘀互阻或阴虚阳亢，肝阳上扰等所致。根据其病机，将其概括为以下几个证型进行辨治。

（一）肝肾阳虚，肝阳上亢

证候：面色发红、头晕头痛、目赤口苦、急躁易怒、手足震颤、发时可突然一侧手足无力或见眩晕、视物不清、黑蒙、麻木、言语不清等，舌红苔黄而干，脉弦数。

辨证要点：头痛眩晕，急躁易怒，突然一过性手足无力麻木或视物不清，舌红、苔黄、脉数。

（二）痰瘀互结，阻滞脉络

症候：头晕不清、肢体麻木或卒然半身不遂、言语謇涩、移时恢复如常，舌质暗、苔白腻、脉滑或涩。

辨证要点：头晕或痛，卒然半身不遂，移时恢复，舌质暗、苔白腻，脉滑或涩。

（三）气虚血瘀，痰瘀阻滞

症候：眩晕，动则加剧，时欲仆倒，手指麻木，气短乏力，倦怠懒言，或见一侧肢体有时麻木，或肢体软弱无力，或健忘多眠，夜卧口角流涎，舌淡，脉细涩。

辨证要点：眩晕，气短乏力，时见一侧肢体麻木无力，舌淡、脉细涩。

（四）肾虚血瘀

症候：头晕目花、视物不清、肢软无力、神疲健忘、失眠多梦或嗜睡、面无表情、性格孤僻，沉默寡言、智力显著衰退，时有一侧肢体无力、麻木、语言謇涩，舌淡，脉细弱。

辨证要点：头晕，腰酸腿软，神疲健忘智力减退，时有一侧肢体无力，舌淡黯，脉弱。

三、鉴别诊断

（一）现代医学鉴别诊断

TIA的病史资料常是由患者及其家属所提供，患者的自知力、记忆力、判断力及警觉性在发病时有可能受损。实验室检查及辅助检查也很难为这些发作提供客观的依据，故在诊断时尤应与下列疾病相鉴别。

1. 偏头痛

其先兆期易与TIA相混，偏瘫性偏头痛，更与TIA相似。但偏头痛多见青春期，且有家族史，无神经系统局灶体征，发作时间可数小时至数天不等。发作时先有视觉先兆，继之以偏侧头痛、恶心呕吐等自主神经症状为主，症状较为典型。

2. 梅尼埃病

常见恶心、呕吐、头晕、耳鸣、渐进性耳聋。除有眼震、共济失调外，无其他神经局灶体征。椎－基底动脉系TIA除眩晕、眼震外，总伴有颅神经受损及脑干缺血体征。梅尼埃病发病时间较长，超过24h，起病年龄较轻，反复发作，常有持久的听力减退。

3. 心脏病

冠心病、心律失常或心肌梗死伴血压心功能不全可诱发TIA。阿司综合征，有发作性意识障碍、抽搐，为心源性脑缺血所致，但无神经系局灶体征，心电图可以诊断，鉴别不难。

4. 局限性癫痫

局限性EP发作常为症状性，并可能查到脑部器质性病灶，其发作类型常为刺激性症状，如抽搐、发麻，症状常按皮质的功能区扩展，脑电图可有明显异常。可助鉴别，如过去有全身性EP发作史者可助诊断。

5. 昏厥

多在直立位时发生。发作时血压过低，表现为面色苍白，冷汗，意识丧失，脉沉细。当患者身体置水平位后即可恢复，但无神经系统定位体征。其发生原因多为迷走神经兴奋性增高，心源性颈动脉过敏，体位性低血压，或有明显的情绪因素。

6. 眼科病

视神经炎、青光眼和视网膜血管病变可表现为突然视力障碍，但其持续时间很长，无神经系统定位体征。

7. 颅内占位病变

颅内肿瘤、早期慢性硬膜下血肿，脑脓肿等病变累及血管时，偶有短暂神经功能缺失现象，但其可见症状逐渐加重或出现颅内压增高，影像学检查可鉴别。

8. 癔病

癔病性发作，包括癔病性黑蒙、癔病性瘫痪、癔病性耳聋、严重的焦虑症、过度换气综合征等神经功能性紊乱，有时类似TIA，应注意鉴别。癔病常有明显的精神刺激病史，持续时间较久，症状多变，有明显的精神色彩。另一方面更要避免将TIA误诊为神经官能症。

另外，还要注意，每一个类似TIA的患者，有无乙醇及药物中毒、糖尿病、低血钙、低血糖、低血镁等代谢障碍，有无慢性肺部疾病所引起的缺氧状态，以及有无内分泌疾病，如甲状腺疾病以及肝脏、肾脏病等，均应加以鉴别并兼顾治疗。

（二）中医病证鉴别诊断

1. 痫病

痫病以间歇、昏迷、抽搐为主要表现。轻者多短暂性失神，伴双目凝视，面色苍白，迅即复常；重者突然昏仆，目睛上视，牙关紧闭，四肢抽搐，口吐白沫，移时复苏，醒后仅觉疲乏头痛，没有偏瘫、语言障碍、一侧肢体麻木等现象，且多见青少年。而 TIA 发作特点起病突然、历时短暂，大多无意识障碍而能述诉其症状，且多见于中老年人。

2. 昏厥

昏厥多以突然昏倒，不省人事或伴有四肢逆冷的一种脑病。本病发作后常在短时间内逐渐苏醒，无神经系统定位体征。厥证从阴阳失调，气机逆乱为病理机制。

3. 头痛

头痛病是以头痛为主，痛呈阵发剧痛，或绵绵胀痛不休，且因外感或内伤等不同病因，而疼痛性质，部位可表现出多样性，可变性。头痛多见于青春期，且有家族史，无神经系统局灶体征。

4. 痉病

痉病是以项背强直、四肢抽搐，甚至角弓反张为主，系筋脉之病，主要病理变化在于阴虚血少，筋脉不得濡养；或湿热壅滞筋脉所致；痉病只要治疗得法，很快缓解或痊愈。

第四节　短暂性脑缺血发作的治疗

一、内科治疗

根据全面检查所见的病因和诱发因素进行针对性的病因治疗。治疗过程中发作并未减少或终止，其主要诱发因素考虑微栓塞时，可选择抗凝治疗。

（一）病因治疗

预防和治疗动脉粥样硬化，治疗或纠正动脉粥样硬化的危险因素，如高血压、糖尿病、高脂蛋白血症、吸烟、肥胖等。对心脏疾患、红细胞增多症、贫血、低血糖、HDL 降低和颈椎病等均应予以相应的系统治疗。以下简单介绍 2014 年美国脑卒中和短暂性脑缺血发作二级预防指南中关于几个危险因素的建议。

1. 2014 年指南采纳了 AHA 的建议，对高血压开始治疗的时机进行了界定

对于既往有过缺血性卒中或 TIA 未经治疗的高血压患者，血压开始治疗的时机是在最初发病的几天后，收缩压 (SBP) ≥ 140mmHg 或舒张压 (DBP) ≥ 90mmHg(Ⅰ类；B 级证据)，但对于治疗前 SBP ＜ 140mmHg 和 DBP ＜ 90mmHg 的患者受益情况不确定 (Ⅱ b 类；C 级证据)；高血压继续治疗是针对经过治疗的此类高血压患者，目的是预防

脑卒中复发和其他血管性事件（Ⅰ类；A 级证据）。此外，2014 版指南提出，血压的下降目标值虽然应该个性化，但达到 SBP ＜ 140mmHg 和 DBP ＜ 90mmHg 是合理的（Ⅱ a 类；B 级证据）。小皮层下卒中的二级预防研究 (SPS3) 证实，最近有过腔隙性脑梗死的患者，血压目标值 SBP ＜ 130mmHg 是合理的（Ⅱ b 类；B 级证据）。另外，新指南推荐进行高血压的管理，如生活方式的改变，作为高血压综合治疗的一部分（Ⅱ a 类；C 级证据）。

2. 防控血脂异常

根据卫生部《中国心血管病报告 2012》，我国血脂异常者至少为 2.5 亿，其中成年人患病率更高，且有逐年增加的趋势，其中低密度脂蛋白胆固醇 (LDLC) 的达标率更低，而 LDLC 升高是缺血性卒中独立的危险因素。一项他汀类药物结合其他预防措施的随机试验的 Meta 分析得出结论，他汀类能很好地降低 LDLC 水平，LDLC 每下降 1mmol/L，相当于卒中相对风险减少 21.1%，且他汀类药物强烈降低 LDLC，可显著降低卒中复发和主要心血管事件的风险。新指南对此部分进行修订，并使之与《2013ACC/AHA 降低成年人动脉粥样硬化性心血管疾病风险之胆固醇治疗指南》的认识一致。新指南不再强调 LDLC 的目标值，他汀类药物因其强化降脂作用被推荐用于减少缺血性卒中及 TIA 患者卒中及心血管事件的风险，这些患者被认为是起源于动脉粥样硬化和 LDLC ≥ 100mg/dL，有或无临床动脉粥样硬化性心脏病 (ASCV1)) 证据（Ⅰ类；B 级证据）。也可用来治疗无 ASCVD 证据且 LDLC ＜ 100mg/dL 的此类患者（Ⅰ类；C 级证据）。如合并其他 ASCVD，应该根据 2013 年 ACC/AHA 指南进行管理，包括生活方式的改变、饮食及药物治疗建议（Ⅰ类；A 级证据）。

3. 改善糖代谢紊乱和糖尿病 (DM)

糖代谢紊乱包括 1 型糖尿病、糖尿病前期、2 型糖尿病。糖尿病前期先于 2 型糖尿病发病，它包括空腹血糖受损、糖耐量减低和糖化血红蛋白 (HbA1c) 在 5.7% ～ 6.4%。在美国，2 型糖尿病占成年人糖尿病发病的 95%，糖尿病已经成为全球公共卫生的威胁。在我国，近年来随着经济的快速增长，人民生活水平的提高，生活方式发生了重大变化，如高热量饮食及久坐等，致我国糖尿病发病率迅猛增长。2007—2008 年进行的中国糖尿病和代谢紊乱的横断面研究得出结论，我国拥有世界上最多的糖尿病患者，包括大约 9240 万成年糖尿病患者及 1.482 亿成年糖尿病前期的患者。上海高危糖尿病筛查项目也证实，上海糖尿病患病率从 2002—2012 年显著增加，且糖尿病前期和糖尿病存在有多个危险因素的人群中患病率较高。一项关于高龄脑卒中患者糖代谢异常对不良预后的影响研究结果证实，高龄急性初发脑卒中患者中一半以上的患者符合糖代谢异常诊断，糖尿病、糖尿病前期均是脑卒中后预后不良的独立风险预测因素。脑卒中是糖尿病患者的一个重要并发症，糖尿病可使卒中的风险比普通人群增加 1.5 ～ 3 倍。新指南推荐，TIA 或缺血性卒中后，所有患者应通过检测空腹血糖、糖化血红蛋白或口服葡萄糖耐量试验进行糖尿病筛查。测试和时机的选择应该遵循临床判断，并且要认识到急性疾病可能暂时扰乱血浆葡萄糖的检测水平。一般而言，应激状态后 HbA1c 测量可能更准确。控制体重肥胖是指体重指

数 (BMI) ＞ 30kg/m²，它是冠心病确定的危险因素，也可增加突发卒中的风险，体重指数从 20kg/m² 开始，每增加 1kg/m²，卒中风险增加 5%。来自俄罗斯的数据资料显示，到 2050 年，男性肥胖率预计将增至 76%，冠心病和卒中的发生率将达到每 10 万人中 12723 例。我国北京市成年男性肥胖人群流行病学调查及危险因素分析结果显示，北京市 35 ～ 60 岁男性居民超重率及肥胖率分别为 39.8% 和 21.0%，是偏高的。关于肥胖，2014 年指南推荐 TIA 或脑卒中患者通过测量体重指数进行肥胖的筛查 (Ⅰ类；C 级证据)。尽管减肥对控制心血管风险有益，但对于新发生的伴有肥胖的 TIA 或缺血性卒中患者的有用性还不确定 (Ⅶ b 类；C 级证据)。

4. 合理营养

营养部分是指南新增的内容。脑卒中患者营养不良的发生率并不清楚，但很可能对患者预后有影响，而且患者的营养状况经常在住院期间恶化。

因此，刚入院时有必要对脑卒中患者进行营养评估。新指南也推荐，对既往缺血性卒中或 TIA 的患者进行营养评估是合理的，以寻找营养过剩或营养不良的征象 (Ⅱ a 类；C 级证据)。如营养不良，则推荐个性化的营养建议 (Ⅰ类；B 级证据)，建议患者减少钠的摄入量，每日少于 2.4g，是合理的；如能进一步减少至＜ 1.5g/d，则能达到更好的降压效果 (Ⅱ a 类；C 级证据)。并建议其遵循地中海饮食，强调蔬菜、水果与全谷物，限制甜食和红肉摄入 (Ⅱ a 类；C 级证据)。不推荐常规补充维生素 (Ⅲ类；A 级证据)。

(二) 抗凝治疗

虽然抗凝治疗 TIA 已有几十年历史，但无有力的临床试验证据来支持抗凝治疗作为 TIA 的常规治疗，如 TIA 发作频数，程度严重，发作症状逐次加重，或有心房颤动，或为椎 - 基底动脉 TIA，且无明显抗凝治疗禁忌者 (无出血倾向、溃疡病及严重高血压、无肝肾疾病等) 可进行抗凝治疗。近年来国内外多应用低分子肝素进行抗凝治疗，该药是从标准肝素中分离出来的分子量较小的片段，平均分子量为 400 ～ 6500Da，具有以下特点：

(1) 抗凝血因子Ⅹ a 作用强，半衰期长 (约为肝素的 2 倍)；抗凝血酶因子Ⅱ a 活性弱。

(2) 有促进纤溶作用，可促血管内皮细胞释放纤维蛋白溶酶原激活剂和缩短优球蛋白溶解时间。

(3) 增强血管内皮细胞的抗血栓作用而不干扰内皮细胞的其他功能。

(4) 对血小板数量和功能几乎无影响，不良反应小。

(5) 皮下注射易吸收。常用量为 5000 ～ 10000AaIU，腹部脐旁 2cm 处皮下注射，两侧交替，每日 1 ～ 2 次，连用 10 天。

既往亦有应用肝素进行抗凝治疗：发作频繁，病情较重者可用 100mg(12500U) 加入 5% 葡萄糖液 100mL 中缓慢静脉滴注，以 20 滴 /min 的滴速维持 24 ～ 48h，一般可能维持 7 ～ 10 天。同时定期检查凝血时间，调整滴速。或在静脉滴注肝素的同时，第一天可选用下列一种口服抗凝药，新双香豆素 300mg，双香豆素 200mg，醋硝香豆素 4 ～ 8mg，或华法林 4 ～ 6mg，同时检查凝血酶原时间及活动度。抗凝治疗开始时凝血酶原时间及活动度应每天检查，待稳定后可每周查 1 次，以调整口服药物剂量。要求静脉凝血时间维持在 20 ～ 30min。凝血酶原活动度维持在 20% ～ 30%。以后每日维持服药量，下列药物可选一种：新双香豆素 150 ～ 250mg，双香豆素 25 ～ 75mg，醋硝香豆素 1 ～ 3mg，华法林 2 ～ 4mg，视凝血酶原活动度可随时间调整用量。

病情较轻，发展较缓慢者可口服抗凝剂治疗，选用药物和剂量及检查凝血酶原时间和活动度均同上述口服法。

藻酸双酯钠 (PSS)：PSS 是一种新的类肝素药，抗凝效价约为肝素的 1/3，抗凝持续时间与肝素相等，为 4 ～ 6h，疗效稳定且又安全，用法与用量为：2 ～ 4mg/kg，加入 10% 葡萄糖液 500mL 中静脉滴注，20 ～ 30 滴 /min，每日 1 次，10 次为 1 疗程；或 0.1g/ 次，每日 3 次，口服。

注意事项：抗凝治疗的禁忌证，为出血性疾病，创口未愈合、消化性溃疡未愈合、血液病、严重肝肾疾病、严重高血压、孕妇及产后、高龄、高度脑动脉硬化、感染性血管栓塞应慎用。口服抗凝药的剂量，国内在临床应用中较国外文献报道的小得多，仅用其 1/3 ～ 1/2 量就能达到所需凝血酶原活动度，应予注意。抗凝治疗期间应注意出血并发症，如发现大便、小便或其他脏器有出血情况即停抗凝治疗。若用肝素抗凝出现出血，可用与最后一次肝素同量的鱼精蛋白锌静脉滴注，但不可超过 50mg；若口服抗凝剂出血者，停药后可给予维生素 1 针 10 ～ 40mg 肌内注射，或 30 ～ 50mg 加入葡萄糖液中缓慢静脉滴注。抗凝治疗期间应避免腰穿及外科手术，有人认为抗凝治疗应用至发作停止后维持用药半年至 1 年。停药应逐渐减量，以免发生凝固性增高的回跳作用。对于非心源性栓塞性 TIA 的抗栓治疗不推荐使用口服抗凝药物及常规使用静脉抗凝剂治疗，建议对其进行长期的抗血小板治疗。阿司匹林 (50 ～ 325mg/d) 单药治疗和氯吡格雷 (75mg/d) 单药治疗，均是初始治疗的可选方案，但对于 24h 内联合应用氯吡格雷 (首次 300mg/d，负荷剂量后续 75mg/d) 和阿司匹林治疗 (首次 300mg/d，负荷剂量后续 100mg/d)，有降低短期 (90d) 卒中复发的趋势，出血风险有所增加，但差异无统计学意义。能否常规推荐使用双重抗血小板治疗有待于更大规模的随机对照试验验证。

抗血小板聚集药，常用的有以下几种。

阿司匹林：抗血小板聚集剂可能会减少微栓子的发生，对预防复发有一定疗效，如无溃疡病或出血性疾病常用阿司匹林治疗，据统计长期服用可使缺血性脑卒中的发病减少 22%，其作用是抑制血小板内的环氧化酶活性，减少血小板中的血栓烷 A 的合成，降低血小板聚集，其最佳剂量尚未统一，每日 50 ～ 300mg，不等，多数认为国人以小剂量为宜，还可与双嘧达莫联合应用，双嘧达莫用量为 25mg，每日 3 次，口服后吸收迅速，血浆，半衰期为 2 ～ 3h，每次 50 ～ 100mg，每日 3 次口服。急性心肌梗死不宜使用。氯吡格雷可抑制二磷酸腺苷 (ADP) 诱导的血小板聚集，疗效优于阿司匹林，出血发生率较低，剂量为口服 75mg，每日 1 次。发作频繁时可静脉注射抗血小板聚集药物 (如奥扎格雷)。

有上消化道出血史、出血倾向者慎用。

对于非心源性缺血性卒中或 TIA 患者，新指南推荐使用抗血小板药物，以减少复发性卒中和其他心血管事件的风险（Ⅰ类；A 级证据）。值得注意的是，关于抗血小板药物的使用，旧指南不推荐阿司匹林和氯吡格雷同用。但是，随着 CHANCE 研究结果的公布，中国的研究第一次改写了美国的指南。王拥军等研究证实，在小的缺血性卒中或 TIA 发作的 24h 内开始服用阿司匹林和氯吡格雷并连续服用减少卒中风险，且不增加出血风险，效果优于单用阿司匹林（Ⅱb 类；B 级证据）。

（三）血管扩张剂及扩容剂钙拮抗剂

因其能选择性地作用于细胞膜的钙通道，阻滞钙离子从细胞外流入细胞内，有防止脑动脉痉挛、扩张血管、维持红细胞变形能力等作用，常用的有：尼莫地平 20 ～ 40mg，每日 3 次；尼卡地平 20 ～ 40mg，每日 3 次；氟桂利嗪 5 ～ 10mg，每晚 1 次。还可用盐酸丁咯地尔缓慢静脉滴注，本品为 α- 肾上腺受体抑制剂，可松弛血管平滑肌、扩张血管、减少血管阻力、改善红细胞变形性，抑制血小板聚集。也可静脉滴注 0.04% 甲磺酸倍他司汀 500mL。当 TIA 被确诊后，早期使用扩容剂治疗可明显减少或终止 TIA 之临床发作。扩容剂分子体积较大，不易由血管渗出，可以维持血液渗透压。扩容分子体积可均匀覆盖于血管内膜及红细胞、血小板等血液有形成分之表层，使之带有相同的电荷，从而使血小板及红细胞不易聚集。此外，增加血流速度，亦可稀释血液，减少血黏度，增加血容量，改善微循环，增加脑灌注。常用扩容剂有低分子右旋糖酐，706 羧甲淀粉等。低分子右旋糖酐：每次 500mL，每天 1 次，静脉滴注，14 天为 1 疗程。706 羧甲淀粉：每次 500mL，每天 1 次，静脉滴注，7 ～ 10 天为一疗程。心功能不全及糖尿病患者慎用。

三、外科治疗

TIA 发作能否采用手术治疗，要看引起 TIA 的病因及病变血管部位来定，如能明确诊断 TIA 是由于颅外部分的动脉病变所致，可考虑外科治疗。颅内部分动脉病变所致者，则一般手术较困难。若颅外和颅内动脉都有病变，则宜视具体病情而定。

有关颅外颈动脉病变，2014 年美国脑卒中和短暂性脑缺血发作二级预防指南建议，当选择颈动脉血管成形和支架植入术 (CAS) 及颈动脉内膜切除手术 (CEA) 时，应该考虑患者年龄。对于老年患者 (70 岁以上），与 CAS 相比，CEA 可能与改善相关结局有关；对于年轻患者，考虑到围术期并发症的风险（如卒中、心肌梗死或死亡）和同侧卒中的长期风险，CAS 与 CEA 相当（Ⅱa 类；B 级证据）。但如围术期卒中和死亡的风险小于 6%，则可考虑 CEA 和 CAS(Ⅰ类，B 级证据）。新指南不推荐使用彩超进行颅外颈动脉循环的长期随访（Ⅲ类；B 级证据）。对于颅内动脉粥样硬化，新指南推荐，最近 (30d 内）有过卒中或 TIA 的患者，由于主要的颅内动脉严重狭窄 (70% ～ 99%)，在阿司匹林的基础上增加氯吡格雷 75mg/d 治疗 90d 可能是合理的（Ⅱb 类；B 级证据）。卒中或 TIA 患者归因于主要颅内动脉狭窄 50% ～ 99%，且长期 SBP ＜ 140mmHg，高强度的他汀类药物治疗是推荐的（Ⅰ类；B级证据）（修改建议，证据级别由Ⅱb提升到Ⅰ类证据），如中度狭窄（50%～69%），不推荐血管成形术或支架植入术（Ⅲ类；B级证据）；如严重狭窄（70%～99%），支架与翼展支架系统不推荐作为初始治疗，即使对正在服用抗血栓药的卒中或TIA患者也不推荐（Ⅲ类；B级证据）。对于非心源性缺血性卒中或TIA患者，新指南推荐使用抗血小板药物，以减少复发性卒中和其他心血管事件的风险（Ⅰ类；A级证据）。值得注意的是，关于抗血小板药物的使用，旧指南不推荐阿司匹林和氯吡格雷联合应用。

第五节　短暂性脑缺血发作的预防调护

一、预防

中医中药预防中风，历代医学文献均有详细记载，并积累了丰富的经验，如《证治汇补》中载："平人手指麻木，不时眩晕，乃中风先兆，须预防之，宜慎起居，节饮食，远房帏，调情志。"临床证明这对中风预防确有指导意义，为后世的中风预防提出了要在起居、饮食、心情、运动等方面进行预防。慎起居，要求生活不仅要有规律，注意劳逸适度，特别是进入中年以后要重视体育锻炼，使气机和调，血脉流畅，关节疏利，所谓生命在运动中延长，根据个人具体情况选择适合于自己的活动方式，如慢跑、散步、游泳、太极拳等，但应循序渐进、持之以恒方能有效，亦可练气功，经研究认为气功有增强机体自我调整控制功能和缓解多种心脑血管病危险因子不良影响的积极作用；节饮食，要求饮食以清淡为主，避免过食肥甘厚味，宜低盐、低糖、低脂饮食，切忌醉酒并戒除吸烟嗜好；调情志，保持心情舒畅、情绪稳定，避免大喜、大怒、大悲等过度的情绪刺激。

同时要治疗相关疾病，如消渴、心脏病、高血压等的治疗。对有血瘀证表现者，如舌质暗有瘀斑，结合血液流变学检查指标给予活血化瘀降脂治疗，并坚持长期服药对预防中风的发生有一定积极作用。

针灸预防可选以下穴位：

(1) 双侧风湿、足三里，隔日1次，或用艾灸风湿、足三里，每日灸3min。

(2) 艾灸中风七穴。百会、曲鬓、肩井、曲池、风市、足三里、绝骨，或百会、风池、大椎、肩井、间使、曲池、足三里，每日1次。

近年来，随着生活水平的提升，饮食不规律、吃得油腻过咸、运动少、作息不规律等，都会招来心血管疾病，而患上脑中风的人数在逐年增加，为了将各种突发危险控制在"摇篮"中，老人除要坚持锻炼、健康饮食、调节情志外，还应该每天做些简单的动作，强健血管。常用左手。研究发现，在日常生活中，经常有意学"左撇子"，即多用左手，可起到预防脑中风的效果。因此，惯用右手的人，特别是中老年人，平时应尽量多用左手，以锻炼右半脑，并由此增强右半脑的血管和功能。与此相反，惯用左手的“左撇子”，若多用右手，也有异曲同工之妙。

咬牙切齿：把上下牙齿整口紧紧合拢，且用力一紧一松地咬牙切齿，咬紧时加倍用力，放松时也互不离开，反复数十次可以使头部、颈部的血管和肌肉、头皮及面部都有序地处于一收一舒的动态之中，加速脑血管血流循环，使趋于硬化脑血管逐渐恢复弹性，让大脑组织血液和氧气供应充足，这可以避免眩晕的发生，使脑中风减缓发作或消失。

摇头晃脑：专家从油漆工人很少发生中风的事实中分析其原因，认为与油漆工人劳动时，头部的上下左右的动作特点有关。头部前后、左右和旋转的运动，可以增加头部血管的抗压力，有利于预防中风。方法是平坐、放松颈部肌肉，然后前后左右摇头晃脑各做 30 ～ 50 次，幅度适中，速度宜慢，每天早中晚各做 3 次。

摩擦并按摩颈部：擦颈按摩发热可以促进颈部血管平滑肌松弛，改善对血管壁的营养，促使已经硬化的颈部血管软化，恢复弹性，并能改善大脑供血。方法是双手摩擦发热后，按摩颈部两侧，以皮肤发热发红为宜。然后双手十指交叉置于后脑，左右来回擦至发热。而后，可以配合一些转头活动，头前俯时脖子尽量前伸，左右转时幅度不宜过大，做 30 个循环即可；取站立姿势，两手紧贴大腿两侧，下肢不动，头转向左侧时，上身旋向右侧，头转向右侧时，上身旋向左侧，共做 10 次，然后身体不动，头用力左旋转并尽量后仰，上看左上方 5 秒钟，复原后，再换方向做。

耸耸肩膀：耸肩可使肩部的神经、血管和肌肉放松，疏血通络，为颈动脉血液流入大脑，提供了人工的驱动力。方法是每天早晚做双肩上提、放下的反复运动，每次做 6min。两脚画圈活动踝关节，不仅可以疏通相关经络，还可刺激关节周围的腧穴，起到平衡阴阳、调和气血的作用。活动手脚也能舒筋活血，降低中风危险。

二、调护

短暂脑缺血的调护主要是家庭调护，包括以下两个方面。

(1) 生活尤须注意规律作息，注意劳逸结合，尤其老年人要鼓励他们多参加一些力所能及的工作或家务劳动，但不宜过于疲劳，多看电视、电影，阅读有趣的文艺书刊，参加集体活动，尽量保持乐观开朗的心情，精神轻松愉快，戒除不良嗜好，养成良好的生活习惯。

(2) 饮食总的原则是低盐、低糖、低脂饮食，饮食谱要宽，以清淡为主，要注意两个方面。一是不要偏食，尤其动物的脑和内脏要少食，其他油腻食物也不可多食；二是饮食不可过于清淡，若只食用面食蔬食，可形成低蛋白或某些必需氨基酸的缺乏，加重动脉硬化，可食用一些动物和植物蛋白，尤其鱼类蛋白较好。其饮食可归纳为：食物多样，切忌偏食，荤素搭配，以素为主，避免暴食，饥饱适度，饮食宜淡，营养丰富。

参考文献

[1] 杨柳 . 临床心血管内科疾病诊疗学 [M]. 上海：上海科学技术文献出版社，2023.

[2] 徐迎佳 . 心血管内科疾病诊断与治疗 [M]. 上海：上海科学技术文献出版社，2023.

[3] 赵洁 . 临床常见心血管疾病检查与治疗 [M]. 上海：上海交通大学出版社，2023.

[4] 闫炀 . 心血管外科疾病治疗与护理速览 [M]. 郑州：郑州大学出版社，2023.

[5] 吴照科 . 临床内科疾病诊疗案例分析 [M]. 开封：河南大学出版社，2023.

[6] 王阶作 . 心血管病证候学研究 [M]. 北京：人民卫生出版社，2023.

[7] 王均强 . 心血管内科疾病诊疗 [M]. 北京：中医古籍出版社，2022.

[8] 罗俊 . 心血管疾病诊疗 [M]. 武汉：湖北科学技术出版社，2022.

[9] 彭玲 . 临床常见心血管疾病诊疗学 [M]. 长春：吉林科学技术出版社，2022.

[10] 曾敏 . 心血管与相关系统疾病的综合诊疗 [M]. 南京：江苏凤凰科学技术出版社，2022.

[11] 陈强 . 实用内科疾病诊治精要 [M]. 青岛：中国海洋大学出版社，2022.

[12] 陈长青，董巧 . 脑血管病预防与治疗 [M]. 北京：金盾出版社，2017.

[13] 张成芳 . 神经与心血管系统疾病诊疗与诊断研究 [M]. 天津：天津科学技术出版社，2022.